参茸苓草秉天地精华成地道药材

丸散膏丹聚四气五味可治病活人

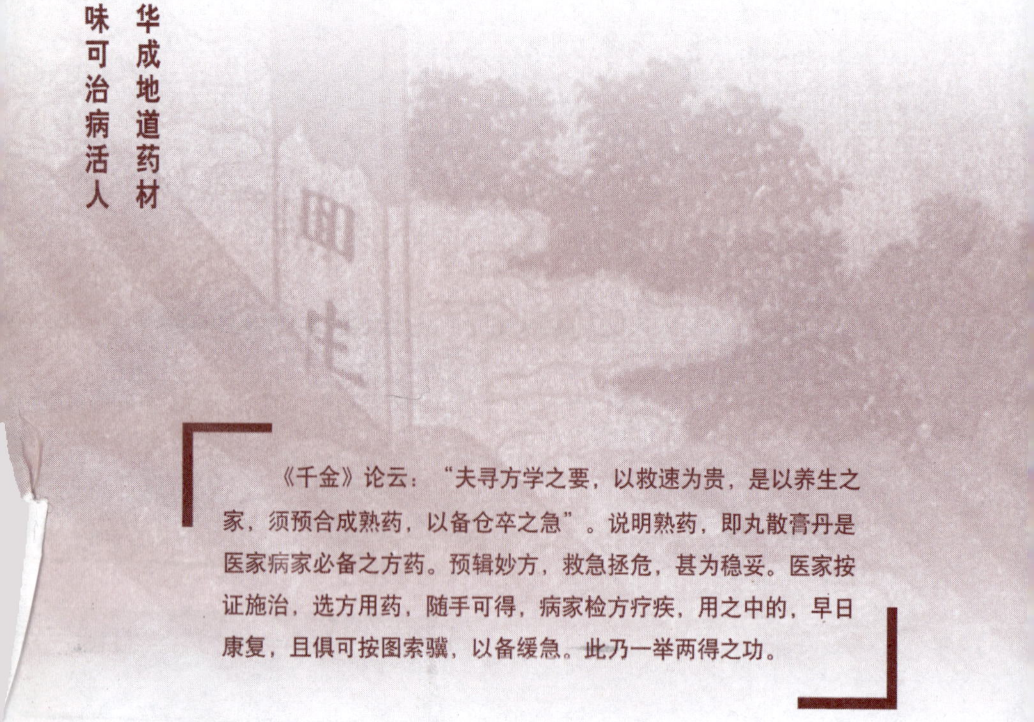

《千金》论云："夫寻方学之要，以救速为贵，是以养生之家，须预合成熟药，以备仓卒之急"。说明熟药，即丸散膏丹是医家病家必备之方药。预辑妙方，救急拯危，甚为稳妥。医家按证施治，选方用药，随手可得，病家检方疗疾，用之中的，早日康复，且俱可按图索骥，以备缓急。此乃一举两得之功。

中国丸散膏丹方药全书

耳鼻咽喉口腔病

程爵棠　程功文　主编

學苑出版社

图书在版编目(CIP)数据

中国丸散膏丹方药全书·耳鼻咽喉口腔病卷／程爵棠主编.
北京：学苑出版社，2010.5(2012.2 重印)
ISBN 978-7-5077-3532-1

Ⅰ.①中…　Ⅱ.①程…　Ⅲ.①耳鼻咽喉病-中成药②口腔颌面部疾病-中成药　Ⅳ.①R286

中国版本图书馆 CIP 数据核字(2010)第 058931 号

本书方中不明药物可电询作者：
13263987563　07988469796

责任编辑：陈　辉　付国英
出版发行：学苑出版社
社　　址：北京市丰台区南方庄 2 号院 1 号楼
邮政编码：100079
网　　址：www.book001.com
电子信箱：xueyuan@public.bta.net.cn
销售电话：010-67675512、67678944、67601101（邮购）
经　　销：新华书店
印 刷 厂：北京市广内印刷厂
开本尺寸：890×1240　1/32
印　　张：19.125
字　　数：458 千字
印　　数：3001—6000 册
版　　次：2010 年 8 月第 1 版
印　　次：2012 年 2 月第 2 次印刷
定　　价：38.00 元

前　言

《千金》论云："夫寻方学之要，以救速为贵，是以养生之家，须预合成熟药，以备仓卒之急。"论中所说熟药，即丸散膏丹，说明其是医家病家必备之方药，可备仓卒之用。预辑妙方，救急拯危，甚为稳妥。医家按证施治，选方用药，随手可得；病家检方疗疾，用之中的可早日康复，且俱可按图索骥，以备缓急。此乃一举两得之功。因此，总结和推广丸散膏丹治疗疾病的经验妙方，惠及千家，具有重要意义！

祖国医学医方浩如烟海，但多散见于医籍和期刊杂志之中，医家用时仓促难寻，深感不便，病家更是一头雾水，无所适从。寻选方药更犹如大海淘金，寻方不易，寻效方更难，"夫千金之珠，必在九重之渊"（《庄子·列御寇》）。《秘方求真》亦云："效方固然甚多，但疗效平平者亦复不少。"正如古人所言："千方易得，一效难求。"全国著名中医专家刘渡舟教授亦说："治病之法甚多，而良法妙法难求。"张长沙云："博采众方，良有以也。"名医救人，一方一法重于千金，非同小可，蕴藏着诸多医家心血结晶与千锤百炼功夫。所以名医名方尤为方中珍宝。慧眼认方，重在验证；博采众方，贵在筛选。即选方尤以实用高效为辑入第一要务。

是故，本丛书作者本着“削繁存要，择效而辑”的原则，编写了《中国丸散膏丹方药全书》，分为《传染病》、《呼吸系统疾病》、《脾胃病》、《肝胆病》、《心脑血管疾病》、《神经系统疾病》、《泌尿系统疾病》、《精神病》、《关节炎》、《男科病》、《妇科病》、《儿科病》、《骨伤科病》、《血液与甲状腺疾病》、《疮疡痈疽病》、《皮肤病》、《眼病》、《耳鼻咽喉口腔病》、《糖尿病肥胖病高脂血症》、《美容美发与补益保健》、《肿瘤》等21部共460多万字，计14763首方。

随着现代科学技术的发展，祖国医学事业也突飞猛进、飞速发展。本套丛书选方标准如下：一是以现代临床效验方为主，兼收历代名方；二是取材方便，实用高效；三是在工艺上除了传统的丸、散、膏、丹外，还收入了胶囊、糖浆、片剂等现代工艺制剂，实际上这些成药也是丸散膏丹传统制药的传承发展与创新。如此选方，力求给现代中医临床工作者、中医爱好者、患者及家属，提供治病的新经验、新成果、新验方。每方均按“组成、制法、用法、功能、主治、加减、附记”等依次排列，条分缕析，井然有序。附记中包括方剂来源、禁忌、忌口及注意事项等。所选录之方，都是医家医门绝技方中珍宝。一病有一病之妙方，一方有一方之妙用，且屡试屡验，疗效显著。

必须说明的是：其一，书中收载之方，有的是从笔者医学笔记或《集验中成药》、《民间百病良方》、《名医治验良方》等内部资料中转录。因据验证疗效确切而随时录之，故仅列资料来源或方剂作者，未能详列，敬请见谅！其二，原方无方名者，今方名均为笔者拟加。其三，书中所列之方，既有口服，又有外用，均在每方用法中一一作了说明，务必按要求使用。日服，均为每日早、晚各服1次。其四，忌服、慎用及注意事项等均在附记中作了说明。其五，书中大量的方药制备方法是以简单方便、就地取材为主，目的在于给一些缺医少药的偏远地区的乡村医生或卫生所提供简便验廉的制药方法，而非为药厂提供生产成药的制作工艺。

本丛书的编写力求由博而精，注重实效，以实用为首务，虽然竭力而为，倾囊而曝，但囿于手中文献资料有限，定有遗漏。同时，承蒙程美红、文力、刘一平、刘华、刘荷花、新苗、李显平、程铭、程平、程华、程文等协助作了大量的资料收集整理工作，谨表谢意。

本丛书几经易稿，历经数年，虽力求无误，但由于笔者学识浅薄，经验不足，如有缺点和错误之处，恳请同仁高贤和广大读者不吝教言，批评赐正。

程爵棠

2007年12月于中国瓷都景德镇

目　录

一、耳疾病

（一）耳鸣、耳聋

(三)耳源性眩晕

(四)耳疖、耳疮、耳瘘

二、鼻疾病

（一）鼻　衄

（二）鼻　炎

(三)萎缩性鼻炎

(四)过敏性鼻炎

(五)失臭症

(六)鼻窦炎

(七)鼻息肉

(八)鼻　痔

(九)鼻疔、鼻疮、鼻痈、鼻疖

三、咽喉疾病

(一)扁桃体炎

(二)喉　痹

(三)咽 炎

(五)咽喉炎

（六）白　喉

（七）梅核气

（八）喉　风

（九）喉 喑

(十)喉　疮

(十一)疫喉及其他

四、口腔疾病

(一)牙　痛

(二)牙　疳

(五)鹅口疮

(六)口　臭

(七)唇炎,舌炎

一、耳疾病

（一）耳鸣、耳聋

耳鸣，即耳中鸣响。多指单见者，且多与耳聋并见。耳聋是指不同程度的听力减退，甚至失听。耳聋见于《左传》：“耳不听五音之和，为聋。”按其病因不同，中医文献又有劳聋、风聋、虚聋、毒聋、火聋、厥聋、暴聋、卒聋、久聋、气聋、湿聋、阴聋、阳聋、猝聋、聩聋等。耳鸣，若继发其他疾病之中或病后者，宜详见原发病之治；而耳聋中的暴聋，多伴有不同程度的耳鸣和眩晕，病发于中老年者，尤以脑力劳动者为多见。本病是临床常见多发病。

病　因

耳鸣多因肝胆火气上逆所致；或因风热侵袭而起；或因肾阴亏虚，虚火上扰；或用脑过度所致。肾开窍于耳，心亦寄窍于耳，心主血脉，心气不足而致人体气血运行受阻，气滞则血凝，耳脉经气失充；或气血瘀滞，耳脉闭塞，精气无以充养耳窍而致聋；或劳伤血气，精脱肾惫而致耳聋聩；或暴怒伤肝，肝气郁结而上逆，阻塞清窍所致。

症　状

耳鸣如蝉音，或为水激，或如击鼓之声，若伴见头痛、头胀、烦躁易怒、脉细弦，多为实证；若伴头晕目眩、心悸、腰酸、脉细弱者，多为虚证。此为单纯性耳鸣。耳聋多为突然发生；或1小时至1或2日内迅速加重，多为单侧。耳聋程度轻重不等，全聋少见。一般多伴有低音调耳鸣，轻度或暂时性眩晕。

治疗方药

1. 伤聋散

【组成】柴胡50克，制香附50克，川芎25克，天麻15克，防风10克，三七20克。

【制法】散剂。上药共研极细末，和匀，贮瓶备用。

【用法】口服。每次服8克，每日服1～2次，温开水冲服。1周为1疗程。

【功能】祛瘀活血、理气通窍。

【主治】外伤性耳聋。

【附记】引自《程氏医学笔记》。治疗50例，经用药3～5个疗程后，治愈46例，有效3例，无效1例。总有效率为97.43%。

2. 双花口服液

【组成】金银花30克，野菊花15克，牛蒡子15克，天麻15克，钩藤15克，生地黄15克，连翘15克，蒺藜15克，桔梗15克，生甘草10克。

【制法】浓缩液。上药加水煎煮3次，滤汁去渣，合并滤液，加热浓缩成口服液。每毫升内含生药2克。贮瓶备用。

【用法】口服。每次服30毫升，每日服2次。半个月为1

疗程。

【功能】清热解毒、宣肺通窍。

【主治】中毒性耳聋。

【附记】引自《集验百病良方》。治疗45例，经用药1～3个疗程后，治愈33例，显效7例，有效5例。总有效率达100%。

3. 芍红颗粒

【组成】赤芍9克，红花9克，桃仁9克，川芎6克，三七3克，水蛭6克，没药9克，白芷9克，干姜3克，大枣15枚。

【制法】冲剂。上药依法冲剂备用。或上药除三七、没药、水蛭外，余药加水煎煮3次，滤汁去渣，合并滤液，加热浓缩成浸膏，再将三七、没药、水蛭共研细末，并加淀粉适量，一并加入浸膏中拌匀烘干，研为细末。再按湿法制成颗粒，低温干燥，分装，每袋6克（或9克）备用。

【用法】口服。每次服1包，每日服2次，温开水冲服。2周为1疗程。

【功能】活血化瘀。

【主治】突发性耳聋。

【附记】引自胡熙明《中国中医秘方大全》。朱纪如方。治疗82例，治疗前后均作纯音测听，显效（言语频率气导平均提高30分贝或30分贝以上）19例，好转（提高15～29分贝）17例，无效46例。总有效率43.9%。有脑血管疾患或出血倾向者不宜服本方。

4. 通气散（一）

【组成】木通15克，木香15克，枳壳15克，石菖蒲15克，川芎 6 克，柴胡 6 克，陈皮 6 克，白芷 6 克，羌活 6 克，僵蚕 6 克，全蝎 6 克，蝉蜕 6 克，甘草 4.5 克，山甲珠 9 克。

【制法】散剂。上药共研极细末，和匀，贮瓶备用。

【用法】口服。每次服 6～9 克，每日服 3 次，食后用米酒送服。

【功能】通气开窍。

【主治】气闭耳聋。

【附记】引自中国中医科学院《蒲辅周医疗经验》。屡用效佳。若阴虚耳聋不宜用。阴虚宜六味地黄丸，阴阳两虚宜八味肾气丸。随症加减，水煎内服，效佳。

5. 耳聋散

【组成】香附 60 克（童便炒），柴胡 60 克，酒川芎 60 克，石菖蒲 30 克，麝香 4.5 克（后入）。

【制法】散剂。上药共研极细末，和匀，贮瓶备用，勿令泄气。

【用法】口服。于每晚夜半时，用开水冲服 3 克。

【功能】疏肝解郁、活血通窍。

【主治】耳聋。

【附记】引自陕西省卫生厅《陕西中医验方选编》。治疗多例，均用此方治愈。

6. 通气散（二）

【组成】柴胡 30 克，香附 30 克，川芎 15 克。

【制法】散剂。上药共研极细末，和匀，贮瓶备用。

【用法】口服。每次服10克，每日早、晚各服 1 次，白开水送服。

【功能】通气散结、活血行瘀。

【主治】耳聋（气滞闭塞兼有瘀血者耳聋最为适宜）。

【附记】引自清代王清任《医林改错》。屡用效佳。一般 1 料见效，最多 4 料痊愈。据李太炎报道：凡耳聋由骤闻强烈声音引起，或无明显肾虚、肝热、痰火、气虚症状者，且自觉耳内胀塞不适，脉弦紧或涩者，用之无不立验。

7. 麝香散

【组成】麝香 1.5 克，全蝎 14 个，薄荷叶 14 张。

【制法】散剂。将麝香研细，全蝎焙干研细，混合和匀，滴水捏做锭子，用薄荷叶包裹，分作 14 份。收贮备用。

【用法】外用。用时取锭子塞入耳内。每日一换。

【功能】凉肝熄风。

【主治】耳鸣（肝风型）。

【附记】引自明代王肯堂《证治准绳》。屡用神效。

8. 二仁锭

【组成】桃仁 2 粒，巴豆仁 2 粒，生地黄 3 克，细辛 1 克。

【制法】丸锭。先将桃仁用开水浸泡，剥去壳衣后与巴豆仁同捣烂如泥，用草纸数层包裹，置微火上烘热数次，将油吸去。再与生地黄、细辛同捣为泥，做成 2 个小丸锭，并以针将锭穿通备用。

【用法】外用。将药锭用脱脂棉花薄裹，塞在两耳孔内。每日换药 1 次，以耳不发鸣为止。

【功能】凉血散瘀、祛风通窍。

【主治】耳鸣。

【附记】引自程爵棠《百病中医诸窍疗法》。屡用特效，一般连用 3～5 天即愈。

9. 归通散

【组成】当归 15 克，生地黄 10 克，桃仁 6 克，红花 6 克，柴胡 10 克，川芎 10 克，牛膝 16 克，桔梗 6 克，赤芍 10 克，枳壳 10 克，生甘草 6 克，丝瓜络 15 克，路路通 9 克。

【制法】散剂。上药共研极细末，和匀，贮瓶备用。

【用法】口服。每次服 9 克，每日服 2 次，温开水冲服。

【功能】活血化瘀、通络开窍。

【主治】耳鸣、耳聋（瘀滞耳窍型）。症见耳鸣耳聋，时轻时重，夜间为甚，耳内有时刺痛。检查：耳膜暗而微红，音叉骨、气导均显异常，提示混合性耳聋。舌有瘀点，脉象正常。

【附记】引自《名医治验良方》。蔡福养方。屡用效佳。

10. 耳聋丸（一）

【组成】生地黄 15 克，熟地黄 15 克，山萸肉 10 克，生山药 12 克，牡丹皮 10 克，茯苓 10 克，泽泻 12 克，菊花 10 克，枸杞子 10 克，生石决明 24 克，夏枯草 18 克，石菖蒲 6 克。

【制法】水丸。上药共研极细末，和匀，水泛为丸，如梧桐子大，晒干，贮瓶备用。

【用法】口服。每次服 9 克，每日服 2 次，温开水送服。

【功能】滋阴降火、平肝潜阳。

【主治】老年耳聋（阴虚肝旺型）。症见听力减退，伴头晕头痛，腰酸，足软，食欲尚佳，睡眠可，大便正常，面赤舌润而净，舌质稍红，苔薄黄，脉沉弦有力，两尺弱。

【附记】引自《名医治验良方》。王占玺方。屡用效佳。老年性耳聋，多合并高血压，或高血压病并发耳聋、耳鸣两个症状，用之多验。

11. 磁石膏

【组成】磁石600克，葛根450克，骨碎补450克，山药300克，白芍150克，川芎150克，酒大黄50克，生甘草120克。

【制法】膏滋。上药除大黄外，余药加水煎煮3次，滤汁去渣，合并滤液，加热浓缩为清膏，再将大黄研为细末，加饴糖300克（便秘用蜂蜜），一并冲入清膏内，拌匀，收膏即成。贮瓶备用。

【用法】口服。每次服15～30克，每日服2次，白开水调服。

【功能】补益肝肾、活血祛瘀。

【主治】由肝郁肾虚，耳窍不通所致的耳鸣如蝉，夜间较甚，听力下降，或兼见头晕头痛，失眠，大便秘结，小便黄或频，舌红少苔或苔黄，脉弦细。

【加减】若气血瘀滞者，加丹参300克，赤芍150克，三棱100克，莪术100克；肝风内动者，加钩藤300克，菊花250克，地龙150克；肾阴亏虚者，加女贞子150克，墨旱莲200克，枸杞子200克；气血不足或湿困脾阳者，加党参450克，当归150克，白术300克，法半夏150克。

同时加服硫酸亚铁0.6克或富马酸铁0.4克，每日3次，并给予维生素C和维生素B_6口服。待听力提高后，铁剂用量改为最初剂量的1/2。

【附记】引自《名医治验良方》。孙爱华方。屡用效佳。

12. 治耳鸣聋膏

【组成】当归、细辛、川黄连、防风、附子、白芷各15克。

【制法】药膏。上药共研细末，以鲤鱼脑髓30克，加水（适量）合煎3次。取三汁混合浓缩至膏状，贮瓶备用。

【用法】外用。每用少许，滴耳中，并以棉塞耳。每日1次。

【功能】祛风散瘀、通窍止鸣。

【主治】耳鸣而聋。

【附记】引自唐代孙思邈《备急千金要方》。屡用皆效。

13. 通草膏

【组成】通草15克，细辛15克，桂心15克，石菖蒲30克，附子6克，矾石6克，当归12克，甘草12克，独活30克。

【制法】药膏丸。上药共研细末，以白鹅脂（适量）调和成膏为丸，如枣核大，阴干，贮瓶备用。

【用法】外用。每取1丸用棉裹纳耳孔中，每日换药1次，至耳鸣止为度。

【功能】温利散瘀、通窍止鸣。

【主治】耳鸣水入。

【附记】引自唐代孙思邈《备急千金要方》。屡用皆效。

14. 鸣聋散

【组成】磁石1块（为豆大），穿山甲3克（烧存性，研细）。

【制法】散剂。上药混合以药棉裹之备用。

【用法】外用。取药塞于患耳，口含一块生铁，觉耳内为风声即住。

【功能】通窍止鸣。

【主治】耳中如潮声、蝉声或暴聋，耳无所闻。

【附记】引自宋代严用和《严氏济生方》。屡用效佳。

15. 耳鸣散

【组成】草乌(烧带生)、石菖蒲各等分。

【制法】散剂。上药共研极细末，和匀，贮瓶备用。

【用法】外用。取药粉适量，棉裹塞耳，每日换药3次。

【功能】通窍止鸣。

【主治】耳鸣。

【附记】引自元代危亦林《世医得效方》。屡用神效。

16. 耳聋神丹

【组成】鼠脑1个，青龙齿0.3克，冰片0.3克，麝香0.3克，朱砂0.3克，明乳香0.15克，樟脑0.15克。

【制法】水丸。上药共研细末，和匀，贮瓶备用。用时每取此散适量，用人乳调和为丸，如梧桐子大，外用丝棉裹之。

【用法】外用。取丸塞之耳内深处，至不可受为止。塞3日后取出即效。

【功能】滋阴、镇逆、通窍。

【主治】肾虚精脱耳鸣而聋。

【附记】引自孙纯一《温病述要》。屡用效佳。上述二证，不关少阳，皆禁柴胡升提。外用本丹塞耳，配服耳聋左慈丸(熟地黄240克，山萸肉120克，怀山药120克，丹皮190克，泽泻190克，茯苓190克，煅滑石60克，石菖蒲45克，北五味子15克。共研细末，炼蜜为丸。每服9克，淡盐汤送下)。效果更佳。

17. 吹耳散

【组成】鼠胆1只，麝香0.3克，川乌1枚（去皮），北细辛6克，胆矾4.5克。

【制法】散剂。先将后3味共研细末，再以鼠胆汁和匀，焙干，研细，入麝香，同研极细末，和匀，贮瓶备用，勿令泄气。

【用法】外用。嘱患者口含凉水，每取此散少许，吹入耳中（患耳）。每日吹2次。

【功能】消炎收湿、通窍祛风。

【主治】两耳聋闭。

【附记】引自清代《验方新编》。一般连续用药10日即可见效，坚持用药，虽久聋亦能痊愈。如上方一时未备，亦可选用下列方药疗之，效果亦佳。

①日间用生甘草、生地黄各等分，以固脂每包裹0.3克塞入耳中，晚间用甘草、草乌各等分，共研细末，以药棉裹0.9克，塞耳中，连用数日即效。

②细辛3克，研细末，以黄蜡熔化为丸，如鼠屎大棉裹塞耳，连用1～2日即愈。切戒恼怒。

③麝香0.3～0.6克，研细，棉裹塞耳内一日，药后耳中如雷响，即通。

18. 龙胆泻肝丸

【组成】龙胆150克，柴胡150克，泽泻150克，木通75克，当归75克，黄芩75克，车前子75克，甘草75克，生地黄75克，栀子75克。

【制法】水丸。上药共研细末，和匀，水泛为丸，如梧桐子大，晒干，贮瓶备用。

【用法】口服。每次服6～9克，每日服2次，温开水送服。

【功能】清肝火、利湿热。

【主治】肝胆火旺，目赤，耳聋，胁痛口苦，小便赤涩，阴囊湿痒等症。

【附记】引自叶显纯《常用中成药》(医宗金鉴)。原名“龙肝泻肝汤”，现改制为丸剂。屡用效佳。

19. 耳聋丸(二)

【组成】龙胆30克，黄芩30克，生地黄30克，泽泻30克，木通30克，栀子36克，当归30克，石菖蒲30克，甘草30克，羚羊角1.5克。

【制法】蜜丸。上药共研细末，和匀，炼蜜为丸，每丸重6克，贮瓶备用。

【用法】口服。每次服1丸，日服2次，白开水化服。

【功能】泻肝火、清湿热。

【主治】肝胆湿热，耳聋耳鸣，头晕头痛等症。

【附记】引自叶显纯《常用中成药》。验方。本方治耳聋作用比龙胆泻肝丸更为显著。

20. 耳聋左慈丸(一)

【组成】熟地黄240克，山药120克，山茱萸120克，茯苓90克，泽泻90克，牡丹皮90克，五味子30克，磁石30克。

【制法】蜜丸。上药共研细末，和匀，炼蜜为丸，如梧桐子大，贮瓶备用。

【用法】口服。每次服9克，每日服1～2次，温开水送服。

【功能】滋补肝肾。

【主治】肝肾不足，耳聋耳鸣，失眠等症。

【附记】引自叶显纯《常用中成药》。验方。本方是在六味地黄丸的组成基础上，加五味子、磁石而成。用之临床，效果颇佳。

21. 耳聋左慈丸（二）

【组成】熟地黄 240 克，山茱萸 120 克（酒蒸），山药 120 克，磁石 30 克（醋煅），牡丹皮 90 克，茯苓 90 克，泽泻 90 克，竹叶 30 克，柴胡 30 克。

【制法】蜜丸。先将磁石轧为细粉，将熟地黄、山茱萸同捣烂，余药共轧为粗末，取部分粗末，与熟地黄等再同捣烂，晒干或低温干燥，与剩下粗末，共轧为细粉，和匀过 80～100 目筛。再将磁石细粉置乳钵内，与上药粉，陆续配研，和匀过筛。然后取炼蜜［每药粉 300 克，约用炼蜜（114℃）300 克，和药时蜜温 95℃］与上药粉搅拌均匀，成滋润团块，分坨，搓条，制丸。每丸重 9 克。分装备用。

【用法】口服。每次服 1 丸，温开水送服。

【功能】养阴潜阳。

【主治】由肝肾阴亏引起的头晕目眩，耳鸣耳聋。

【附记】引自《全国中药成药处方集》（武汉方又名柴磁地黄丸，南京方又名耳鸣丸）。屡用效佳。

22. 补益蒺藜丸

【组成】黄芪 1440 克（蜜炙），芡实 480 克（麸炒），白术 1440 克（麸炒），沙苑子 4800 克（盐水炒），山药 960 克（麸炒），茯苓 480

克，扁豆480克（炒），当归960克，菟丝子960克（盐水炒），橘皮480克。

【制法】蜜丸。上药除沙苑子、菟丝子外，余药共轧为细粉，再将沙苑子、菟丝子轧碎，陆续掺入细粉，轧细和匀，过80～100目筛。再取炼蜜［每药粉300克，约用炼蜜（115℃）420克，和药时蜜温100℃］与上药粉搅拌均匀，成滋润团块，分坨，搓条，制丸。每丸重6克。分装备用。

【用法】口服。每次服2丸，日服2次，温开水送服。

【功能】滋阴明目。

【主治】由肾虚气亏引起的耳鸣眼花，脾胃虚弱，精气不足等症。

【附记】引自《北京市中药成方选编》。屡用效佳。忌食辛辣之物。

23. 首乌强身片

【组成】制首乌2160克，生地黄120克，覆盆子480克，杜仲240克，牛膝240克，女贞子960克，桑叶240克，豨莶草480克，金樱子360克，桑椹480克，墨旱莲1440克。

【制法】片剂。取制首乌1200克轧为细粉（作吸收剂），过80～100目筛。再取余下制首乌与生地黄等十味，用煮提法提取2次，第1次加水8倍量，煮沸3小时，第2次加水6倍量，煮沸2小时，滤取2次药液，沉淀过滤，浓缩为稠膏约1500克，放冷。另取淀粉480克，与制首乌细粉混合，加入上项稠膏内，搅拌均匀，分成小块，晾干或低温干燥，轧为细粉。再取上项细粉，喷洒适量冷开水，搅拌成软材，过16～18目筛。制成颗粒，干燥后整粒。加入0.5％硬脂酸镁（约15克），混合均匀，压制成片。每片重0.5克。贮瓶备用。

【用法】口服。每次服 3 片，每日服 3 次，饭后温开水送服。

【功能】补肝肾、强筋骨、祛风湿。

【主治】老年体弱气弱，头昏眼花，耳鸣重听，四肢酸麻，腰膝无力等症。

【附记】引自中国中医科学院中药研究所《中药制剂手册》。屡用效佳。

24. 葛根散

【组成】葛根 30 克，川芎 15 克，全当归 15 克，赤芍 15 克，石菖蒲 15 克，三棱 10 克，莪术 10 克，香附 10 克，红花 10 克，郁金 10 克，路路通 12 克，威灵仙 12 克，地龙 12 克。

【制法】散剂。上药共研极细末，和匀，贮瓶备用。

【用法】口服。每次服 9 克，每日服 3 次，温开水送服。10 日为 1 疗程。

【功能】活血化瘀、祛风开窍。

【主治】突发性耳聋。

【附记】引自《程氏医学笔记》。经治 37 例，用药 2～4 个疗程后，治愈 25 例，显效 6 例，有效 4 例，无效 2 例。总有效率 94.59%。

25. 参芪葛根膏

【组成】生黄芪 250 克，党参 250 克，丹参 250 克，葛根 250 克，红花 120 克，桃仁 120 克，川芎 120 克，柴胡 120 克，三棱 120 克，蔓荆子 100 克，赤芍 100 克，鸡血藤 100 克，钩藤 100 克，生甘草 50 克。

【制法】膏滋。上药加水煎煮 3 次，滤汁去渣，合并滤液，加热，浓缩为清膏，再加蜂蜜300克收膏即成。贮瓶备用。

【用法】口服。每次服15～30克，每日服2次，白开水调服。20天为1疗程。

【功能】益气活血、祛风清肝。

【主治】突发性耳聋。

【加减】若头晕、头胀和头痛者，加生石决明300克，生地黄250克，野菊花200克，白芷100克；若头昏、体倦乏力、视物欠清者，加黄精100克，枸杞子100克，白术100克。

【附记】引自《集验中成药》。屡用屡验。

26. 聪耳丸

【组成】鹿茸30克，巴戟天10克，磁石30克，肉苁蓉15克，肉桂10克，五味子20克，牡蛎15克，小茴香15克。

【制法】蜜丸。上药共研细末，和匀，炼蜜为丸，每丸重9克，分装备用。

【用法】口服。每次服1丸，每日服2次，空腹用黄酒化服。

【功能】补肾聪耳。

【主治】肾虚耳鸣。

【附记】引自《中国当代中医名人志》。王毅方。本方用于肾虚所致的耳鸣，能获较满意疗效。耳鸣一症，是因劳累损肾所致，常见体倦、目昏、脐腹冷痛。凡遇这类病症，可长期服用，直至病愈为止。

27. 治聋散（一）

【组成】麝香1克，冰片1克，川芎1.5克，地龙1.5克，水蛭1.5克，三七1.5克，蝉蜕1.5克，蛇蜕1.5克(烧存性)，斑蝥 1.5 克（烧存性），巴豆 1.5 克（去油），炮山甲 1.5 克。

【制法】散剂。上药共研极细末，和匀，贮瓶备用，勿令泄气。

【用法】外用。用时先清洁耳部，再用麝香、鲜地龙液浸滴耳内，每次 3～5 滴，约 2 小时后，揩干耳内，再吹以治聋散，每日 3 次，15 天为 1 疗程。对聋久者，每次间隔 10 天，可连续 3 疗程。

【功能】解毒开结、益气通窍。

【主治】因链霉素、庆大霉素、卡那霉素、新霉素等抗生素类中毒所致的神经性耳聋、传导性耳聋、混合性耳聋，对耳鸣及其他原因所致的聋哑、耳炎也有效。

【加减】同时，应配服耳聋通窍解毒汤：葛根 30 克，补骨脂 25 克，川芎 15 克，石菖蒲 15 克，生地黄 15 克，甘草 15 克，香附 12 克，连翘 12 克，枸杞子 12 克，黄芪 10 克，当归 10 克，党参 10 克，鹿角胶 10 克，陈皮 3 克，柴胡 3 克。水煎服，每日 1 剂。连服 1 个月为 1 疗程。

【附记】引自《中国当代中医名人志》。王敬璇方。屡用效佳。

28. 当归龙荟片

【组成】当归 25 公斤，黄柏 25 公斤，黄芩 25 公斤，黄连 25 公斤，龙胆 25 公斤，栀子 25 公斤，芦荟 12.5 公斤，木香 5 公斤，大黄 12.5 公斤，青黛 10 公斤，麝香 12.5 公斤。

【制法】片剂。①当归第一次浸用 90%乙醇，第二次用 60%乙醇，黄柏、黄芩、黄连第一、二次，浸均用 50%乙醇，以上 4 味按浸渍法制成浸膏。②龙胆、栀子按水煮法制成浸膏。③取芦荟加入热水搅拌均匀，再加凉水 5 倍静置 2 日过滤，滤液浓缩。

④木香按水蒸气蒸馏法提取挥发油，残余渣煎液，浓缩成膏。⑤大黄、青黛制成细粉，作赋形剂用。⑥将浸膏，赋形剂用淀粉混匀后，按水制颗粒法制成颗粒。⑦待颗粒冷后加入木香油、麝香（研细）混合均匀后，压制成片。每片重0.6克。贮瓶备用。

【用法】口服。每次服4片，每日服2次，温开水送下。

【功能】清肝明目、泻火通便。

【主治】肝胆实热，耳聋耳鸣，耳内生疮；胃肠湿热，头晕牙痛，目痛目赤，大便不通。

【附记】引自《天津市中成药规范》（附本）。屡用效佳。孕妇需遵医嘱服用。

29. 散瘀通窍膏

【组成】当归、细辛、防风、草乌、石菖蒲各15克。

【制法】药膏。上药共研细末，和匀，贮瓶备用。

【用法】外用。用时每取药粉20克以人乳适量调和为稀糊状，外敷于双手劳宫穴或用脱脂药棉，薄裹药泥塞耳孔中。每日换药1次，10次为1疗程。

【功能】祛风散瘀、通窍复聪。

【主治】耳鸣、耳聋。

【附记】引自程爵棠《手部疗法治百病》。屡用效佳。

30. 石乌散

【组成】大乌头30克（烧灰），石菖蒲30克，蝉蜕9克。

【制法】散剂。上药共研极细末，和匀，贮瓶备用。

【用法】外用。用时每取此散15克，以川牛膝15克，煎水取浓汁调匀成膏状，外敷于双足底涌泉穴上。上盖敷料，胶布固定。每日换药1次。用时取药末1～2克，用纱布包裹塞入患耳内，每日塞2次。10次为1疗程。

【功能】通窍复聪。

【主治】耳鸣或耳骤然闭塞不能听声。

【附记】引自程爵棠《足底疗法治百病》。笔者祖传秘方。临床用之多效。曾验证数例，均收良效。

31. 耳鸣丸

【组成】煅磁石粉120克，煅龙骨粉60克，煅牡蛎粉60克，山萸肉60克，泽泻60克，车前子60克，沙参60克，黄芪60克，胡芦巴60克，茯苓60克，制龟板60克，制鳖甲120克，山药120克，熟地黄120克，玉竹120克，牡丹皮30克。

【制法】蜜丸。上药共研细末，和匀，炼蜜为丸，如梧桐子大。贮瓶备用。

【用法】口服。每次服50丸，每日服2次，饭前用盐开水送服。须戒恼怒。如服后有效，可继续照方配制，常服至愈为止。

【功能】滋肾补肝、益气养血、育阴潜阳。

【主治】耳内经常蝉叫虫鸣，昼夜不休，经年不愈。或更兼头目眩晕，或血压偏高，或睡眠不安。

【附记】引自程爵棠《秘方求真》。张梦侬方。临床屡用，效果甚佳。笔者临床验证3例，均获痊愈。

32. 龙胆泻肝膏

【组成】柴胡100克，黄芩150克，牡丹皮100克，车前子150克，泽泻150克，栀子150克，川黄连50克，大黄150克，龙胆50克。

【制法】膏滋。上药加水煎煮3次，滤汁去渣，合并滤液，加热浓缩为清膏，再加蜂蜜300克，收膏即成。贮瓶备用。

【用法】口服。每次服10～20克，每日服2次，白开水调服。

【功能】泻肝胆、清湿热。

【主治】老年性耳鸣耳聋（肝胆火盛型）。多表现为突然耳鸣，耳聋，头痛，面赤，口苦咽干，心烦易怒，大便秘结，舌红苔黄。

【加减】如心烦寐不安者，加龙齿300克，酸枣仁300克(炒)；如急躁易怒者，加川牛膝150克，郁金100克。

【附记】引自汪文娟《中医膏方指南》。屡用效佳。

33. 清热化痰膏

【组成】半夏150克，陈皮100克，生姜15克，黄芩150克，黄连50克，柴胡100克，枳壳150克，竹茹150克，石菖蒲150克。

【制法】膏滋。上药加水煎煮3次，滤汁去渣，合并滤液，加热浓缩为清膏，再加蜂蜜300克，收膏即成。贮瓶备用。

【用法】口服。每次服10～20克，每日服2次，白开水调服。

【功能】清热化痰、理气通窍。

【主治】老年性耳鸣耳聋（痰火郁结型）。多表现为两耳蝉鸣，有时闭塞如聋，胸闷多痰，苔薄黄而腻。

【加减】如大便不爽者，加大黄60克，槟榔100克；如胸闷不畅者，加瓜蒌皮300克，桔梗50克，旋覆花150克。

【附记】引自汪文娟《中医膏方指南》。屡用效佳。

34. 益气健脾膏

【组成】黄芪200克，人参50克，党参150克，茯苓150克，白术150克，陈皮30克，升麻50克，柴胡50克，葛根150克，蔓荆子150克，枳壳30克，阿胶150克。

【制法】膏滋。上药除人参、阿胶外，余药加水煎煮3次，滤汁去渣，合并滤液，加热浓缩为清膏，再将人参研细，阿胶加适量黄酒浸泡后隔水炖烊，一并冲入清膏内和匀，然后加饴糖300克收膏即成。贮瓶备用。

【用法】口服。每次服15～30克，每日服2次，白开水调服。

【功能】益气健脾、理气开闭。

【主治】老年性耳鸣耳聋（中气不足型）。多表现为耳鸣，或如蝉躁，或如钟鼓，或如水激，久则耳聋，面色皖白，倦怠无力，神疲纳少，舌淡苔薄。

【加减】如头昏、腰膝酸软者，加熟地黄200克，菟丝子200克；如心慌、乏力者，加五味子100克，柏子仁150克。

【附记】引自汪文娟《中国膏方指南》。屡用效佳。

35. 补肾益精膏

【组成】柴胡150克，磁石300克，熟地黄400克，生地黄200克，山茱萸150克，茯苓150克，泽泻150克，牡丹皮150克，胡桃肉150克，龟板胶100克，鳖甲胶100克。

【制法】膏滋。上药除龟板胶、鳖甲胶、胡桃肉外，余药加水煎煮3次，滤汁去渣，合并滤液，加热浓缩为清膏，再将龟板胶、鳖甲胶加适量黄酒浸泡后隔水炖烊，胡桃肉研碎后，冲入清膏和匀，然后加饴糖300克收膏即成。贮瓶备用。

【用法】口服。每次服15～30克，每日服2次，白开水调服。

【功能】补肾益精、解郁通窍。

【主治】老年性耳鸣，耳聋（肾精亏损型）。多表现为耳鸣，耳聋，兼有头晕目眩，腰酸遗精，舌质偏红。

【加减】如腰膝酸软，舌干红者，加女贞子150克，墨旱莲150克；如气短乏力者，加人参100克（研冲），黄芪200克。

【附记】引自汪文娟《中医膏方指南》。屡用效佳。服药期间，要避免急躁，保持心情舒畅，坚持用药，就能获得良好效果；要避免劳倦，节制房事，有利于预防和巩固治疗效果。

36. 塞耳丹参膏

【组成】丹参15克，白术15克，川芎15克，附子15克（去皮脐），蜀椒15克（去目炒去汗），大黄15克，干姜15克，巴豆15克（去皮心），细辛15克（去苗叶），肉桂15克（去粗皮）。

【制法】药膏。将上药切碎，以醋渍一宿，熬枯去渣，用猪脂炼成1500克，同置银器中，微火熬成膏，倾入瓷盒中俟凝备用。

【用法】外用。用棉裹枣核大塞耳中。一日一换。

【功能】温经散寒、活血通窍。

【主治】耳聋。

【附记】引自王光清《中国膏药学》。屡用有效。

37. 鱼脑膏

【组成】石菖蒲45克，当归45克（切焙），细辛45克（去苗叶），白芷45克，附子45克（炮制）。

【制法】药膏。上药捣碎，加猪脂以微火煎，候香，滤渣，倾入瓷盒中，俟凝，收贮备用。

【用法】外用。用绵裹枣核大，塞耳中。一日一换。

【功能】祛风散寒、活血通窍。

【主治】风聋（神经性耳聋等）。

【附记】引自宋代《圣济总录》。屡用神效。

38. 耳聋左慈丸（三）

【组成】熟地黄 240 克，山茱萸 120 克，山药 120 克，牡丹皮 90 克，泽泻 90 克，茯苓 90 克，石菖蒲 45 克，磁石 60 克，五味子 15 克。

【制法】蜜丸。上药共研细末，和匀，炼蜜为丸，如梧桐子大。贮瓶备用。

【用法】口服。每次服 6～9 克，每日服 2～3 次，温开水或淡盐汤送服。

【功能】滋阴补肾、潜阳聪耳。

【主治】肾阴不足，耳聋耳鸣，虚烦不眠，头晕目暗，腰膝酸软，遗精，舌红少苔，脉细弱或细数。还可用于喘息性支气管炎、白内障等病症。

【附记】引自清代《重订广温热论》。屡用神效。

39. 二 甘 丸

【组成】甘遂 1 块，生甘草 9 克。

【制法】丸锭。先将甘遂削成圆锥形锭，锭后端比耳孔稍大一些，以温水将锭调透，并用脱脂棉花涂裹，同时将甘草用水适量蒸浓汁，待温备用。

【用法】外用。先将甘遂锭塞入患耳孔，待半小时后患者以甘草汁含口中，先叩齿数次，再将汁吐出，如此频频漱吐，连续数次，耳可复聪。

【功能】通窍复聪。

【主治】耳暴聋。

【附记】引自查少浓《中草药外治验方选》。屡用特效。如患者口含小铁片1块，患耳孔旁放灵磁石或磁铁一块，其耳复聪尤捷。

40. 辛蒲丸

【组成】石菖蒲10克，细辛10克，杏仁15克，麦面粉15克。

【制法】水丸。将上药共研细末，和匀，以猪脂少量调和为丸如枣核大，收贮备用。

【用法】外用。每用1丸以棉裹纳耳内，每日换药1次，小瘥，二日一换。

【功能】通心气、复耳聪。

【主治】耳聋。

【附记】引自唐代孙思邈《备急千金要方》。屡用神效。

41. 二骨耳聋散

【组成】海螵蛸15克，釜底墨15克，龙骨15克，灶心土15克，附子30克，禹余粮9克，麝香少许。

【制法】散剂。上药共研极细末，和匀，贮瓶备用。

【用法】外用。每用1.5～3克药粉以棉裹塞入耳中，每日换药1次。

【功能】温肾收敛、通窍复聪。

【主治】耳聋有脓液者。

【附记】引自唐代孙思邈《备急千金要方》。屡用神效。又用鼠胆汁滴耳，治老年耳聋，有补肾复聪作用，效佳。

42. 通窍丸

【组成】雄磁石3克（煨），麝香0.15克。

【制法】枣丸。上药共研极细末，和匀，以枣肉（取枣1枚，去核）为丸如枣核大，收贮备用。

【用法】外用。每用丸1粒，以棉裹之塞入耳中，同时用生铁1小块，热酒泡后，含入口中，须臾，气即通也。

【功能】开窍通闭。

【主治】小儿暴聋。

【附记】引自清代陈复正《幼幼集成》。屡用特效。

43. 通神散

【组成】全蝎3只（炮），地龙3条，蜣螂3只，明矾1.5克（半生半枯），雄黄1.5克，麝香0.3克。

【制法】散剂。上药共研极细末，和匀，贮瓶备用，勿泄气。

【用法】外用。每用少许，用葱白蘸药，引入耳中，闭气面壁坐一小时许，每3日1次。

【功能】清热解毒、祛风通闭。

【主治】耳聋。

【附记】引自清代张璐《张氏医通》。屡用神效。

44. 蓖麻丸

【组成】蓖麻仁21粒，皂角1.5克（煨），大地龙2条，全蝎

2只，远志肉6克，硝石6克（煅），乳香6克，麝香0.3克。

【制法】蜡丸。上药共研细末，和匀，以黄蜡（适量）熔化调和为丸，如枣核大，阴干，贮瓶备用。

【用法】外用。每用1丸塞耳中，每日1次。

【功能】熄风、通窍、复聪。

【主治】久聋。

【附记】引自清代张璐《张氏医通》。屡用皆效。

45. 治聋散（二）

【组成】巴豆（去油）、石菖蒲、苍耳子、远志各等分，麝香、冰片各少许。

【制法】散剂。上药共研极细末，和匀，贮瓶备用，勿令泄气。

【用法】外用。每用少许，葱裹少许，棉裹包之，塞入耳中，至耳内觉响音即取效。

【功能】芳香通窍复聪。

【主治】耳聋。

【附记】引自陕西省卫生厅《陕西中医验方选编》。陈俊杰方。屡用效佳。

46. 塞耳散（丸）

【组成】蓖麻仁1.5克，杏仁1.2克，桃仁1.3克（去皮尖），巴豆1枚（去皮），石盐0.9克，炮附子0.3克，熏陆香0.3克，磁石1.3克（煅），石菖蒲1.3克，蜡2.4克，通草0.6克，松脂75克。

【制法】丸剂。先将石菖蒲、石盐、磁石、通草、附子、熏陆香共研细末，次将蓖麻仁、杏仁、桃仁、巴豆共捣烂如泥，再入松脂、蜡捣一千粒，共和一处捣匀，再捻作丸如枣核大，阴干，贮瓶备用。

【用法】外用。每取丸1粒棉裹塞入耳中，目捻2～5度，抽出别捻，3日换药1次，以瘥为度。

【功能】通窍复聪。

【主治】久聋。

【附记】引自汉代《华佗神医秘传》。屡用神效。

47. 二龙麝香丸

【组成】鼠胆1枚，龙齿0.3克，龙脑0.35克，麝香0.35克，朱砂0.35克，乳香0.15克，樟脑0.15克。

【制法】乳丸。上药共研细末，和匀，以人乳汁调和为丸，如梧桐子大，贮瓶备用。

【用法】外用。每用1丸，用丝棉裹之，塞入耳中，以不可忍受为止，3日后取出。

【功能】芳香通窍复聪。

【主治】肾虚耳聋。

【附记】引自汉代《华佗神医秘传》。屡用神效。

48. 茯神散

【组成】茯神30克(去木)，麦冬30克(去心)，羌活15克，防风15克，蔓荆子15克，薏苡仁15克，石菖蒲15克，五味子15克，黄芪15克，薄荷7.5克，生甘草7.5克。

【制法】散剂。上药共研极细末，和匀，贮瓶备用，勿令泄气。

【用法】口服。每服9克，加生姜3片，清水煎，食后温服。日服2次。

【功能】祛风通窍、益气养阴、健脾安神。

【主治】上焦风热，耳忽聋鸣，四肢满急，胸膈痞闷。

【附记】引自明代王肯堂《证治准绳》。屡用神效。

49. 通耳丹（一）

【组成】鼠胆1枚（须觅一大鼠，先以竹笼养之，后以纸为匣，引自蔽身，内贮果品，令其自食，久之忽然用棒槌击死，立时取胆，则胆在肝，否则不可得，干者可用水调化入药末中），龙齿0.3克，冰片0.3克，麝香0.3克，朱砂0.3克，樟脑0.15克，乳香0.15克。

【制法】乳丸。上药各研极细末，和匀，入乳汁调和为丸，如梧桐子大，贮瓶备用。

【用法】外用。每用1丸，以丝棉裹之，不可太大，塞入耳之深处，至不可受而止，塞3日取出。即耳聪，永不再聋。

【功能】通窍复聪。

【主治】耳聋。

【附记】引自清代顾世澄《疡医大全》。屡用神效。

50. 通耳丹（二）

【组成】安息香45克，桑白皮45克，阿魏45克，朱砂1.5克。

【制法】泥丸。上药共研极细末，和匀，另取巴豆、蓖麻仁、大蒜各7个，共捣烂如泥，入上药末，和匀，丸如枣核大，贮瓶备用。

【用法】外用。每用1丸，棉裹丸塞耳中。如觉微痛，取出之。

【功能】清热拔毒、通窍复聪。

【主治】耳聋。

【附记】引自明代王肯堂《证治准绳》。屡用神效。

51. 补肾丸

【组成】巴戟天60克（去心），干姜60克（炮），白芍60克，山茱萸60克，桂心60克，远志60克，细辛60克，菟丝子60克（酒制），泽泻60克，石斛60克，黄芪60克，生地黄60克，当归60克，蛇床子60克，牡丹皮60克，肉苁蓉60克（酒浸），人参60克，附子60克（炮），甘草60克，石菖蒲30克，茯苓15克，防风45克，羊肾2枚。

【制法】糊丸。上药共研细末，和匀，再将羊肾研烂细，酒煮面糊为丸，如梧桐子大，贮瓶备用。

【用法】口服。每服50丸，空腹时盐酒送下。日服1～2次。

【功能】温肾助阳、通窍复聪。

【主治】肾虚耳聋。

【附记】引自明代王肯堂《证治准绳》。屡用神效。

52. 蓖麻子丸

【组成】蓖麻仁21个（去油），皂角半锭（煨取肉），生地龙1条，全蝎2只（焙），远志6克，磁石30克（火煅醋淬7次，研细水丸），乳香6克。一方有麝香少许。

【制法】蜡丸。上药共研细末，和匀，以黄蜡熔和为丸，如梧桐子大，贮瓶备用。

【用法】外用。每用一丸，塞入耳中。

【功能】祛风活血、通窍复聪。

【主治】久聋。

【附记】引自明代王肯堂《证治准绳》。屡用神效。

53. 苁蓉丸

【组成】肉苁蓉30克（酒浸，焙），山茱萸30克，石龙药30克，石菖蒲30克，菟丝子30克（酒浸蒸，焙），羌活30克，鹿茸30克（去毛，酒蒸焙），石斛30克，磁石（火煅，醋淬，水飞），附子30克（炮），全蝎7只（去毒），麝香0.3克（后入）。

【制法】蜜丸。上药共研细末，和匀，炼蜜为丸，如梧桐子大。贮瓶备用。

【用法】口服。每服100丸，空腹时盐酒或盐汤送下。

【功能】温肾祛风、通窍复聪。

【主治】肾虚耳聋，或风邪入于经络，耳内虚鸣。

【附记】引自宋代严用和《济生方》。屡用神效。

54. 龙齿散

【组成】龙齿15克，人参15克，白茯苓15克，麦冬15克，远志15克，朱砂7.5克，铁粉7.5克，龙脑7.5克，牛黄7.5克，麝香7.5克（后5味俱另研）。

【制法】散剂。上药共研极细末，和匀，贮瓶备用，勿令泄气。

【用法】口服。每次服1.5克，一日服3次，食后沸汤调下。

【功能】益肾通窍复聪。

【主治】肾虚耳鸣。

【附记】引自明代王肯堂《证治准绳》。屡用神效。

55. 塞耳丸

【组成】石菖蒲 3 克，巴豆 1 粒（去皮），全蝎 1 只（去毒），葱白汁适量。

【制法】水丸。先将前 3 味药共研细末，和匀，以葱白汁调和为丸，如枣核大，阴干。收贮备用。

【用法】外用。每用一丸，棉裹塞入耳中。

【功能】通窍、息风、复聪。

【主治】耳聋。

【附记】引自宋代严用和《济生方》。屡用皆效。

56. 清聪丸

【组成】陈皮 45 克（盐水洗，去白），赤茯苓 30 克（去皮），半夏 30 克（姜制），青皮 45 克（醋炒），柴胡梢 45 克，酒黄芩 45 克，玄参 45 克，蔓荆子 45 克，桔梗 45 克，全蝎 45 克（去毒），石菖蒲 45 克，黄连 45 克（酒炒），生甘草15 克。

【制法】糊丸。上药共研细末，和匀，酒糊为丸，如绿豆大，贮瓶备用。

【用法】口服。每服 120 丸，临卧茶清送下。

【功能】清热化痰、祛风通闭。

【主治】耳鸣及壅塞至于聋者。

【附记】引自明代龚廷贤《万病回春》。屡用神效。

57. 清聪化痰丸

【组成】橘红 30 克（盐水洗，去白），赤茯苓 30 克（去皮），蔓荆子30克，枯芩24克（酒炒），黄连2.1克（酒炒），白芍2.1克（酒浸，煨），生地黄2.1克（酒洗），柴胡2.1克，半夏2.1克（姜汁炒），人参18克，青皮15克（醋炒），生甘草12克。

【制法】水丸。上药共研细末，和匀，葱汤浸蒸饼丸，如绿豆大，贮瓶备用。

【用法】口服。每服百丸，晚用姜汤、清茶任下。

【功能】清聪化痰、补益肝肾。

【主治】耳聋耳鸣，壅闭不闻声音，乃饮食厚味，夹怒气以动肝胃之气，宜清窍也。

【附记】引自明代龚廷贤《万病回春》。屡用神效。

（二）化脓性中耳炎

化脓性中耳炎，中医称“脓耳”。是指以耳膜穿孔，耳内反复流脓为主要表现的耳疾病。本病是耳科常见多发病，尤以小儿为多见。且多病程缠绵，反复发作。

病　因

本病有急性和慢性之分。急性多因哭泣吃奶，呕吐，洗澡或游泳使水殃及中耳，以及上呼吸道感染时酸性分泌物沿耳咽管进入中耳道以致中耳发炎所致。慢性则多由急性脓耳演变而来。正气虚弱或久病体虚，正气不胜邪毒，邪毒留恋，兼以脾虚运化失健，水湿停聚，泛溢耳窍，清阳难升，浊阴不降，耳脓多而稀薄。若先天不足或久病及肾而致肾元亏损，邪毒留恋所致。

症　状

急性化脓性中耳炎，多表现为耳内搏动性跳痛，体温升高，听力减退。一旦鼓膜穿破，脓液从外耳道流出则疼痛减轻；慢性化脓性中耳炎则患耳反复流脓，听力减退，每遇外感则耳痛加剧。或有全身症状。

治疗方药

1. 氯 冰 散

【组成】氯霉素粉 20 克（剥去糖衣），冰片 2 克。

【制法】散剂。上药共研极细末，和匀，贮瓶备用，勿令泄气。

【用法】外用。先用双氧水洗净耳内脓液，用喷粉器装入此散适量，喷入患耳一薄层，每日 1～2 次，5 次为 1 疗程。

【功能】通窍解毒、消肿止痛。

【主治】单纯性急、慢性化脓性中耳炎。

【附记】引自《中国当代中医名人志》。谭散书方。屡用效佳。

2. 龙麝吹耳散

【组成】枯矾 6 克，煅龙骨 6 克，炒黄丹 5 克，川黄连 5 克，胭脂 3 克，麝香 1.5 克，冰片 3 克，海螵蛸 6 克，辛夷 6 克，竹蛀粉 9 克。

【制法】散剂。上药共研极细末，和匀，贮瓶备用，勿令泄气。

【用法】外用。先用 3％双氧水洗净患耳，次用药棉拭净耳内脓液，然后用鹅毛管吹药入耳，一日吹 3 次。

【功能】消炎解毒、收湿通窍。

【主治】脓耳（化脓性中耳炎）。

【附记】引自程爵棠《百病中医诸窍疗法》。笔者祖传秘方。治疗 85 例，连用药 5～10 日后，痊愈 78 例，显效 4 例，有效 2 例，无效 1 例。总有效率为 98.82%。本方经笔者多年临床再验证，效果确实。

3. 冰麝散（一）

【组成】冰片 2.5 克，麝香 0.5 克，樟丹 10 克，龙骨 15 克，黄连 10 克，牡蛎 10 克。

【制法】散剂。上药共研极细末，和匀，贮瓶备用，勿令泄气。

【用法】外用。先将患耳之脓液清拭干净，把有少量药粉的喷雾器之喷头对准外耳道口，轻喷 2～3 下，使雾状药粉通过鼓膜穿孔，均匀地附在中耳腔内，下次上药时，也须将患耳之脓液及残药渣拭净后，再如法继续吹药。

【功能】消炎收敛、通窍生肌。

【主治】急、慢性化脓性中耳炎。

【附记】引自程爵棠《百病中医诸窍疗法》。孙钺方。治疗 324 例 364 耳，（其中急性化脓性中耳炎 176 只耳，慢性化脓性中耳炎单纯型 188 只耳），痊愈（全身症状消失，脓液停止者）234 耳（其中慢性 98 耳）；有效（全身症状消失，耳脓明显减少，听力明显好转者）106 耳（其中慢性 74 耳）；无效 24 耳。总有效率为 93.4%。

4. 胆矾散（一）

【组成】猪苦胆数个，等量或两倍量的明矾。

【制法】散剂。取猪苦胆数个，倒入消毒杯内，用文火焙干，轧成粉，过100～120目筛，加等量或两倍明矾粉拌匀，贮瓶备用，勿泄气。

【用法】外用。先洗净外耳道分泌物，将胆矾散均匀喷入鼓膜穿孔处。每日1次，量勿过多，以免妨碍中耳引流。

【功能】清热解毒、燥湿祛腐。

【主治】慢性单纯性中耳炎。

【附记】引自胡熙明《中国中医秘方大全》。张振英方。治疗149例，经3次喷药干耳者，达75.2%，全部病例，干耳率达96%。治疗次数，少者1次，多者15次，平均3.21次。

5. 双粉散

【组成】轻粉0.5克，红粉0.1克，冰片0.2克，滑石0.2克，人工合成麝香0.1克。

【制法】散剂。上药共研为极细末，和匀，贮瓶备用，勿令泄气。

【用法】外用。先将外耳道用淡盐水洗净，取药粉少许，以纸卷轻轻吹或倾入即可，一日2次。

【功能】清热解毒、排脓消肿。

【主治】慢性中耳炎。

【附记】引自胡熙明《中国中医秘方大全》。王宏琳方。治疗81例，除3例干性中耳炎和2例病程10年以上者无效，其余76例均获治愈，有效率为93.8%。

6. 黄连散

【组成】黄连粉10克，青黛5克，白矾3克，冰片2克。

【制法】散剂。将上药混匀，共研极细，贮瓶备用，勿令泄气。

【用法】外用。先用双氧水将患耳内清洗干净，拭干，再取此散少许吹入患耳内。一日吹 2 次。3 天为 1 疗程。一般用药 1 或 2 个疗程即可治愈。

【功能】清热燥湿、解毒消肿。

【主治】化脓性中耳炎。

【附记】引自程爵棠《单方验方治百病》。笔者经验方。屡用效佳。

7. 五连散

【组成】黄连 10 克，五倍子 10 克，冰片 2 克。

【制法】散剂。上药共研为极细末，和匀，贮瓶备用，勿令泄气。

【用法】外用。先用双氧水清洁患耳。再取此散少许吹至患耳内。每日吹 2～3 次。

【功能】清热解毒、敛耳止痛。

【主治】小儿中耳炎。

【附记】引自程爵棠《单方验方治百病》。屡用效佳。一般用药 3～5 天即可获愈。

8. 吹耳散（一）

【组成】蛀竹屑粉 30 克，五倍子 15 克（焙烧存性），枯矾 15 克，硼砂 3 克，青黛 9 克，川黄连 3 克，轻粉 3 克，冰片 3 克。

【制法】散剂。上药除轻粉、冰片处，余药共研极细末，再入轻粉、冰片同研极细，和匀，贮瓶备用，勿令泄气。

【用法】外用。先将患耳内脓液用药棉球拭净，或用双氧水洗净患耳。再取此散少许（约0.1克）均匀吹入患耳腔内。每日吹4～6次，重症每2小时吹1次。吹药前，均清洁患耳。10天为1疗程。1疗程未愈，停药1天，再继续第2疗程。至痊愈为度。

【功能】清热祛湿、祛腐排脓、解毒敛疮。

【主治】急、慢性化脓性中耳炎。

【附记】引自程爵棠《百病中医熏洗熨擦疗法》。笔者祖传秘方。以《光明中医》1988年报道为例，经治疗350例，其中急性131例中，痊愈119例，显效11例，无效1例；慢性219例中，痊愈166例，显效36例，有效15例，无效2例。总有效率为99.14%。其中痊愈率为81.4%。本方治验甚多，无论急性或慢性化脓性中耳炎均有良效。若复发再用本方疗之，同样有效。忌食刺激性，发性食物。

9. 冰麝散（二）

【组成】冰片9克，麝香0.5克，樟丹12克，枯矾9克，龙骨15克。

【制法】散剂。上药共研极细末，和匀，贮瓶备用。勿令泄气。

【用法】外用。用时先取双氧水洗净患耳脓汁，拭干后，每用少许，吹入患耳内，每日用药1次。

【功能】祛脓消炎、通络开窍。

【主治】慢性化脓性中耳炎。

【附记】引自李文亮《千家妙方》。齐强方。共观察治疗急、慢性化脓性中耳炎千余例，疗效甚佳。

10. 麝香枯矾散

【组成】 麝香 3 克，枯矾 15 克，海螵蛸 15 克，硼砂 3 克，冰片 2 克。

【制法】 散剂。先将麝香研极细，过 120 目筛，备用。再取枯矾（白矾升华而来）、硼砂、冰片、乌贼骨（草纸包裹煨黄或在火中烤黄）共研细末，过 120 目筛。最后将两次药粉混合均匀，贮瓶备用，勿令泄气。

【用法】 外用。先用双氧水清洁外耳道，用消毒干棉球擦洗脓液，然后用纸卷一小筒，取药粉少许（约 0.1 克）吹入耳中。每日吹 3 次。7 天为 1 疗程。

【功能】 消炎收敛、防腐生肌。

【主治】 慢性化脓性中耳炎。

【附记】 引自程爵棠《百病中医诸窍疗法》。许爱军方。治疗 14 例，临床疗效较好，无副作用。

11. 耳炎散（一）

【组成】 黄连 30 克，大黄 50 克（焙干），白矾 100 克，生石膏 100 克，龙骨 100 克（后 3 味均火煅后，研末），冰片 10 克。

【制法】 散剂。上药共研极细末，和匀，贮瓶备用，勿令泄气。

【用法】 外用。先用棉签蘸 3%双氧水洗去患耳脓液及痂皮，再以 75%酒精棉球拭净患处，每用少许，吹入患耳，每日 3～5 次，直至痊愈。

【功能】 清热收湿、消肿止痛。

【主治】 小儿中耳炎。

【附记】引自《程氏医学笔记》。曾冲方。治疗27例，痊愈21例，有效5例，无效1例。总有效率为96.2%。平均治愈时间为6天。

12. 黄枯猪胆散

【组成】黄连30克，儿茶30克，没药30克，枯矾30克，青黛20克，冰片5克，鲜猪胆1个。

【制法】散剂。上药共研极细末，和匀，装入新鲜猪胆中（保留胆汁），用丝线扎口。挂于高处，待阴干后取下研为细粉，过120目筛，贮瓶备用，勿令泄气。

【用法】外用。先以药棉蘸3%双氧水洗去耳道内脓液及痂皮后，用75%酒精拭净患耳。脓液多者，用少许药粉吹耳，以耳中薄薄地粘上一层药粉为度，每日吹3次；脓液少者，用药粉少许调茶油适量，呈糊状滴耳，每日滴3次。直至治愈为度。

【功能】消炎活血、收敛生肌。

【主治】中耳炎。

【附记】引自《程氏医学笔记》。曾冲方。治疗58例70只耳，痊愈（流脓停止，耳痛消失，听力恢复）46只耳；好转（流脓减少，耳痛减轻，听力基本恢复）16只耳；无效8只耳。总有效率为88.57%。

13. 倍枯散

【组成】五倍子、枯矾各等分，冰片少许。

【制法】散剂。将五倍子烘干，研细，入枯矾、冰片共研极细末，和匀，贮瓶备用，勿令泄气。

【用法】外用。先用3%双氧水滴入耳内，清洗脓液，然后以消毒棉球拭干，即用竹管（约直径5毫米）取此散少许，轻轻吹入患耳中，每日吹2～3次。

【功能】消炎、收敛、排脓、止痛。

【主治】小儿脓耳。

【附记】引自程爵棠《百病中医诸窍疗法》。梁浓方。治疗49例，除1例改用他法治疗外，48例均在3天内治愈。

14. 青黛油膏

【组成】青黛20克，川黄连20克，川黄柏20克，枯矾15克，冰片2克，芝麻油150毫升。

【制法】药膏。先将上药共研极细末，再将芝麻油煎沸后，离火，待冷却至温热时，加入药末，搅拌均匀，贮瓶备用。

【用法】外用。用时先清洁患耳脓液后，蘸取稀膏滴入患耳内，每次2～3滴，每日3次。3天为1疗程。

【功能】清热解毒、收敛生肌。

【主治】小儿中耳炎。

【附记】引自《集验中成药》。多年应用，疗效满意。

15. 倍矾油膏

【组成】五倍子9克，枯矾3克，苦参18克（慢性减半），冰片1.5克。

【制法】药膏。先将五倍子烘干存性，苦参烘干共研极细末，再入枯矾、冰片用研极细和匀，贮瓶备用，勿泄气。临用时，取此散1～3克以麻油调和成稀糊状，即可使用。

【用法】外用。用时先用药棉将患耳内脓液，或残存药油残渣拭擦干净后，用竹棍棒蘸药膏滴入患耳内，每次每患耳各滴

3～5滴，每日滴3～5次。

【功能】清热解毒、消肿排脓。

【主治】凡耳内疼痛，流脓水者（化脓性中耳炎），无论病程久暂，均可使用。

【附记】引自程爵棠《百病中医诸窍疗法》。笔者经验方。屡用屡验。一般用药3～5天后即可见效或痊愈。本方通过临床反复验证，随访观察，疗效尚属满意。本方再加入青黛、煅人中白各6克。效果尤佳。

16. 耳炎散（二）

【组成】猪胆膏30克，枯矾30克，黄连粉0.6克，樟脑0.3克。

【制法】散剂。先将后三味研为细末，入猪胆膏拌匀，烘干，再研极细末，和匀，贮瓶备用。

【用法】外用。先将耳内脓液用药棉拭净，再用双氧水或盐水洗净拭干，取药粉少许吹入耳内。每日1次，轻者隔日1次。用量不宜过多。

【功能】收敛、杀菌、消炎。

【主治】慢性化脓性中耳炎、外耳道炎、外耳道湿疹等病症。

【附记】引自叶显纯《常用中成药》。上海中药制药二厂方。屡用效佳。

17. 芪薏口服液

【组成】生黄芪50克，生薏苡仁50克，龙胆20克，夏枯草20克，白术30克，泽泻30克，柴胡15克，生甘草10克。

【制法】浓缩液。上药加水煎煮3次，滤汁去渣，合并滤液，加热浓缩成口服液。每毫升内含生药2克。贮瓶备用。

【用法】口服。每次服20毫升，每日服3次。7日为1疗程。

【功能】健脾利湿、清肝化痰、消肿止痛。

【主治】中耳炎。

【附记】引自《集验百病良方》。治疗100例，均获痊愈。

18. 三粉散

【组成】川黄连粉10克，呋喃西林粉5克，冰片粉2克。

【制法】散剂。将上药混合均匀，贮瓶备用，勿令泄气。

【用法】外用。先用双氧水将患耳清洗干净，拭干，再将药粉少许吹进耳内，每日吹2次，3天为1疗程。

【功能】清热解毒、消肿止痛。

【主治】中耳炎。

【附记】引自《集验中成药》。治疗85例，一般用药1～3个疗程，即获治愈。

19. 麝连膏

【组成】海螵蛸1克，麝香0.3克，冰片0.3克，川黄连1.5克。

【制法】药膏。上药共研极细末，置于有盖的干净小瓶内，加入注射用水5毫升，搅匀成稀糊状，浸泡备用。

【用法】外用。用时，先在耳垂后凹处轻轻挤压排出脓液，然后取稀膏滴入5滴。患侧耳道向上，静卧10分钟再活动。每日3次。

【功能】清热收敛、通窍止痛。

【主治】急、慢性化脓性中耳炎。

【加减】如脓液中央有血液者，加红花 0.5 克。

【附记】引自《程氏医学笔记》。治疗 23 例，其中急性化脓性中耳炎 13 例，患者年龄 1～46 岁，均获治愈，疗程 3～5 天。慢性化脓性中耳炎 10 例，患者年龄 7～53 岁，痊愈 9 例，好转 1 例，疗程 7～10 天。

20. 矾冰油膏

【组成】冰片 1.2 克，枯矾 1.8 克，苦参 6 克，黄柏 6 克，芝麻油 45 毫升。

【制法】药膏。先用铁勺将芝麻油煎沸，撒入已研成细末的苦参、黄柏搅匀，沸后离火，待油凉后，再加入已研为细粉的冰片、枯矾，调和成稀糊膏状，贮瓶备用。

【用法】外用。先用双氧水洗净耳内的分泌物，洗净后，挑稀膏滴入患耳内。每日 1～2 次，每次 2～3 滴，7 日为 1 疗程。

【功能】消炎收敛、排脓止痛。

【主治】急、慢性化脓性中耳炎，外耳道疮疖破溃后并发中耳炎。

【附记】引自《程氏医学笔记》。屡用效佳。一般用药 1～2 个疗程即愈。

21. 提脓丹

【组成】水银 10 克，火硝 10 克，白矾 10 克，海浮石 8 克，朱砂 4 克，麝香 1 克，冰片 5 克。

【制法】散剂。先将前 5 味药共研极细末，放入铁锅内，碗背上面放入少许米，碗口与锅间的缝用泥沙调水封严，用文火烧炼约2小时，后用武火烧炼1小时许，以米焦黑为度。然后将碗取出，把锅内的药粉刮出，再将麝香、冰片研细，加入药粉中同研极细，和匀，即成提脓丹，贮瓶备用，勿令泄气。

【用法】外用。先用棉签除尽耳内脓水，再用棉签蘸丹少许，布撒耳内。每日换药1次。

【功能】拔毒提脓、生肌敛口。

【主治】耳内流脓（急、慢性化脓性中耳炎）。

【附记】引自程爵棠《百病中医诸窍疗法》。杨贵荣方。屡用效佳，一般用药3～5次即可获愈。又本方外用治疗疮疡脓水难尽，久不收口者，效果亦佳。

22. 吹耳散（二）

【组成】干胭脂、海螵蛸、龙骨、枯矾、冰片、密陀僧（煅）、胆矾、青黛、硼砂、黄连各等分，赤石脂（减半）、麝香少许。

【制法】散剂。上药共研极细末，和匀，贮瓶备用，勿令泄气。

【用法】外用。先用棉纸条拭干脓水后，取此散少许，吹入患耳中。每日1次。

【功能】清热解毒、收湿敛疮。

【主治】两耳流脓（急、慢性化脓性中耳炎）。

【附记】引自明代龚廷贤《万病回春》。屡用神效。

23. 五味耳炎散

【组成】龙骨30克，五倍子30克，乳香15克，枯矾30克，血余炭15克。

【制法】散剂。上药共研极细末，和匀，贮瓶备用。

【用法】外用。先用药棉清洁患耳，再每次用少许吹入耳内。每日1～2次。

【功能】收敛活血。

【主治】脓耳（流通耳）。

【附记】引自陕西省卫生厅《陕西中医验方选编》。房世财方。屡用效佳。

24. 红棉散

【组成】胭脂3克（用色，取汁），枯矾6克，麝香0.15克，冰片3克，炉甘石225克。

【制法】散剂。上药除胭脂外，分研极细末，和匀，配研，将胭脂用温开水（约60毫升）化开，与上药拌匀晾干研细，贮瓶备用，勿令泄气。

【用法】外用。先用棉花棒擦去脓水，取药粉少许，涂于耳内。

【功能】消肿止痛。

【主治】耳内肿痛，流脓、流水或作痒。

【附记】引自明代龚廷贤《寿世保元》。屡用神效。

25. 加减红棉散

【组成】枯矾22.5克，炉甘石22.5克（煅），麝香0.6克，冰片3克。

【制法】散剂。上药各研极细末，过80～100目筛。另取红花、苏木各15克，分别以适量清水，加热煎煮至透，将残渣取出压榨，煎汁与榨出液合并，适当浓缩，先用红花汁浸拌枯矾、炉甘石细粉，干燥后，再用苏木汁浸拌，晾干或低温干燥研细末。再取麝香细粉，置乳钵内，依次与冰片、制炉甘石、枯矾细粉陆续配研，和匀过筛。贮瓶备用，勿令泄气。

【用法】外用。擦净脓水，吹入耳内。

【功能】消肿、止痛、止痒。

【主治】耳内生疮、红肿痛痒、流脓流水。

【附记】引自《全国中药成药处方集》（天津方）。屡用效佳。

26. 耳底散（一）

【组成】槐芪 3 克，蜈蚣 1 条，上铜绿 1 克，炉甘石 3 克，珍珠粉 0.1 克，上梅片 0.1 克，枯矾 0.5 克。

【制法】散剂。上药共研极细末，和匀，贮瓶备用，勿令泄气。

【用法】外用。先清洁患耳，再每用少许，吹入耳内。每日 2 次。

【功能】提脓拔毒、消肿止痛。

【主治】聤耳（化脓性中耳炎）。

【附记】引自张奇文《幼幼条辨》。张奇文方。屡用效佳。或再芫荽子细粉 98 克，呋喃西林粉 2 克。混匀备用。亦名“耳底散”。用法、主治同上。效果亦佳。

27. 蝎倍散

【组成】五倍子 50 克（炒），全蝎 15 克（烧存性），白矾 5 克，麝香少许。

【制法】散剂。上药共研极细末，和匀，贮瓶备用。勿令泄气。

【用法】外用。先清洁耳腔，每用少许，吹入耳中。日吹

2次。

【功能】解毒、收湿、排脓。

【主治】脓水不止（脓耳）。

【附记】引自明代朱棣《普济方》。屡用屡验，效佳。

28. 胆 矾 散（二）

【组成】熊胆0.1克，白矾20克（煅存性），生甘草20克（煅存性）。

【制法】散剂。先取白矾、生甘草分别煅存性，研为极细末，过筛后与熊胆共研极细末，和匀，贮瓶备用。

【用法】外用。先用消毒棉签蘸双氧水，洗尽耳内脓痂，取胆矾散0.3克吹入患耳内疡灶处，可立即止痛，然后用消毒棉球塞患耳。

【功能】消肿止痛、收湿敛疮。

【主治】耳内痈，脓水淋漓，疼痛难忍，经久不愈，全身症状不显著者。

【附记】引自《中国当代中医名人志》。尹大学方。百验百效，且疗效迅速，一般用药2～4次即获痊愈。

29. 胆耳炎散

【组成】鸡胆汁300毫升，枯矾90克，黄连10克，黄柏10克，樟脑0.6克。

【制法】散剂。将鸡胆汁浓缩成稠膏状，置于瓷盘中，90℃干燥后，研成细粉，另将其余药材分别研成细粉，过100目筛，与鸡胆膏粉混合均匀，即得，贮瓶密封备用。

【用法】外用。先将耳内脓液用棉花卷净，用浓茶液清洗，再用棉花卷干，然后吹入或卷入适量药粉，不宜太多。否则药粉凝结影响疗效，每日或隔日 1 次，直至痊愈为止。

【功能】消炎解毒。

【主治】慢性中耳炎、外耳道炎及耳部湿疹。

【附记】引自曹春林《中药制剂汇编》。屡用效佳。

30. 耳炎散（三）

【组成】猪苦胆粉 3～6 克，枯矾 10 克。

【制法】散剂。取新鲜猪苦胆汁置水浴上浓缩至稠膏，烘干。加枯矾共研极细粉，过 100 目筛即得。和匀，贮瓶备用。本品为黄褐色粉末，有腥味。

【用法】外用。先用双氧水清洗患耳后，将细粉少许吹入耳内。两天 1 次。

【功能】消炎解毒。

【主治】化脓性中耳炎。

【附记】引自《山西药品制剂手册》。屡用效佳。

31. 松香膏

【组成】猪油 3 克，松香 1.5 克。

【制法】药膏。先将松香研为极细末，后与猪油混合捣之如泥，即成。贮瓶备用。

【用法】外用。将此膏涂于患耳翳风穴，用纱布覆盖，固定，于 24～48 小时取下，如未痊愈，照上法贴第二次。

【功能】解毒消炎。

【主治】慢性化脓性中耳炎。

【附记】引自曹春林《中药制剂汇编》。临床屡用，疗效满意。对耳周湿疹也有较好疗效。

32. 耳底散（二）

【组成】猪胆汁500毫升，冰片10克，枯矾250克。

【制法】散剂。先将猪胆汁浓缩为稠膏状，干燥后研细，再与冰片、枯矾共研极细末，和匀过120目筛，贮瓶备用。勿令泄气。

【用法】外用。先用淡盐水或双氧水洗净耳内脓液，将药粉少许吹入耳内，每日1～2次。

【功能】消炎止痛。

【主治】中耳炎，外耳道炎，耳部湿疹。

【附记】引自《程氏医学笔记》。屡用效佳。

33. 吹耳红棉散

【组成】麝香1.5克，枯矾20克，龙衣炭10克（蛇蜕），陈皮炭20克，冰片1克，胭脂炭30克（一作脱脂棉炭30克）。

【制法】散剂。上药共研极细末，和匀，贮瓶备用，勿令泄气。

【用法】外用。先用药棉棒擦净耳内脓水，再将药粉少许，撒入患耳内。每日2～3次。

【功能】燥湿排脓、消肿止痛。

【主治】耳内肿痛，流水流脓（慢性化脓性中耳炎）。

【附记】引自明代王肯堂《证治准绳》。屡用神效。

34. 脓耳散

【组成】川黄连30克，五倍子30克，明矾30克，苍耳子30

克，冰片 5 克，硼砂 5 克。

【制法】散剂。上药共研极细末，和匀，贮瓶备用，勿令泄气。

【用法】外用。用时每取本散 15 克，用白酒适量调匀稀糊状，外敷于双手心劳宫穴，包扎固定。每日换药 1 次；同时取本散少许吹入患耳内，日吹 3 次。10 日为 1 疗程。上药前均要清洗患耳。

【功能】清热解毒、收敛除湿。

【主治】化脓性中耳炎（脓耳）。

【附记】引自程爵棠《手部疗法治百病》。笔者经验方。多年使用，治验甚多，效果甚佳。单用本散吹耳，效果亦佳。

35. 吴茱萸膏

【组成】吴茱萸 30 克，川牛膝 15 克，苍耳子 15 克，冰片 3 克。

【制法】药膏。上药共研细末，和匀，以食醋调和成软膏状，贮瓶备用。

【用法】外用。上药也可用时调制而成。用时取药膏 15 克，外敷于双足心涌泉穴上。上盖敷料，胶布固定。每日换药 1 次，每次贴敷 12～24 小时，10 次为 1 疗程。

【功能】消炎通窍、导热下行。

【主治】化脓性中耳炎。

【附记】引自程爵棠《足底疗法治百病》。笔者经验方。屡用效佳。若配合用吹耳散（自拟方）：川黄连 30 克，硼砂 15 克，枯矾 15 克，冰片 3 克，苍耳子 9 克。共研极细末，贮瓶备用，勿令泄气。每取本散少许，吹入患耳中，日吹 3 次。用治化脓性中耳炎。效果尤佳。单用本散吹耳，效果亦好。

36. 耳疳散

【组成】五倍子 6 克，黄连 6 克，东丹 6 克，枯矾 6 克，龙骨 6 克，海螵蛸 6 克，麝香 0.6 克，冰片 0.6 克。

【制法】散剂。上药共研极细末，和匀，贮瓶备用，勿令泄气。

【用法】外用。用时先清洁患耳，再用棉花卷条蘸药塞入耳窍内，每日换药 2～3 次。

【功能】解毒收敛。

【主治】耳道红肿，脓溢不止，经久缠绵，反复发作。可用于慢性化脓性中耳炎。

【附记】引自程爵棠《程氏集验妙方歌诀》。多年应用，效果甚佳。一般用药 3～5 日即可见效。

37. 聤耳散

【组成】鹿角霜 15 克，海螵蛸 15 克，煅龙骨 15 克，抱鸡蛋壳 21 克（炮枯），枯矾 15 克，上梅片 1.5 克。

【制法】散剂。上药共研极细末，和匀，贮瓶备用，勿令泄气。

【用法】外用。先用棉签将耳内脓液擦净，后将药末（少许）撒布耳内（吹耳也）。一日 1 次。

【功能】收湿敛疮、托里排脓、解毒消肿。

【主治】聤耳出脓（化脓性中耳炎）。

【附记】引自程爵棠《程氏集验妙方歌诀》。张梦侬方。屡用效佳。

38. 龙脑膏

【组成】龙脑3.6克（研细），椒目15克（研末），杏仁7.5克（去皮）。

【制法】泥丸。上药共捣烂和匀，和丸如枣核大，收贮备用。

【用法】外用。取丸棉裹塞耳中。一日2次。

【功能】消炎化痰、散寒止痛。

【主治】聤耳（化脓性中耳炎）。

【附记】引自明代王肯堂《证治准绳》。屡用神效。

39. 去脓散

【组成】黄连20克，轻粉6克，冰片3克，枯矾12克。

【制法】散剂。先将黄连、枯矾共研细末，再入轻粉、冰片共研极细，和匀，贮瓶备用，勿令泄气。

【用法】外用。每用少许，以棉球布撒耳内，如不耐干燥者，可用麻油调和塞入或滴入耳内。每日上药1次。

【功能】消炎退肿、收湿敛疮。

【主治】化脓性中耳炎、外耳道湿疹。

【附记】引自程爵棠《百病中医诸窍疗法》。张金泉方。治愈150例，均获得满意疗效。同时应注意：用药前须先以消毒棉签，轻轻拭干脓液，否则药物会被脓液阻隔和稀释而有损药效；拭脓或换药时应嘱患者侧卧，或倾向一侧肩部，并牵引耳壳，成人的耳壳可向后上方牵引；小儿的耳壳可向下方牵引，待脓液拭净后再用药。

40. 吹耳散（三）

【组成】枯矾15克，煅龙骨15克，冰片3克。

【制法】散剂。上药共研极细末，和匀，贮瓶备用，勿令泄气。

【用法】外用。先将患耳用3%双氧水洗拭干净，再用药棉球拭干，然后取此散少许吹入耳内，每日吹3次。

【功能】收敛固涩、消炎止痛。

【主治】化脓性中耳炎。

【加减】若患者伴有高热，可配合清热解毒药汤剂口服，效果更好。

【附记】引自程爵棠《百病中医诸窍疗法》。李金龙方。治疗23例，疗效满意，一般用药7～15天即获痊愈或显效。

41. 龙矾散

【组成】龙骨、枯矾、干胭脂（山东济宁产者）、海螵蛸各等分，麝香少许。

【制法】散剂。上药共研极细末，和匀，贮瓶备用，勿令泄气。

【用法】外用。先以棉签擦干耳内脓液，再取此散少许，轻吹耳内，一日吹3次。

【功能】收敛止痛。

【主治】化脓性中耳炎（耳中脓水不止者）。

【附记】引自清代叶天士《种福堂公选良方》。屡用神效。

42. 龙骨散

【组成】 煅龙骨、五倍子(炒)、乳香、枯矾、血余炭各等分。

【制法】 散剂。上药共极细末，和匀，贮瓶备用。

【用法】 外用。先清洁患耳，每用少许，吹入耳中。一日吹2～3次。

【功能】 收敛活血、排脓止痛。

【主治】 耳出臭脓。

【附记】 引自清代叶天士《种福堂公选良方》。屡用神效。

43. 麝香散

【组成】 ①桑螵蛸1个(慢火炙及八分熟，存性)，麝香0.15克(另研)。②密陀僧3克，轻粉1.5克，麝香0.15克。

【制法】 散剂。上列二方，各共研极细末，和匀，贮瓶备用，勿令泄气。

【用法】 外用。先以棉卷拭干耳内脓液。任选一方，每用少许，掺入耳内。每日2次。

【功能】 ①收敛止痛。②拔毒止痛。

【主治】 聤耳，底耳，耳内脓出。

【附记】 引自宋代朱佐《类编朱氏集验医方》。屡用神效。

44. 药捻散

【组成】 红升丹60克，冰片3克，麝香1.5克。

【制法】 散剂。上药共研极细末，和匀，贮瓶备用，勿令泄气。

【用法】外用。先用脱脂药棉搓成长约2～3cm直径0.1cm药捻，消毒后以75%酒精浸渍药捻，在药粉中蘸匀，待用。先清除外耳道脓性分泌物，再以3%双氧水擦拭干净后，取药捻置于外耳道底部（注意药捻应与鼓膜保持约2毫米之距离，以免刺激鼓膜，产生不适）即可。每日换药1次，分泌物少时可隔日换药1次。一般换药2～5次即脓止耳干。

【功能】清热解毒、散瘀利湿、通窍收敛。

【主治】化脓性中耳炎。

【附记】引自程爵棠《百病中医诸窍疗法》。谷玉医家传秘方。治疗30例32耳，除1例疗效不明（治疗1次中止），2例骨疡型短期有复发外，其余27例29耳，用药2～5次而获痊愈。

45. 解毒口服液

【组成】鱼腥草30克，千里光30克，野菊花15克，虎耳草15克，土茯苓15克，虎杖15克。

【制法】浓缩液。上药加水煎煮3次，滤汁去渣，合并滤液，加热浓缩成口服液。每毫升内含生药2克。贮瓶备用。

【用法】口服。每次服20毫升，每日服3次，7日为1疗程。

【功能】清热解毒、消肿止痛。

【主治】急性脓耳。

【附记】引自《程氏医学笔记》。屡用效佳。

46. 三黄散（一）

【组成】黄连、黄柏、黄芩、苦参各等分。

【制法】散剂。上药共研极细末，和匀，贮瓶备用。

【用法】外用。先用3%双氧水洗净耳内脓液，拭干，再取此散少许，吹入患耳内，每日吹3次。

【功能】清热燥湿、消肿止痛。

【主治】急性化脓性中耳炎。

【附记】引自《集验中成药》。屡用效佳。

47. 三黄散（二）

【组成】黄连15克，黄柏15克，大黄15克，硼砂3克，冰片1克。

【制法】散剂。上药共研极细末，和匀，贮瓶备用，勿令泄气。

【用法】外用。先洗净耳脓，拭干，再取此散少许，吹入患耳内。每日吹3次。

【功能】清热凉血、解毒消肿。

【主治】急性化脓性中耳炎。

【附记】引自《集验中成药》。屡用效佳。

48. 青黛散

【组成】青黛10克，黄连10克，冰片5克，银朱5克。

【制法】散剂。上药共研极细末，和匀，贮瓶备用，勿令泄气。

【用法】外用。先洗净耳脓，拭干，再取此散少许，吹入患耳内。每日吹3次。

【功能】清热解毒、消肿止痛。

【主治】急性化脓性中耳炎。

【附记】引自《程氏医学笔记》。屡用屡验，效佳。

49. 二石耳炎散

【组成】炉甘石6克，滑石6克，朱砂6克，冰片6克，血竭3克，大黄3克。

【制法】散剂。上药共研极细末，和匀，贮瓶备用。

【用法】外用。先洗净患耳，拭干，再取此散适量，用香油调成稀糊状，每取少许，滴患耳，每日3次。

【功能】清热收敛、活血消肿。

【主治】慢性化脓性中耳炎（鼓膜穿孔者）。

【附记】引自《集验中成药》。屡用效佳。

50. 石连散

【组成】炉甘石60克，滑石50克，黄连15克，硇砂15克，朱砂9克。

【制法】散剂。上药共研极细末，和匀，贮瓶备用，勿令泄气。

【用法】外用。先洗净耳脓，拭干，再取本散少许，吹入患耳内，每日吹2次。

【功能】清热防腐、收湿敛疮。

【主治】慢性脓耳。

【附记】引自《程氏医学笔记》。屡用效佳。

51. 枯矾散

【组成】①枯矾15克，煅龙骨12克，冰片3克。②枯矾、雄黄、冰片各等分。③枯矾9克，五倍子5克（焙黑），全蝎1只。

④枯矾5克，白芷5克，冰片2克，麝香0.5克。⑤枯矾3克，青黛3克，石榴花2克，冰片1.5克，麝香0.5克。

【制法】散剂。上列5方。各共研极细末，和匀，贮瓶备用，勿泄气。

【用法】外用。先洗净患耳。再选一方，每用少许，吹入患耳内，每日吹2次。

【功能】①收敛消炎。②解毒收敛。③收敛止痛。④祛风消炎、止痛敛疮。⑤清热解毒、止痛敛疮。

【主治】慢性化脓性中耳炎（急性发作者用⑤）。

【附记】引自《程氏医学笔记》。多年应用，效果均佳。

52. 耳炎白冰膏

【组成】人中白0.6克，冰片0.4克，木鳖子仁0.15克。

【制法】药膏。上药共研细末，和匀，用人乳汁调和成稀糊膏状，贮瓶备用。

【用法】外用。先清洗患耳，再用玻璃棒蘸药滴耳。每日3次，每次滴3～5滴。

【功能】清热解毒、消肿止痛。

【主治】急、慢性化脓性中耳炎。

【附记】引自《程氏医学笔记》。屡用效佳。

53. 耳炎灵

【组成】大黄20克，黄芩20克，黄连20克，黄柏20克，苦参20克，冰片6克，香油500毫升，液体石蜡1000毫升。

【制法】药膏。先将前5味药（研为粗末）放入香油锅内，浸泡24小时后，然后加热至油沸，炸至药枯成黑黄色时，滤净药渣，炼油至滴水成珠时，离火，待温再加入石蜡、冰片面搅匀过滤即可。贮瓶备用。

【用法】外用。先用棉签拭净耳内脓液，然后用玻璃棒蘸药滴入患耳内1～2滴。每日1～2次。

【功能】清热燥湿、消肿止痛。

【主治】脓耳（化脓性中耳炎）。

【附记】引自《名医治验良方》。蔡福养方。治疗377例，痊愈246例（耳内红、肿、痛、流脓消失，鼓膜穿孔愈合，3个月以上无复发者）；好转112例（耳内红肿、流脓消失，但鼓膜穿孔尚未愈合者）；无效19例。总有效率为94.96％。

54. 使君子散

【组成】使君子、明矾、冰片适量（比例为4∶3∶1）。

【制法】散剂。先取使君子数枚，撬1小孔，分别塞入黄豆大的明矾1块，然后置于酒精灯上烧灼，待明矾全部熔化为液，加冰片少许共研极细末，过细筛，和匀，贮瓶备用，勿令泄气。

【用法】外用。先用双氧水或生理盐水洗净患耳的脓液及分泌物，用棉签拭干，再将药粉（少许）吹入患耳内，每日1次。轻者用药1次，重者2～3次即愈。炎症较重者可配牛黄解毒片（中成药）等药内服。以巩固疗效。

【功能】收敛、消炎、止痛。

【主治】中耳炎。

【附记】引自程爵棠《百病中医诸窍疗法》。李治方。治疗132例，全部治愈。其中用药1～2次痊愈者78例；3～4次痊愈者35例；5～6次痊愈者19例。

55. 香附散

【组成】香附15克，干胭脂5克，密陀僧5克，轻粉少许。

【制法】散剂。上药共研极细末，和匀，贮瓶备用。

【用法】外用。每用少许，吹入患耳内，每日2次。须先洁耳，再上药。

【功能】解毒、除湿、排脓。

【主治】耳内脓水不干者（脓耳）。

【附记】引自明代朱棣《普济方》。屡用皆效。

（三）耳源性眩晕

耳源性眩晕，又称美尼尔氏病，亦称膜迷路积水。临床特点为发作性眩晕、波动型听力减退和耳鸣。是一种常见病，属中医“眩晕”范畴。

病　因

多因脾肾亏虚，肝阳上亢者居多；或脾气虚弱，水湿分布失调，聚湿成痰成饮，痰浊上泛，蒙闭清窍所致。亦有因肾阳不足，寒水上泛；或肝风挟痰上扰而致。

症　状

眩晕（为突发性旋转性眩晕），胸闷，纳呆，恶心呕吐，口苦咽干，波动型听力减退和耳鸣，或畏寒肢冷，面色苍白，出汗，心悸，血压下降。其特点是眩、耳鸣、耳聋并见。

治疗方药

1. 止眩膏

【组成】潞党参120克，生黄芪120克，山萸肉120克，鹿角胶90克，补骨脂60克，满天星60克，金钱草120克，茵陈60克，淫羊藿90克，明天麻90克，川楝子60克，冬虫夏草90克，蕲蛇90克，枸杞子60克，川厚朴60克。

【制法】膏滋。上药加水煎煮4次，滤汁去渣，合并滤液，加热浓缩为清膏，再加砂仁24克，木香24克，鸡内金60克，共研细末，合蜂蜜1000克冲入搅匀，缓缓收膏。贮瓶备用。

【用法】口服。每日早、中、晚各服一大食匙，白开水调服。

【功能】温肾舒肝、清热利湿。

【主治】耳源性眩晕恢复期。

【附记】引自王渭川《王渭川临床经验选》。屡用效佳。

2. 赭仙口服液

【组成】赭石50克，仙鹤草30克，夏枯草20克，茯苓20克，泽泻20克，半夏20克，大枣15枚。

【制法】浓缩液。上药加水煎煮3次，滤汁去渣，合并滤液，加热浓缩成口服液。每毫升内含生药2克。贮瓶备用。

【用法】口服。每次服30毫升，每日服2次。5日为1疗程。

【功能】镇逆化浊、清热化痰。

【主治】耳源性眩晕。

【附记】引自《程氏医学笔记》。屡用屡验，治愈显效率可达100%。

3. 通窍止眩膏

【组成】 半夏20克，茯苓20克，白芥子20克，石菖蒲20克，川芎10克。

【制法】 药膏。上药共研细末，和匀，备用。

【用法】 外用。用时每取此药粉25克，用陈醋调和成稀糊状，外敷于双手心劳宫穴和肚脐上。上盖敷料，胶布固定。每日换药1次，7次为1疗程。

【功能】 化痰散瘀、通窍止眩。

【主治】 耳源性眩晕。

【附记】 引自程爵棠《手部疗法治百病》。多年使用，效果甚佳。

4. 双仁膏

【组成】 桃仁12克，杏仁12克，栀子3克，胡椒7粒，糯米11粒。

【制法】 药膏。上药共捣烂如泥，以鸡蛋清调和成糊膏状，分3次用。

【用法】 外用。于每晚临睡前贴敷涌泉穴，晨起除去，每日1次，每次贴1足，交替贴敷。6次为1疗程。

【功能】 导热下降、化痰散瘀。

【主治】 耳源性眩晕（肝阳上亢型）。

【附记】 引自程爵棠《穴位贴敷治百病》。屡用有效。

5. 白果散

【组成】 优质白果仁30克。

【制法】散剂。将上药研为细末，分 4 等份，备用。

【用法】口服。每次服 1 份，每日早、晚饭后各服 1 次，温开水送下。无禁忌。

【功能】化痰降逆、收涩止呕。

【主治】耳源性眩晕。

【加减】伴有恶心呕吐症状者，加干姜 6 克。

【附记】引自程爵棠《民间秘方治百病》。屡用效佳。

6. 化痰口服液

【组成】柴胡 10 克，法半夏 10 克，陈皮 10 克，白术 10 克，泽泻 10 克，天麻 10 克，菊花 10 克，大枣 10 克，黄芩 6 克，生姜 6 克，党参 15 克，茯苓 15 克，钩藤 12 克，甘草 5 克。

【制法】浓缩液。上药加水煎煮 3 次，滤汁去渣，合并滤液，加热浓缩成口服液，每毫升内含生药 2 克。贮瓶备用。

【用法】口服。每次服 20 毫升，每日服 3 次。

【功能】化痰利水、健脾养胃、止呕止晕。

【主治】耳源性眩晕。症见头晕目眩，天旋地转，恶心呕吐，耳鸣耳聋等。

【加减】若气虚明显者，加黄芪 15 克；便干去白术，加山药 15 克；高血压所致的眩晕，加白芍 12 克，夏枯草 15 克。

【附记】引自《名医治验良方》。江尔逊方。屡用效佳。

7. 止 眩 散

【组成】山药 15 克，山萸肉 12 克，五味子 10 克，茯苓 15 克，泽泻 15 克，丹皮 15 克，车前子 15 克，川芎 12 克，菊花 15 克，葶苈子 15 克，女贞子 12 克，薄荷 12 克，荆芥 10 克。

【制法】散剂。上药共研极细末，和匀，贮瓶备用。

【用法】口服。每次服9克，每日服2次，温开水冲服。

【功能】补肾益肝、渗湿除痰。

【主治】耳源性眩晕（肝肾两虚，内挟痰湿型）。症见头晕，视物旋转，睡眠时加重，恶心呕吐，头木沉，耳鸣，胸脘胀满，腰酸痛，舌淡红，苔白润，脉沉滑细。

【附记】引自《名医治验良方》。翟明义方。屡用效佳。

8. 钩藤双苓散

【组成】桂枝20克，泽泻20克，茯苓20克，防风20克，天麻20克，制南星10克，法半夏10克，猪苓12克，白术12克，钩藤12克。

【制法】散剂。上药共研极细末，和匀，贮瓶备用。

【用法】口服。每次服9克，每日服3次，温开水冲服。

【功能】渗湿化痰、平肝止眩。

【主治】耳源性眩晕。

【附记】引自《程氏医学笔记》。多年应用，疗效满意。

9. 镇眩醒脑丸

【组成】淡竹茹9克，枳壳9克，陈皮10克，制半夏10克，云茯苓12克，赭石9克，车前仁12克，白通草6克，夏枯草10克，石菖蒲10克，灵磁石10克，生甘草3克。

【制法】水丸。上药共研细末，和匀，水泛为丸，如梧桐子大，晒干，贮瓶备用。

【用法】口服。每次服9克，每日服3次，温开水送服。

【功能】和胃除痰、镇眩醒脑。

【主治】耳源性眩晕。

【加减】兼外感风热者，加金银花 15 克，连翘 12 克，牛蒡子 12 克；呕吐较剧而呕出物为黄苦水者，加茵陈 10 克，青蒿 10 克，黄芩 9 克；胸闷不适者，加郁金 10 克，厚朴花 9 克。

【附记】引自《名医治验良方》。宛新铮方。屡用效佳。待病症初愈后，可投以香砂六君子丸，使疗效更为巩固。

10. 眩晕散（一）

【组成】枸杞子 15 克，女贞子 15 克，牛膝 15 克，桑寄生 15 克，西党参 30 克，炙黄芪 30 克，当归 12 克，菊花 10 克，蒺藜 15 克，石菖蒲 10 克，半夏 12 克，陈皮 10 克，煅磁石 30 克，生牡蛎 30 克。

【制法】散剂。上药共研极细末，和匀，贮瓶备用。

【用法】口服。每次服 9 克，每日服 3 次，温开水冲服。或每日 1 剂，水煎服。

【功能】滋补肝肾、健脾化湿。

【主治】耳源性眩晕。

【附记】引自《名医治验良方》。刘云龙方。屡用效佳。余在临床实践中体会到，此方若能酌情加减应用，除火眩实证外，治疗其他类型之眩晕，也可获得妙功。

11. 钩藤膏

【组成】钩藤 400 克（后入），姜竹茹 300 克，泽泻 300 克，法半夏 120 克。

【制法】膏滋。上药加水煎煮 3 次，滤汁去渣，合并滤液，加热浓缩为清膏，再加蜂蜜 300 克收膏即成。贮瓶备用。

【用法】口服。每次服15～30克，每日服2次。

【功能】渗湿除痰、平肝止眩。

【主治】耳源性眩晕。

【加减】若热盛者，加龙胆300克，栀子150克；若痰湿壅盛者，加苍术150克，白术300克，白茯苓300克；若耳鸣严重者，加生葱白120克，石菖蒲200克；若气虚者，加党参300克，黄芪300克。

缓解后根据辨证分别选用杞菊地黄丸、六君子丸善后，以巩固疗程。

【附记】引自《集验中成药》。屡用效佳。

12. 定眩散

【组成】法半夏15克，明天麻15克，白术15克，蒺藜20克，淡竹茹12克，茯神12克，橘红12克，泽泻20克，龙骨30克。

【制法】散剂。上药共研极细末，和匀，贮瓶备用。

【用法】口服。每次服9克，每日服3次，温开水冲服。

【功能】化痰熄风、健脾祛湿。

【主治】耳源性眩晕。

【附记】引自《名医治验良方》。李兆苓方。治疗65例，痊愈62例，好转3例。总有效率达100%。

13. 止眩除晕丸

【组成】半夏12克，车前子30克，牡蛎30克，桂枝15克，泽泻15克，陈皮15克，川牛膝12克，生姜12克，白术20克，丹参24克，茯苓24克，琥珀6克。

【制法】水丸。上药除生姜外，余药其研细末，和匀，将生姜捣烂取汁，并加冷开水适量泛丸，如梧桐子大，晒干，贮瓶备用。

【用法】口服。每次服 9 克，每日服 2～3 次，温开水送服。

【功能】化痰、利湿、祛瘀、止眩。

【主治】耳源性眩晕。

【加减】呕吐频繁者，重用生姜至 30 克（捣汁和丸），并加赭石 30 克；面色苍白，汗出无力者，加人参 15 克，黄芪 30 克。

【附记】引自《名医治验良方》。王忠民方。治疗 70 例，均获治愈。

14. 天麻母石丸

【组成】明天麻 9 克，珍珠母 30 克，紫石英 30 克，紫贝齿 12 克，白菊花 9 克，杭白芍 18 克，磁石 18 克，广陈皮 9 克，竹茹 6 克，朱茯神 9 克，朱麦冬 9 克，夜交藤 15 克，生地黄 9 克，牛膝 9 克，瓜蒌 24 克。

【制法】水丸。上药共研极细末，和匀，水泛为丸，如梧桐子大，贮瓶备用。

【用法】口服。每次服 9～15 克，每日服 2 次，温开水送服。

【功能】滋阴潜阳、养肝清心。

【主治】耳源性眩晕（阴虚阳亢，心神被扰型）。症见头晕，视物旋转，恶心呕吐，耳鸣，口苦咽干，眠差，纳呆，周身乏力，大便干，小便黄，舌尖红苔白，脉微数。

【附记】引自《名医治验良方》。孙一民方。屡用效佳。

15. 定眩口服液

【组成】泽泻 20 克，生白术 15 克，钩藤 15 克，珍珠母 15

克，菊花10克，川牛膝10克，磁石25克。

【制法】浓缩液。上药加水煎煮3次，滤汁去渣，合并滤液，加热浓缩成口服液。每毫升内含生药2克。贮瓶备用。

【用法】口服。每次服20毫升，每日服2次。7次为1疗程。

【功能】健脾渗湿、平肝熄风。

【主治】耳源性眩晕。症见阵发性旋转性眩晕和不同程度的耳鸣、耳聋、头胀、头痛、恶心呕吐、失眠等。

【加减】若恶心、呕吐者，加姜半夏10克，生赭石15克；出汗甚者，加山萸肉15克，煅牡蛎15克；发热烦渴者，加生石膏20～30克，麦门冬10克，生白芍10克；心悸、失眠甚者，加茯神10克，酸枣仁10克（炒）；头痛甚者，加蒺藜10克；食欲不振者，加炒鸡内金10克，焦山楂10克；腰痛甚者，加桑寄生15克，杜仲10克；气虚者，加党参10克，炙黄芪15克；血虚者，加当归10克，制首乌15克；眼花、耳鸣者，加枸杞子10克，女贞子12克。

【附记】引自《程氏医学笔记》。屡用屡验，效佳。

16. 眩晕散（二）

【组成】仙鹤草60克，生黄芪30克，当归10克，白术15克。

【制法】散剂。上药共研极细末，和匀，贮瓶备用。

【用法】口服。每次服9克，每日服2次，温开水冲服。10天为1疗程。

【功能】益气养血、健脾和营、滋髓充脑。

【主治】发作性眼前发黑，视物旋转，自身摇晃，站立不稳，步履艰难，需他人搀扶，或依杖而行，多伴有恶心呕吐，耳鸣耳聋，或伴不寐，纳差，脉象多虚等。可用内耳性眩晕，脑动脉硬化，高血压，贫血，神经衰弱，以及某些脑部疾患等，只要以眩晕为主症者均可用之。

【加减】若头痛者，加川芎 10 克，丹参 30 克；心烦眠差者，加生石决明 30 克，菊花 15 克；呕恶严重者，加茯苓 15 克，泽泻 30 克；耳鸣、耳聋明显者，加黄精 30 克，蔓荆子 20 克。

【附记】引自《程氏医学笔记》。屡用效佳。

17. 舒肝健脾丸

【组成】葛根 45 克，蝉蜕 10 克，珍珠母 30 克，磁石 30 克，煅龙齿 10 克，柴胡 8 克，苦丁茶 5 克，桂枝 10 克，甘草 10 克，白芍 10 克，黄芪 30 克，当归 15 克。

【制法】水丸。上药共研细末，和匀，水泛为丸，如梧桐子大。贮瓶备用。

【用法】口服。每日三次，每次 10 克。

【功能】舒肝健脾、养血止晕。

【主治】耳源性眩晕（肝郁血虚型）。症见眩晕而面色苍白，嗜睡，胸胁胀满，喜太息，纳呆，少寐，舌淡暗，苔薄白，脉弦细。

【附记】引自《集验中成药》。赵养生方。屡用效佳。

18. 眩晕片

【组成】天麻 10 克，双钩藤 30 克，生石决明 30 克（先煎），半夏 10 克，茯苓 15 克，白术 10 克，甘草 10 克，泽泻 30 克。

【制法】片剂。上药用 10 倍或加倍剂量。先将泽泻研成细末，过筛，其余药煎汤浓缩（水煎 3 次取汁），然后拌入泽泻粉，制成颗粒，压制成片，糖衣包裹。每片含生药 1.23 克，贮瓶备用。

【用法】口服。每次服 6～8 片，每日服 3 次，白开水送下。或每日 1 剂，水煎服。

【功能】熄风解痉、平肝潜阳、健脾化痰。

【主治】内耳性眩晕和高血压性眩晕。二者均有眩晕，耳鸣，泛泛欲吐，或恶心呕吐等症状。

【加减】凡痰饮上冒清阳，热象不显之眩晕，本方较为适宜。若热象明显者，则加黄芩 10 克；偏湿者，加薏苡仁 30 克；偏风者，加僵蚕 10 克。随证施治，疗效亦佳。

【附记】引自程爵棠《秘方求真》。蔡友敬方。临床屡用，均取得明显疗效。

19. 加味泽泻散

【组成】泽泻 30 克，焦白术 15 克，茯苓 9 克，牛膝 9 克，酸枣仁 9 克，五味子 6 克，女贞子 6 克，川芎 6 克，山药 9 克，当归 6 克。

【制法】散剂。上药共研极细末，和匀，贮瓶备用。

【用法】口服。每次服 9 克，每日服 3 次，温开水冲服。

【功能】健脾利湿、养血安神。

【主治】耳源性眩晕。

【附记】引自《程氏医学笔记》。临床屡用，疗效颇佳。

20. 化痰熄风膏

【组成】麦冬 150 克，胆南星 100 克，石菖蒲 150 克，生地黄 150 克，牡蛎 250 克，珍珠母 250 克，丹皮 150 克，赤芍 150

克，焦三仙 300 克，陈皮 150 克，法半夏 150 克，合欢花 250 克，茯苓 250 克，生铁落 150 克。

【制法】 膏滋。上药加水煎煮 3 次，滤汁去渣，合并滤液，加热浓缩为清膏，再加蜂蜜 200 克，饴糖 150 克搅匀收膏即成。贮瓶备用。

【用法】 口服。每次服 15～30 克，每日服 2 次，白开水调服。

【功能】 化瘀通络、熄风安神。

【主治】 耳源性眩晕。

【附记】 引自《名医治验良方》。尚尔寿方。屡用效佳。余在临床观察治疗 170 例，均收到了显著效果，使之症状消除。

21. 滋阴定眩丸

【组成】 珍珠母 30 克，菊花 10 克，双钩 15 克，川牛膝 10 克，沙参 30 克，白芍 24 克，枸杞子 15 克，山茱萸 15 克。

【制法】 水丸。上药共研细末，和匀，水泛为丸，如梧桐子大，晒干，贮瓶备用。

【用法】 口服。每次服 9 克，每日服 2 次，温开水送服。

【功能】 滋补肝肾、平肝定眩。

【主治】 耳源性眩晕。

【附记】 引自《程氏医学笔记》。屡用效佳。临床实践证明，本方除有消除高血压病引起的眩晕作用，还有较好的降低血压作用。

（四）耳疖、耳疮、耳瘘

耳疖、耳疮、耳瘘，均属外耳道疮疡。因证有轻重不同，故病分三症。是耳科常见病症之一。

病　因

多因肝胆失调，气机不畅，复因风热，湿邪侵袭，壅滞耳窍所致。邪轻者为耳疖，邪重者为耳疮。若破溃流脓，经久不愈，终成耳瘘。

症　状

耳道上局限性疖肿，或称慢性红肿，疼痛较剧，有数日肿实呈脓头，为耳疮；或破溃后，脓水腥臭，经久不愈，终成耳瘘。

治疗方药

附耳部湿疹，耳部血肿，耳疔，假性囊肿，耳衄等。

1. 南星三黄散

【组成】天南星 60 克，甘草 60 克，陈皮 60 克，厚朴 60 克，苍术 60 克，大黄 150 克，黄柏 150 克，白芷 150 克，姜黄 150 克，金银花 100 克。

【制法】散剂。上药共研细末，和匀，贮瓶备用。

【用法】外用。用时每取药粉适量，以蜂蜜、茶水或香油调和成糊状，涂擦患处，每日涂 3 次。

【功能】清热解毒、散风消肿。

【主治】外耳道疖肿，耳疮。

【附记】引自程爵棠《百病中医诸窍疗法》。屡用屡验，效佳。

2. 蛤粉石膏散

【组成】 蛤粉30克（煅），石膏30克（煅），青黛9克，黄丹15克，轻粉15克，黄柏15克。

【制法】 散剂。上药共研极细末，和匀，贮瓶备用。

【用法】 外用。用时取药粉适量，用香油或金银花15克煎水调和成糊状，涂擦患处，每日涂3次，至治愈为止。

【功能】 清热消肿、托毒敛疮。

【主治】 急、慢性耳疮，耳疖。

【附记】 引自程爵棠《百病中医诸窍疗法》。程功文方。屡用屡验，效佳。

3. 复方三黄散

【组成】 三黄散6克（大黄、黄柏、黄芩各等分共研细末），搜山虎1.5克，蟾酥0.3克，石膏9克，上梅片0.3克，硼砂0.6克。

【制法】 散剂。上药共研细末，和匀，贮瓶备用，勿令泄气。

【用法】 外用。用时每取药粉适量，以香油或酒调成糊状，涂擦患处，日涂3次。

【功能】 清热解毒、消肿止痛。

【主治】 耳疔，耳后毒。

【附记】 引自程爵棠《民间秘方治百病》。屡用效佳。忌食鱼腥、辛辣等物。

4. 虎蒲软膏

【组成】 虎杖500克，蒲公英150克，紫花地丁100克，冰片 50 克。

【制法】 药膏。上药共研细末，和匀，即成虎蒲散；加入凡士林适量调和成软膏状，即为虎蒲软膏。各贮瓶备用。

【用法】 外用。用时取药膏敷贴患处，每日换药 1 次。对于暴露部位的痈疖，先清洗去脓痂，再用虎蒲散撒布疮上。外用纱布敷料固定。

【功能】 清热解毒、消肿收湿。

【主治】 耳鼻部疖肿。

【附记】 引自《程氏医学笔记》。林其昌方。治疗 22 例，全部治愈。

5. 二黄一白栀子膏

【组成】 栀子、大黄、白矾、雄黄（按 2∶1∶1∶1/4 比例配制）。

【制法】 药膏。上药分别研为细末，按比例混合均匀，加凡士林适量调匀成 50％软膏状，贮瓶备用。

【用法】 外用。患部常规消毒后，持针器夹缝合外带 6 号尼纶线引流，尼纶线于囊肿外端留出 0.5 厘米，以利拆除时钳夹。阴证用本膏外敷，阳证用本膏除雄黄外敷。每隔 2～3 日换药 1 次，直至痊愈为止。

【功能】 清热凉血、解毒消肿。

【主治】 耳廓假性囊肿。

【附记】 引自《程氏医学笔记》。张冠生方。治疗 22 例，2 例中断治疗，20 例治愈。

6. 石 膏 散

【组成】 煅石膏 80 克，黄丹 10 克，轻粉 10 克。

【制法】散剂。上药共研极细末，和匀，贮瓶备用。

【用法】外用。先用棉签将耳内脓液清洗干净，以一小块凡士林纱布蘸上药粉少许，轻轻地塞入疖疮处，使药粉恰好位于脓液穿破的地方。每日换药1次。

【功能】消炎、排脓、生肌。

【主治】已破溃流脓的耳疖、耳疮。

【附记】引自程爵棠《百病中医诸窍疗法》。笔者师传秘方。屡用效佳。

7. 五黄软膏

【组成】黄连9克，黄柏9克，天花粉9克，姜黄9克，当归尾15克，蚤休30克，生地黄30克，蒲公英30克，麻油500毫升，黄蜡100克。

【制法】药膏。先将前8味药共研为粗末，用麻油煎枯，过滤去渣留油，离火，待温，入黄蜡烊化，拌匀，冷后收膏，贮瓶备用。

【用法】外用。用时取此药膏适量，涂擦患处。每日涂数次。

【功能】清热解毒、凉血活血、消肿止痛。

【主治】耳鼻疖肿，以及其他部位疖肿，无论疮溃破与否，均可用之。

【附记】引自程爵棠《百病中医熏洗熨擦疗法》。笔者师传秘方。屡用效佳。本方治验甚多，总有效率达100%。

8. 绿风散

【组成】铜绿4.5克，儿茶4.5克，枯矾3克，冰片2.4克。

【制法】散剂。上药共研极细末，和匀，贮瓶备用，勿令泄气。

【用法】外用。用时取本散适量，涂擦患处，每日涂 1～3 次，至痊愈为度。

【功能】解毒消肿、化腐敛疮。

【主治】耳烂。

【附记】引自程爵棠《百病中医熏洗熨擦疗法》。屡用皆效。又用川黄连、蝉蜕、枯矾各 6 克，鸡内金 3 克。共研极细末，用茶油调匀成糊状，涂擦患处，每日擦 3 次。效果亦佳。

9. 黄连软膏

【组成】黄连 3 克，鸡蛋 3 枚，四季葱白 10 根。

【制法】药膏。先将黄连研为细末，次将鸡蛋打破取出，鸡蛋入黄连粉搅匀成软膏状，贮瓶备用。

【用法】外用。先用四季葱加清水煎汤，一茶杯（约 100 毫升），待温用脱脂药棉蘸药水洗净患处耳后根部之脓液。洗净拭干，再取此膏涂擦患处，每日早、晚各 1 次。

【功能】清热燥湿、消肿止痛。

【主治】蚀耳疮。

【附记】引自《名医治验良方》。查少农方。通常治疗 1～2 周可愈。

10. 芙蓉叶膏

【组成】芙蓉叶、夏枯草、生大黄、泽兰、川黄连、黄芩、川黄柏各 100 克，冰片 5 克，凡士林适量。

【制法】药膏。上药共研极细末，入冰片同研细和匀，用凡士林适量调和成软膏状，贮瓶备用。

【用法】外用。用时每取药膏适量，外敷于患处，用消毒纱布将耳廓包好。每日或隔日换药1次。直至痊愈为止。

【功能】清热解毒、凉血消肿、燥湿化痰。

【主治】耳廓假性囊肿。

【附记】引自《集验中成药》。治疗22例，均获治愈。一般用药3～7次即愈。

11. 路通散

【组成】炙麻黄5克，杏仁10克，红花10克，桃仁10克，路路通10克，蝉蜕10克，石菖蒲8克，防己8克，葶苈子8克，川芎6克，生甘草4克。

【制法】散剂。上药共研极细末，和匀，贮瓶备用。

【用法】口服。每次服9克，每日服3次，温开水冲服。

【功能】活血化瘀、开窍通阻。

【主治】耳咽管阻塞。

【附记】引自《程氏医学笔记》。治疗75例，结果治愈56例，显效10例，有效6例，无效3例。总有效率为96%。

12. 黄七散

【组成】生大黄100克，田三七50克。

【制法】散剂。上药共研极细末，和匀，贮瓶备用。

【用法】外用。用时取此散适量，以黄酒调和成糊状，外敷于耳廓血肿局部。上盖敷料，胶布固定。每日换药1次。

【功能】凉血活血、消肿止痛。

【主治】耳廓血肿。

【附记】引自《程氏医学笔记》。经治50例，均获治愈。

13. 甲矾散

【组成】猪蹄甲 1 双，明矾适量。

【制法】散剂。将明矾研细末，装入猪蹄甲内，令满为度，以草木火烧存性，待凉，研为细末，贮瓶备用。

【用法】外用。用时先以温开水洗净患处，再取此散适量，以香油调和成糊状，涂擦患处。每日涂 3 次。

【功能】消炎收敛。

【主治】耳根后部的黄水疮。

【附记】引自程爵棠《民间秘方治百病》。屡用效佳。

14. 耳瘘外用方

【组成】①止血粉：煅龙骨 24 克，煅炉甘石 18 克，煅花蕊石 24 克，海螵蛸 30 克，象皮 24 克，樟丹 12 克，松香 18 克，冰片 3 克。

②提毒散：轻粉 15 克，红粉 3 克，樟丹 3 克，冰片 3 克，煅石膏 60 克，炉甘石 30 克（煅黄连水飞）。

③珍珠散：珍珠粉 7.5 克，白石脂 90 克，煅龙骨 150 克，煅石膏 60 克，煅石决明 750 克，麝香 7.5 克，冰片 30 克。

④红粉纱条：京红粉 3 克，朱砂面 18 克，凡士林 84 克。

⑤甘乳条：赤石脂 4 克，龙骨 4 克，乳香 4 克，炉甘石 4 克，海螵蛸 4 克，凡士林 80 克。

【制法】散剂。上列 5 方，分别共研极细末，和匀，方①～③分别贮瓶备用，勿令泄气。方④～⑤，分别以凡士林调和成膏，涂于纱布条上，收贮备用。

【用法】外用。取侧卧位，暴露病位，小孩不能合作的需由护理人员予以固定。局部皮肤以洗必泰液消毒后敷毛巾，用1%普鲁卡因5毫升加副肾素少许浸润麻醉下，以球头细探针自耳轮脚原发疮孔徐徐探入，至耳前脓肿，疮口穿出，用弯手术剪顺探针将管道剪开，再用刮匙经之刮去基底管壁腐烂组织，同时找到拔管窦道予以切开，两侧皮瓣适当修剪整齐，使伤口底口大显V字形基底管壁不用剔除，伤面如有皮下血管结扎止血，渗血可用止血粉（方①），包扎固定，隔日换药，以洗必泰液清洗伤口，外敷提毒散（方②），填红粉纱条（方④）包扎，至伤口腐肉脱尽，肉芽红活正常时即上珍珠散（方③），甘乳条（方⑤）促进疮口愈合（换药过程中注意发现残存窦道，及时解决，否则远期疗效不理想）。在无焮肿的情况下进行手术。术前查白细胞计数加分类，出凝血时间，血小板计数，均属正常情况者方可手术。

【功能】①止血。②提毒化腐。③收口生肌。④消炎提毒。⑤活血生肌。

【主治】耳疮瘘。

【附记】引自程爵棠《百病中医诸窍疗法》。王嘉麟方。治疗84例，治愈率为98%。疗程：最短3周，最长一个半月，平均疗程为23.3天。

15. 二粉散

【组成】轻粉、穿山甲（煨）、铅粉、黄丹各9克。

【制法】散剂。上药共研极细末，和匀，贮瓶备用。

【用法】外用。用时取药粉适量，以香油调成糊状，涂擦患处，每日涂3次，直至痊愈为止。

【功能】拔毒消炎、消肿止痛。

【主治】慢性耳壳及外耳道一切皮肤炎症。

【附记】引自程爵棠《百病中医诸窍疗法》。屡用效佳。

16. 鱼石散

【组成】黄柏 15 克，石首鱼石 8 个，冰片 3 克，麻油 60 毫升。

【制法】药膏。上药共研极细末，和匀，装入瓶内，然后倒入麻油浸泡 1 小时，拌匀，即可使用。

【用法】外用。用时以药棉蘸上药膏油填入耳内。每日换药 2 次。

【功能】清热、燥湿、止痛。

【主治】外耳道炎、耳疖流脓、耳流黄水等。

【附记】引自程爵棠《百病中医诸窍疗法》。屡用效佳。

17. 神塞丸

【组成】麝香 0.3 克，白矾 3 克，沉香 0.9 克，糯米 50 粒。

【制法】糊丸。上药共研细末，和匀，面糊为丸，如梧桐子大。贮瓶备用。

【用法】外用。每用一丸，以药棉薄裹塞入鼻中，左耳出血塞右鼻，右耳出血塞左鼻，两耳衄塞两鼻。鼻衄亦可。

【功能】消炎通窍、收敛止血。

【主治】耳衄、鼻衄。

【附记】引自清代吴谦《医宗金鉴》。屡用效捷。

18. 龙丹散

【组成】龙骨、黄丹各等分，枯矾减半，麝香少许。

【制法】散剂。上药共研极细末，和匀，贮瓶备用。

【用法】外用。每用少许，吹入耳中，一日吹 2～3 次。

【功能】收湿敛疮、消肿止痛。

【主治】耳湿肿痛。

【附记】引自清代张璐《张氏医通》。屡用效佳。或用龙骨、黄丹、干胭脂各等分，为细末；或用五倍子（烧灰）、枯矾各等分，为细末。每用少许，吹入耳中。一日 3 次，效果均佳。

19. 山羊膏

【组成】山羊须 6 克，荆芥 6 克，大枣 6 克，轻粉 1.5 克。

【制法】药膏。将前 3 味药烧灰存性，加入轻粉，共研为极细末，加清香油适量，调和成糊膏状，贮瓶备用。

【用法】外用。每取少许，涂搽患处，每日 2～3 次，3 天为 1 疗程。

【功能】收湿祛风、拔毒消肿。

【主治】耳部湿疹（旋耳疮）。小儿多见。

【附记】引自《名医治验良方》。郭家兴方。多年使用，每应于取效，效佳。

二、鼻疾病

（一）鼻 衄

鼻衄又称鼻出血。既是临床上一个常见的症状，又是一种单独的疾病。轻者涕中带血，重者可引起失血性休克；反复出血则可致贫血。不可不慎。

病 因

证有虚实，致因亦异。实证多与肺热、肝火、胃热有关。肺有伏热，复风热犯肺，壅滞鼻窍，灼伤脉络；血溢络外而衄血；肝火犯肺，木火刑金，肺络受伤，发为衄血；或多食辛辣，饮酒过度，以致胃热炽盛，迎血运行，循阳明之络，上出鼻窍而衄血。虚证则常因肝、肺、肾和脾相关。有肝肾阴虚，肝阳上亢，火载血升，上溢清窍；有肺肾阴虚，虚火上炎，灼伤脉络，血溢肺窍；亦有脾失统血，血无所依，溢出脉外等因所致。

症 状

鼻出血或偶尔出血，或涕中带血，或时作时止，甚则鼻衄如注不已。

治疗方药

1. 止血散

【组成】棕榈炭30克，茜草30克，红糖50克。

【制法】散剂。将前2味药共研为极细末，备用。

【用法】口服。上为1次剂量。将上药末置杯中，冲入沸水，并加红糖搅匀，分早、中、晚各服1次。

【功能】凉血止血。

【主治】鼻出血。

【附记】引自程爵棠《单方验方治百病》。屡用效佳。一般服药1～3次即止血。

2. 二白散

【组成】白及、白鲜皮、五倍子、海螵蛸各等分。

【制法】散剂。上药共研极细末，和匀，贮瓶备用。

【用法】外用。用时令患者仰头，将少许药末，吹入患侧鼻孔内，每次吹入0.5～1克，每日吹2次。或用药棉裹蘸药粉，卷成圆锥形，塞入患侧鼻孔内，血止后3～4小时取下。

【功能】清热收敛止血。

【主治】鼻衄。

【附记】引自程爵棠《单方验方治百病》。屡用效佳。一般用药1或2次即止血。

3. 加减辛疮散

【组成】白芷10克，辛夷10克，苍耳子10克，川贝母10

克，桑叶6克，冰片3克，麝香0.3克。

【制法】散剂。上药除冰片、麝香外，余药共研极细末，再入冰片、麝香，同研极细末，和匀，贮瓶备用，勿令泄气。

【用法】外用。先用棉签蘸1%麻黄素液，压迫出血点止血后，再取此散少许嚏入鼻腔内。严重者用凡士林纱条蘸药末塞入鼻腔内。

【功能】清热凉血、止血生肌。

【主治】鼻衄。

【附记】引自程爵棠《百病中医诸窍疗法》。文军方。屡用效佳。1次即可止血，2～3次后，黏膜糜烂部明显好转，重者5～7次愈合，效佳。

4. 凉血镇逆散

【组成】生石决明24克，赭石20克，牛膝20克，生地黄12克，生白芍12克，粉丹皮6克，茜草10克，玄参15克，炒地榆9克，川楝子9克。

【制法】散剂。上药共研极细末，和匀，贮瓶备用。

【用法】口服。每次服9克，每日服3次，温开水冲服。儿童酌减。

【功能】镇逆潜阳、凉血止血。

【主治】鼻出血。

【加减】若肺热偏盛者，加桑白皮9克，地骨皮6克，生黄芩6克；若心胃热盛者，加生大黄5克；若脾胃不和者，加广陈皮6克，云茯苓12克。

【附记】引自《程氏医学笔记》。多年应用，疗效满意。

5. 滋阴甘露丸

【组成】生地黄 600 克，熟地黄 600 克，天冬 360 克，枳壳 240 克(炒)，枇杷叶 480 克，石斛 480 克，茵陈 180 克，黄芩 300 克(酒炒)，麦冬 360 克，甘草 180 克，玄参 60 克(蒸)。

【制法】蜜丸。上药共轧碎或捣烂，晒干或低温干燥后，再轧为细粉，和匀过 80～100 目筛。取炼蜜［每药粉 300 克，约用炼蜜（120℃）300 克，和药时蜜温 100℃］与上药粉搅拌均匀，成滋润团块，分坨，搓条，制丸。每丸重约 9 克。分装备用。

【用法】口服。每次服 1 丸，日服 1～2 次，温开水化服。

【功能】养阴、清热、解毒。

【主治】由阴虚火盛引起的齿龈肿烂，吐衄血，口舌生疮。

【附记】引自《济南市中药成方选辑》。屡用效佳。本方由甘露饮加玄参而成。忌食辛辣、油腻之物。

6. 十炭散（丸）

【组成】大蓟炭 30 克，小蓟炭 30 克，侧柏炭 30 克，荷叶炭 30 克，茜草炭 30 克，白茅根炭 30 克，栀子炭 30 克，大黄炭 30 克，牡丹皮炭 30 克，棕榈炭 30 克。

【制法】散剂、水丸。上药共轧为细粉，和匀过 80～100 目筛，此为散剂，贮瓶备用。或取上药粉，用冷开水泛为小丸，晒干或低温干燥，贮瓶备用。

【用法】口服。每次服 6～9 克，每日服 2 次，温开水送服。

【功能】凉血止血。

【主治】由血分热盛，迫血妄行，以致吐血、衄血、便血、尿血及妇人血崩等出血证。

【附记】引自《全国中药成处方集》（中药神书）。屡用效佳。忌烟酒、辛辣等物。

7. 八宝治红丹

【组成】三七、牡丹皮、白芍、藕节、玄参、麦冬、苦杏仁、川贝母、毛橘红、天花粉、桔梗、竹茹、甘草、栀子、白茅根、当归炭、生地炭、荷叶、香墨、犀角各适量。

【制法】蜜丸。上药共研极细末，和匀，炼蜜（用等量蜂蜜）为丸，每丸重约9克。分装备用。

【用法】口服。每次服1丸，每日服2次，温开水送服。

【功能】清热、化瘀、止血。

【主治】燥热伤肺，或阴虚火旺，或劳伤过度，损伤肺络所致之咳嗽吐血，痰内带血，鼻出血，咽干音哑。

【附记】引自《集验中成药》。屡用效佳。忌气恼及食辛辣食物，戒烟酒。

8. 山栀地黄膏

【组成】栀子炭30克，生地黄40克，韭菜根汁适量。

【制法】药膏。先将前二味药共研细末，和匀备用。用时调制成膏。

【用法】外用。用时每取此散25克，用韭菜根汁适量调和成糊状，外敷于双手心劳宫穴和肚脐上。上盖敷料，胶布固定。每日换药1～2次，中病即止。

【功能】清热泻火、凉血止血。

【主治】鼻衄。

【附记】引自程爵棠《手部疗法治百病》。笔者祖传秘方。验之临床，效果甚佳。

9. 蜗 牛 散

【组成】蜗牛1只(焙干)，海螵蛸3克，血余炭3克，栀子炭3克。

【制法】散剂。上药共研极细末，和匀，贮瓶备用。

【用法】外用。每取本散少许，吹入患鼻中。血止停药，不应，再吹。或用药棉裹药粉塞入鼻中。

【功能】凉血清热、固涩止血。

【主治】鼻衄。

【附记】引自程爵棠《百病中医鼻脐疗法》。笔者经验方。治疗30例，用药均在1～2次内血止痊愈，疗效显著。

10. 止 衄 散

【组成】百草霜、血余炭各等分。

【制法】散剂。上药共研极细末，和匀，贮瓶备用。

【用法】外用。每取本散少许，吹入患鼻中。血止停药。不应再吹。或用药棉裹药粉塞入鼻中。

【功能】固涩止血。

【主治】鼻衄不止。

【附记】引自程爵棠《百病中医鼻脐疗法》。笔者祖传秘方。止衄效捷。通常用药1次，最多3次，鼻衄必止。本方对鼻衄久不止者，有特效。

11. 乌贼骨散

【组成】海螵蛸30克，槐花15克(半生用，半炒用)，血余炭15

克。

【制法】散剂。上药共研极细末，和匀，贮瓶备用。

【用法】外用。每取本散少许，吹入患鼻中。血止停药，不应再吹。或用药棉裹药粉塞入患鼻中。

【功能】凉血清热、固涩止血。

【主治】鼻衄反复发作，日久不止者。

【附记】引自程爵棠《百病中医鼻脐疗法》。笔者祖传秘方。屡用效佳。通常用药1～3次即可血止，效佳。笔者应用，常依本方加云南白药10克，效果更好。

12. 吹鼻散

【组成】黑栀仁（炒）、乱油发（烧存性）各等分。

【制法】散剂。上药共研成极细末，和匀，贮瓶备用。

【用法】外用。每用少许，吹入鼻中，不应，再吹。

【功能】消炎止血。

【主治】小儿鼻中出血（鼻衄）。

【附记】引自清代陈复正《幼幼集成》。屡用特效。

13. 乌槐散

【组成】海螵蛸、槐花各20克。

【制法】散剂。上药共研极细末，和匀，贮瓶备用。

【用法】外用。用时先以干药棉球压迫止血，然后再取药粉少许吹入出血的鼻孔内，再用干药棉球压迫止血。但药粉不要吹得过多，否则反会影响止血效果。

【功能】收敛、凉血、止血。

【主治】鼻衄。

【附记】引自程爵棠《百病中医诸窍疗法》。屡用效佳，多1次血止。

14. 芦荟散

【组成】芦荟3～6克。

【制法】散剂。将芦荟研为极细末，贮瓶备用。

【用法】外用。用时以纱布条蘸药粉，填塞出血鼻腔；慢性出血者，将芦荟粉0.5～1克加温开水5～10毫升，搅化（水呈褐色，其中不能溶解的黑色胶黏物可除去），仰面滴入出血鼻腔1～2滴，每日滴3～5次。

【功能】消炎止血。

【主治】急慢性鼻衄。

【附记】引自程爵棠《百病中医诸窍疗法》。孙浩方。治疗53例，全部有效，其中：治疗1次血止者8例，1日血止者37例，2日血止者8例。

15. 青黛散

【组成】青黛粉30克。

【制法】散剂。将上药贮瓶备用。

【用法】外用。先以生理盐水洗净鼻外部的血及鼻腔内出血块，仔细看清鼻出血部位，再在消毒棉片上撒匀青黛粉，用鼻钳扩大前鼻孔，挟鼻钳将带有药粉的棉片塞入鼻腔内，贴在出血部位。上药时应嘱患者暂停呼吸，以防青黛粉吸入引起咳嗽。上药后休息10分钟，如无继续出血，嘱翌日复诊。

【功能】清热止血。

【主治】鼻出血。

【附记】引自程爵棠《单方验方治百病》。屡用效佳。一般用药1～3次即可止血。

16. 龙蓟散

【组成】龙骨10克，大蓟50克，小蓟50克。

【制法】散剂。上药共研极细末，和匀，贮瓶备用。

【用法】外用。用时令患者仰头，取本散少许，吹入患侧鼻孔内，不应，隔10分钟再吹1次。

【功能】凉血止血。

【主治】鼻出血。

【附记】引自程爵棠《单方验方治百病》。屡用效佳。一般用药3～5分钟即可止血。

17. 三黄止血散

【组成】大黄6克，黄芩12克，黄连12克，黑栀子12克，桑叶12克，水牛角15克，川黄连3克，生甘草3克，白茅根30克，生地榆15克，茜草15克，仙鹤草15克，银花15克，玄参15克，黄柏10克。

【制法】散剂。上药共研极细末，和匀，贮瓶备用。

【用法】口服。每次服9克，每日服3次，温开水冲服。

【功能】清热泻火、凉血止血。

【主治】鼻衄。

【附记】引自《名医治验良方》。廖霭邦方。屡用效佳。一般连服3～5日即愈。

18. 宁衄散

【组成】田三七3克，阿胶12克，生地黄15克，太子参15克，白茅根30克，生桑白皮30克。

【制法】散剂。上药共研极细末，和匀，贮瓶备用。

【用法】口服。每次服9克，每日服3～6次，温开水冲服。

【功能】滋阴降火、凉血止血。

【主治】各种衄血证［如鼻衄，龈衄，眼衄，耳衄，乳衄，肌衄（血箭），指衄等］。

【附记】引自《名医治验良方》。姚昌礼师传秘方。屡用屡验，效佳。

19. 立效丸

【组成】生地黄24克，生白芍15克，侧柏皮炭18克，水牛角30克，紫草9克，仙鹤草6克，青黛6克，北沙参12克，藕节12克，川军炭6克。

【制法】蜜丸。上药共研细末，和匀，用等量炼蜜为丸，每丸重约9克。分装备用。

【用法】口服。每次服1～2丸，每日服3次，白开水化服。

【功能】清肝、凉血、止血。

【主治】鼻衄（肝火灼伤肺络），量多病重。

【加减】肺热者，加黄芩10克，玄参18克，白茅根24克；虚甚者，加西洋参9克。

【附记】引自《名医治验良方》。邢子亨方。屡用屡验，奏效颇捷。方中原用犀角9克，今为禁品，均改用水牛角30克，紫草9克代之，或用羚羊角3克代。笔者应用，常加入青黛6克。

验之临床，效果亦佳。

20. 六石鼻衄散

【组成】紫石英18克，滑石粉18克，白石脂18克，生石膏18克，赤石脂18克，寒水石18克，墨旱莲20克，大黄12克，生龙骨12克，干姜4克，桂心4克，生牡蛎9克，生甘草9克。

【制法】散剂。上药共研极细末，和匀，贮瓶备用。

【用法】口服。每次服9克，每日服3次，沸水冲泡，温服。

【功能】清气泻火、酸涩收敛、引火归原。

【主治】鼻衄。症见恶热烦躁，或发热口渴咽干，欲饮冷，小便短赤，大便干结，舌红而干，苔黄厚，脉弦数。

【附记】引自《名医治验良方》。曾宜敬方。本方组方严谨，配合巧妙，切中病机，故能收到显著疗效。

21. 止衄口服液

【组成】炒黄芩10克，栀子16克，丹皮10克，赤芍10克，侧柏叶10克，白茅根30克，水牛角30克，炒牛膝6克，生地黄12克，生甘草6克。

【制法】浓缩液。上药加水煎煮3次，滤汁去渣，合并滤液，加热浓缩成口服液。每毫升内含生药2克。贮瓶备用。

【用法】口服。每次服30毫升，每日服2次。

【功能】清热泻火、凉血止血。

【主治】鼻出血。症见血色鲜红，量多，舌质红，脉数。适用于肝、肺、胃之火上炎而致鼻衄者。

【附记】引自《程氏医学笔记》。多年应用，疗效满意。

22. 鼻衄膏

【组成】桑白皮 300 克，黄芩 150 克，栀子炭 100 克，白茅根 300 克，茜草 100 克，侧柏叶 100 克，紫草 100 克，当归 100 克，墨旱莲 100 克，牛膝 60 克。

【制法】膏滋。上药加水煎煮 3 次，滤汁去渣，合并滤液，加热浓缩为清膏，再加蜂蜜 300 克收膏即成。

【用法】口服。每次服 15～30 克，每日服 2 次，白开水调服。

【功能】清肺泄热、凉血止血。

【主治】鼻衄（肺热壅盛型）。包括各种原因所致者。

【附记】引自《程氏医学笔记》。屡用效佳。

23. 双地止血膏

【组成】生地黄 150 克，熟地黄 150 克，当归 150 克，白芍 120 克，川芎 100 克，香附 100 克，麦冬 100 克，玄参 100 克，黑栀子 100 克，炒丹皮 100 克，陈棕炭 90 克，白茅根 90 克，川贝母 90 克，阿胶 100 克。

【制法】膏滋。上药除川贝母、阿胶外，余药加水煎煮 3 次，滤汁去渣，合并滤液，加热浓缩为清膏。再将川贝母研细末，阿胶加适量黄酒浸泡后隔水炖烊，并加饴糖 300 克，一并加入清膏中搅匀，收膏即成。贮瓶备用。

【用法】口服。每次服 15～30 克，每日服 2 次，白开水调服。

【功能】滋阴降火、凉血止血。

【主治】虚火鼻衄。

【附记】引自《临床验方集》。程爵棠祖传秘方。多年应用，疗效尚属满意。

24. 龟地口服液

【组成】炙龟板 18 克，熟地黄 20 克，墨旱莲 30 克，血余炭 120 克，黑栀子 60 克，玄参 90 克，丹皮 100 克，白茅根 100 克。

【制法】浓缩液。上药加水煎煮 3 次，滤汁去渣，合并滤液，加热浓缩成口服液。每毫升内含生药 2 克。贮瓶备用。

【用法】口服。每次服 30 毫升，每日服 2 次。

【功能】滋阴降火、凉血止血。

【主治】虚火鼻衄。

【附记】引自《程氏医学笔记》。屡用屡验，效佳。

25. 复方银翘散

【组成】金银花 15 克，连翘 10 克，芦根 15 克，桑白皮 30 克，炒栀子 9 克，炒蒲黄 10 克，生地黄 10 克，玄参 10 克，藕节 20 克，白茅根 20 克。

【制法】散剂。上药共研极细末，和匀，贮瓶备用。

【用法】口服。每次服 9 克，每日服 3～4 次，温开水冲服。

【功能】清肺泄热、凉血止血。

【主治】肺热鼻衄。

【附记】引自《程氏医学笔记》。屡用效佳。

26. 三黄仙鹤丸

【组成】川黄连 10 克，黄芩 10 克，大黄 10 克，白茅根 30

克，仙鹤草 30 克，马兰根 15 克，栀子炭 12 克，生石膏 30 克，生甘草 5 克。

【制法】水丸。上药共研细末，和匀，水泛为丸，如梧桐子大，晒干，贮瓶备用。

【用法】口服。每次服 9 克，每日服 3 次，温开水送服。

【功能】清胃泻火、凉血止血。

【主治】胃火鼻衄。

【附记】引自《临床验方集》。程爵棠方。多年应用，效果颇佳。

27. 牛角草地散

【组成】龙胆 30 克，水牛角 30 克，生地黄 30 克，赤芍 12 克，丹皮 12 克，夏枯草 15 克，焦山栀 9 克，三七 6 克。

【制法】散剂。上药共研细末，和匀，贮瓶备用。

【用法】口服。每次服 9 克，每日服 3 次，温开水冲服。

【功能】清肝泻火、凉血止血。

【主治】肝火鼻衄。

【附记】引自《集验中成药》。屡用效佳。

28. 藕节丸

【组成】生藕节 30 克，白茅根 30 克，仙鹤草 30 克，花蕊石 15 克，三七粉 5 克。

【制法】水丸。上药共研细末，和匀，水泛为丸，如梧桐子大，晒干，贮瓶备用。

【用法】口服。每次服 6～9 克，每日服 3 次，温开水送服。

【功能】凉血止血。

【主治】鼻衄（血热型）。

【附记】引自《临床验方集》。程功文方。多年应用，效果甚佳。

29. 鼻衄散

【组成】栀子（炒黑）、百草霜、龙骨（煅）、京墨、牡蛎（煅）、血余炭各等分。

【制法】散剂。上药共研极细末，和匀，贮瓶备用。

【用法】外用。用消毒脱脂药棉卷成锥形，先蘸湿，再蘸药，塞入患侧鼻孔，鼻血即止。

【功能】消炎、固涩、止血。

【主治】鼻衄。

【附记】引自清代叶天士《种福堂公选良方》。屡用神效。

30. 摄血丸

【组成】生地黄12克，粉丹皮9克，炒党参9克，焦白术9克，白茯苓9克，炙甘草3克，生白芍9克，蒺藜9克，墨旱莲15克，蚕豆花18克，侧柏炭12克，白茅根24克。

【制法】水丸。上药共研细末，和匀，水泛为丸，如梧桐子大，晒干，贮瓶备用。

【用法】口服。每次服6～9克，每日服3次，温开水送服。

【功能】益气柔肝摄血。

【主治】鼻衄（气血两亏，肝阳上浮型）。素体眩晕，前额痛，鼻衄，胃纳不香，面色㿠白，精神萎顿，舌淡，苔薄白，脉细弱。

【附记】引自《名医治验良方》。张赞臣方。屡用效佳。

31. 清胃散

【组成】青蒿6克，淡竹叶4.5克，青连翘4.5克，川黄连2克，汉木通3克，黄芩3克，粉丹皮6克，焦栀子6克，鲜荷叶3克，白茅根40支。

【制法】散剂。上药共研极细末，和匀，贮瓶备用。

【用法】口服。每次服9克，每日服3次（重则6次），温开水冲服。

【功能】清泄胃火、凉血止血。

【主治】鼻衄（胃热炽盛型）。症见鼻中出血，量多，色鲜红或深红，鼻干，口干，口臭，大便燥结，小便短赤，舌质红，苔黄厚干，脉洪大浮芤。

【附记】引自《名医治验良方》。王经邦方。屡用效佳。

32. 治鼻衄方

【组成】栀子炭9克，生大黄6克，黄芩6克，白及9克。

【制法】散剂。先将栀子炭研细末，备用。再将后3味药共研极细末，备用。

【用法】外用。嘱患者仰卧，先用脱脂药棉裹药（栀子炭末）如球状塞入患鼻中。再用凉开水调后3味药末成厚糊状，外敷于患者印堂穴（鼻根之上，两眉之间），药干时用温毛巾湿敷药上。

【功能】清热、凉血、止血。

【主治】鼻衄。

【附记】引自查少农《中草药外治验方选》。屡用效佳。通常用药1次，最多2次，鼻衄即止。笔者验之临床，止衄效捷，有良效。

33. 桃花散

【组成】熟石灰 500 克，大黄 45 克（切片）。

【制法】散剂。取生石灰用水化后即成熟石灰，入大黄同炒，待石灰呈红桃花色为度，去大黄，过筛，贮瓶备用。

【用法】外用。用时取本散少许，撒于患鼻中。血不止可再用。

【功能】消炎止血。

【主治】鼻腔术后，出血不止。

【附记】引自清代吴谦《医宗金鉴》。通常用药 1～3 次鼻衄必止，效佳。本方对外伤出血亦可用之。药撒患处，血即止，且有生肌之功。

34. 血余散

【组成】血余炭 15 克，象牙屑 15 克，三七粉 3 克。

【制法】散剂。上药共研极细末，和匀，贮瓶备用。

【用法】外用。每取本散少许，吹入患鼻中，血不止再吹，血止后，应再吹 1 次。

【功能】活血止血。

【主治】鼻衄及术后出血不止。

【附记】引自程爵棠《百病中医鼻脐疗法》。笔者师传秘方。止血效果好。通常用药 1～2 次，即可止血。笔者临床验证，用之立验。

35. 麝香散

【组成】枯矾 15 克，白龙骨 15 克，麝香 0.15 克。

【制法】 散剂。上药共研极细末，和匀，贮瓶备用，勿令泄气。

【用法】 外用。先用冷开水洗净鼻腔瘀血，再取本散少许，吹入患鼻中，或以湿纸卷筒蘸药粉塞鼻中，尤佳。

【功能】 固涩止血。

【主治】 鼻衄不止。

【附记】 引自元代危亦林《世医得效方》。屡用神效。

36. 止衄膏

【组成】 大蒜31克，栀子15克，川黄柏10克，丹皮10克，广郁金10克。

【制法】 药膏。先将后4味药共研细末；大蒜捣烂，再将药末与大蒜泥共捣成膏，收贮备用。

【用法】 外用。用时取本膏做成药饼3个，分别贴敷于两足涌泉穴，神阙穴上（肚脐），外用纱布包扎，勿令脱落。当鼻中有蒜气味即效。

【功能】 清热止血。

【主治】 鼻衄。

【附记】 引自程爵棠《百病中医鼻脐疗法》。屡用效佳。同时用本膏治疗倒经（月经来潮时鼻出血），效果亦佳。

（二）鼻　炎

鼻炎系鼻腔黏膜和黏膜下层的可逆性炎性疾病，是一种常见病，多发病，男性患者两倍于女性。一般分为急性鼻炎，慢性鼻炎，肥厚性鼻炎，干燥性鼻炎等。中医分别称之为“伤风鼻塞”

和“鼻室”。

病　因

前者多因外感风邪，既可因于寒（风寒），也可因于热（风热），两者均因伤于皮毛，肺气不利，壅塞肺窍而为病；后者多因肺脾气虚，肺气失宣，脾失健运，邪滞鼻窍，邪毒久留，气滞血瘀所致。挟湿邪者为慢性肥厚性鼻炎；阴亏者为慢性干燥性鼻炎。

症　状

鼻窍不通流涕，喷嚏，或鼻塞时轻时重，或双侧鼻窍交替堵塞，反复发生，经久不愈，甚至嗅觉失灵，或干燥，或分泌物增多，嗅觉障碍。急性者则伴有发热，头痛，头昏，打喷嚏及疲乏等症。

治疗方药

1. 鼻炎丸（一）

【组成】柴胡 10 克，薄荷 10 克，菊花 10 克，蔓荆子 10 克，防风 10 克，荆芥穗 10 克，黄芩 10 克，桔梗 10 克，川芎 10 克，白芷 20 克，枳壳 10 克，水牛角 100 克，细辛 5 克，龙胆 5 克，辛夷 15 克。

【制法】蜜丸。上药共研细末，和匀，炼蜜为丸，每丸重 3.5 克，分装备用。

【用法】口服。每次服 1～2 丸，每日服 2～3 次，白开水送服。小儿酌减，孕妇慎服。

【功能】发表散风、清热解毒、宣肺通窍。

【主治】慢性鼻炎。兼治肥厚性鼻炎及慢性鼻窦炎。

【附记】引自胡熙明《中国中医秘方大全》。李东园方。治疗100例，治愈（自觉鼻塞解除，下鼻甲恢复正常）27例，有效（鼻阻塞好转，下鼻甲黏膜肿胀明显消退）70例，无效3例，总有效率97%。服药期间除少数病例出现不适感外，无其他不良反应。本方还用以治疗慢性鼻窦炎20例，疗效也很满意。

2. 鼻炎丸（二）

【组成】辛夷15克，细辛15克，白芷15克，川芎15克，升麻15克，薄荷30克，石菖蒲15克，生地黄30克，连翘30克，金银花30克，菊花30克，桔梗30克，山慈菇30克，龙胆15克，黄连15克，杭白芍30克，蒺藜30克，僵蚕15克，石决明30克，甘草15克。

【制法】蜜丸。上药除石决明外，余药共研为细末，石决明煎水取浓汁，将药液加入诸药面中，和匀，炼蜜为丸，每丸重9克。分装备用。

【用法】口服。每次服1丸，每日早、中、晚各服1次，白开水送下。

【功能】清泄肺胃、祛风通窍。

【主治】慢性鼻炎（肺胃郁热型）。症见鼻塞，流浊涕，嗅觉失灵，口咽干，舌红苔薄黄，脉细数。

【附记】引自《名医治验良方》。孙一民方。屡用效佳。

3. 白冰散

【组成】白芷5克，薄荷5克，檀香2克，硼砂2克，冰片

1.5 克。

【制法】散剂。上药共研极细末，和匀，贮瓶备用，勿令泄气。

【用法】外用。先清洁鼻腔，除去分泌物，再取药末少许，放于手指头上，按住鼻孔，将药粉吸入。每日 3～5 次，直至治愈为止。

【功能】消炎通窍。

【主治】鼻炎。

【附记】引自程爵棠《单方验方治百病》。屡用效佳。

4. 吹鼻散（一）

【组成】苍耳子 5 克，荆芥穗 5 克，辛夷 3 克，白芷 3 克，山柰 3 克，鱼脑石 3 克。

【制法】散剂。上药共研极细末，和匀，贮瓶备用。

【用法】外用。每取本散少许，吹入鼻孔内（患鼻），每日吹 2 或 3 次。

【功能】祛风通窍。

【主治】慢性鼻炎。

【附记】引自程爵棠《单方验方治百病》。屡用效佳。

5. 白芷散

【组成】白芷 120 克，全蝎 30 克，苍耳子 30 克，细辛 20 克。

【制法】散剂。上药共研极细末，和匀，贮瓶备用。

【用法】口服。每次服 6～9 克，每日服 2 次，白开水送服。

【功能】祛风散寒、通络开窍。

【主治】鼻塞，经常流稠鼻涕。

【附记】引自程爵棠《民间秘方治百病》。屡用屡验，效佳。

6. 辛 夷 散（一）

【组成】辛夷 20 克，菊花 10 克，川芎 10 克。

【制法】散剂。上药共研极细末，和匀，贮瓶备用。

【用法】口服。每次服 6～9 克，每日服 2 次，温开水送服。

【功能】祛风散热、活血止痛。

【主治】急性鼻炎，鼻窦炎。

【附记】引自程爵棠《民间秘方治百病》。屡用效佳。

7. 苍桂口服液

【组成】桂枝 10 克，苍耳子 10 克，白芷 10 克，防风 10 克，川芎 10 克，鱼腥草 20 克，连翘 20 克，辛夷 6 克，桔梗 6 克，细辛 6 克，生甘草 5 克。

【制法】浓缩液。上药加水煎煮 3 次，滤汁去渣，合并滤液，加热浓缩成口服液，每毫升内含生药 2 克。贮瓶备用。

【用法】口服。每次服 20 毫升，每日服 3 次。10 日为 1 疗程。

【功能】祛风散寒、清热解毒、活血通窍。

【主治】慢性鼻炎。

【附记】引自《集验百病良方》。治疗 75 例，治愈 69 例，显效 5 例，无效 1 例。总有效率为 98.67%。

8. 鼻 炎 膏（一）

【组成】龙胆 150 克，鱼腥草 150 克，柴胡 100 克，薄荷

100克，防风100克，荆芥100克，川芎100克，枳实100克，蔓荆子100克，桔梗100克，辛夷120克，细辛50克，白芷90克。

【制法】膏滋。上药加水煎煮3次，滤汁去渣，合并滤液，加热浓缩为清膏，再加蜂蜜300克，收膏即成。贮瓶备用。

【用法】口服。每次服15～30克，每日服2次，白开水调服。

【功能】清肝宣肺、祛风通窍。

【主治】慢性鼻炎。

【附记】引自《程氏医学笔记》。治疗50例，经服药1～2料后，治愈38例，显效11例，有效1例。总有效率达100%。

9. 斑蝥膏

【组成】斑蝥100克，水、醋、蜜各适量。

【制法】药膏。斑蝥生用，去头、翅研为极细末，贮瓶备用。

【用法】外用。每取斑蝥粉适量，以水、醋和蜂蜜调匀为稠糊状。患者取仰坐位或仰卧位，擦洗干净印堂穴，取一小块胶布，中间剪一黄豆大小的孔，先贴于印堂穴，后将药膏直接涂于小孔内，外以胶布贴盖，24小时后去掉。1次未愈者，1周后，重复使用。

【功能】拔毒、通窍。

【主治】鼻炎。

【附记】引自程爵棠《单方验方治百病》。治疗350例，经用药1～3次后，结果治愈290例，显效48例，无效12例。愈后均未见复发。贴药后，一般都会引起局部皮肤有不同程度的发红起泡，水泡局限于表皮，除短期色素沉着外，不遗留瘢痕，且停药后，色斑也会渐渐自行消失。水泡较小者，用75%乙醇棉球轻压片刻，促使其尽快吸收；较大者，以消毒针头穿破，放出水液，涂以 2% 甲紫药水或红霉素眼药膏，外敷消毒纱布，以防感染。

10. 通草丸

【组成】通草、附子（炮）、细辛各等分。

【制法】蜜丸。上药共研细末，和匀，炼蜜为丸，每丸重 9 克，分装备用。

【用法】外用。取丸一粒用药棉薄裹之，塞入患鼻中。

【功能】散寒通窍。

【主治】鼻塞不闻香臭。

【附记】引自陕西省卫生厅《陕西中医验方选》。童邦贤方。屡用效捷，塞鼻立通。

11. 黄连膏（一）

【组成】黄连 9 克，当归尾 15 克，生地黄 30 克，黄柏 9 克，姜黄 3 克，黄蜡 120 克，香油 360 毫升。

【制法】药膏。将香油投入锅内，再将黄连、归尾、生地黄、黄柏、姜黄入油内煎熬至药枯，去渣，下黄蜡化尽，用纱布过滤，倾入瓷缸内以柳枝不时搅之，候凝为度，备用。

【用法】外用。取药膏涂擦患处。亦可将纱布条入油膏内，做成黄连油布，贴于疮面。

【功能】润燥生肌。

【主治】各种燥疮，唇鼻干燥（干燥性鼻炎），肌肤皲裂。

【附记】引自清代吴谦《医宗金鉴》。屡用皆效。

12. 吹鼻散（二）

【组成】龙脑冰片2.5克，马牙硝5克，瓜蒂14枚（为末）。

【制法】散剂。上药共研极细末，和匀，贮瓶备用，勿令泄气。

【用法】外用。每用少许（如一绿豆大），吹入患鼻中。每日吹2～3次。

【功能】消炎通窍。

【主治】鼻干无涕（干燥性鼻炎）。

【附记】引自明代朱棣《普济方》。屡用效佳。

13. 鱼脑石散

【组成】鱼脑石粉9克，冰片0.9克，辛夷6克，细辛3克。

【制法】散剂。上药共研极细末，和匀，贮瓶备用，勿令泄气。

【用法】外用。每用少许，吹入鼻中，每日吹2～3次。

【功能】通窍开闭。

【主治】鼻窍不通，嗅觉失灵。

【附记】引自《中医耳鼻喉科学》。屡用效佳，奏效颇捷。

14. 二味散

【组成】芙蓉叶9克，丝瓜叶9～15克，浙贝母9克，马勃6～15克，路路通6克，红花6～15克，石菖蒲6克，苍耳子4.5克。

【制法】散剂。上药共研细末，和匀，贮瓶备用。

【用法】口服。每次服9克，每日服2～3次，以开水冲服。

【功能】活血化痰、清肺消肿、通窍润鼻。

【主治】肥厚性鼻炎（痰阻血郁型）。症见鼻塞，嗅觉欠灵。常用口呼吸，鼻甲增大，黏膜肥厚，点药不能收缩，舌暗，苔白腻，脉滑。

【加减】同时配合外治法：①药气蒸熏鼻窍法：汤剂煎成后，取其药液置碗中，先利用其热腾之气，蒸熏鼻窍约2分钟（熏时须闭目），随即趁热服下。②热敷法：即用热毛巾，置于鼻梁两旁，以及顶门与额上，热敷后，临时不要见风着凉（鼻梁两旁敷的时间宜稍久）。

【附记】引自《名医治验良方》。耿鉴庭方。屡用效佳。

15. 芷苏散

【组成】苏叶6克，白芷9克，防风9克，川芎9克，桔梗9克，生姜6克，葱白9克。

【制法】散剂。先将前5味药共研细末，和匀，贮瓶备用。

【用法】口服。每次服9克，每日服2～3次，再取生姜、葱白煎汤冲服。同时配合外治法（详见二叶散方下）。服药后，须盖被使其出汗。

【功能】疏风散寒、利鼻通窍。

【主治】急性鼻炎（风寒外袭型）。症见暴感风寒，鼻塞流涕，涕多清，常打喷嚏，头痛，或嗅觉一时失灵。鼻甲肿大，黏膜充血。或兼有上呼吸道症状，发热恶寒，舌质正常，苔薄白，脉浮。

【附记】引自《名医治验良方》。耿鉴庭方。屡用效佳。此为感受风寒而致鼻病的基本方。随症略作加减，用之多效。

16. 葛根散

【组成】葛根9克，薄荷3克，豆豉9克，苍耳子4.5克，蔓荆子9克，甘草3克，柳芽3克。

【制法】散剂。上药共研细末，和匀，贮瓶备用。

【用法】口服。每次服9克，每日服2～3次，用开水冲泡。先趁热热熏鼻窍2分钟（熏时须闭目），再服药。

【功能】散风清热、畅鼻通窍。

【主治】急性鼻炎（风热外侵型）。感受风热、鼻塞不利，黏涕多渐转为黄涕，嗅觉有时失灵，发热不恶寒，口渴，或不发热，头疼身痛，舌红苔薄，脉浮数。

【附记】引自《名医治验良方》。耿鉴庭方。屡用效佳。此方为感受风热而致鼻病的基本方。随症略作加减，用之多效。

17. 搐鼻散

【组成】冰片1.5克，辛夷9克，苍耳子9克，白芷6克，甘草6克，薄荷9克，川贝母9克，法半夏3克，陈皮3克，三七粉1.5克。

【制法】散剂。先将冰片置乳钵中研细，再将川贝母、三七研细，其余各药研细过筛，去渣，然后加入冰片、川贝母、三七细粉反复研至极细末，和匀后，密封贮于瓶中，备用，勿令泄气。

【用法】外用。用药棉蘸药末少许搐鼻，每日5～6次。

【功能】利窍开郁、透脑止涕、清热祛风。

【主治】慢性鼻炎，鼻塞不通，鼻流涕多，伴有头昏，头痛等症。

【附记】引自程爵棠《百病中医鼻脐疗法》。效果良好。比单一内服药奏效快。

18. 鼻炎膏（二）

【组成】黄柏25克，玄参10克，蛇蜕1.8克，木鳖子15克，甲珠10克，头发5克，乳香25克，没药12.5克，阿魏2.5克，豆油500毫升，樟丹（约为药后油量的二分之一）。

【制法】膏药。先将豆油放入锅内，加热使之微沸，放入头发、蛇蜕炸至略变黑色，再放木鳖子、甲珠炸至略变黑，再放其他药料炸至断裂而微焦。将锅离火，清除药渣，再将油倒入锅内加热至冒白烟，入樟丹（已研细），离火，搅匀稍凉，投入乳香、没药、阿魏药面，搅拌，使之均匀成膏。摊膏，每贴膏药重5克。膏药的质量应黑细腻，软硬适度，贴牢后，手拉不动，揭下去稍留痕迹为宜。

【用法】外用。先将鼻上部（两眼内角平行处）用湿布拭净，膏药用慢火烤或紧贴热水容器外壁，待全部变软，展开贴于鼻上部，用手捂按至牢。一般于睡前贴，早晨洗脸前揭下（用纸包严，一贴膏药可连用3～5天，直至不黏）。如有痕迹，可用棉花稍蘸豆油（或其他植物油）轻轻擦掉。

【功能】清热、解毒、活血。

【主治】慢性鼻炎，过敏性鼻炎，干燥性鼻炎，萎缩性鼻炎等。

【附记】引自程爵棠《百病中医鼻脐疗法》。治疗鼻炎65例，痊愈（症状消失，黏膜增厚基本消失）42例，显效（分泌物减少，通气好转）17例，无效6例，总有效率为90.77%。本膏药具有解毒、清热、活血等效用。药力经由皮肤渗入，使局部皮温提高，以增强祛腐机能。

19. 鼻炎散（一）

【组成】黄花鱼头骨15克（鱼的听骨），丝瓜藤15克，西瓜蒂30克，冰片0.6克。

【制法】散剂。先将前3味药煅焙存性如炭样研末，再入冰片同研极细末，和匀，贮瓶备用，勿泄气。

【用法】外用。每取本散少许，吹入患侧鼻孔中。每日吹1次。

【功能】消炎通窍。

【主治】慢性鼻炎。

【附记】引自程爵棠《百病中医鼻脐疗法》。临床屡用，效果良好。

20. 冰硼散

【组成】冰片1.2克，硼砂3克（生用），薄荷9克，檀香1.5克。

【制法】散剂。上药共研极细末，和匀，贮瓶备用，勿令泄气。

【用法】外用。每取本散少许，放在纸片上或手掌心，用鼻吸入。或吹入患鼻中。每日3次。若双鼻均患，则交替吹（吸）入之。

【功能】消炎、疏风、通窍。

【主治】慢性鼻炎、肥厚性鼻炎、副鼻窦炎。

【加减】若为肥厚性鼻炎，加麝香0.15克。

【附记】引自程爵棠《百病中医鼻脐疗法》。临床屡用，效果良好。

21. 清肝保脑丸

【组成】 藿香叶 240 克，猪胆膏适量。

【制法】 水丸。将藿香叶研为细末，入猪胆膏调和泛为小丸。贮瓶备用。

【用法】 口服。每次服 3～6 克，每日服 1～2 次，温开水送服（吞服）。

【功能】 清肝散风化湿。

【主治】 鼻流腥涕，头胀头痛，鼻塞不通，不闻香臭等症。

【附记】 引自清代吴谦《医宗金鉴》。本方又名“藿胆丸”。屡用效佳。

22. 鼻炎膏（三）

【组成】 朱砂 50%，血竭 30%，青黛 20%，新冰片 10%，薄荷脑少许。

【制法】 药膏。上药共研极细末，以蜂蜜（适量）调和成软膏状，贮瓶备用。

【用法】 外用。用棉签蘸药膏后缓缓塞入鼻腔中部。每日 2 次。

【功能】 清肝、活血、通窍。

【主治】 鼻炎。

【附记】 引自《中国当代中医名人志》。杨国松方。屡用效佳。

23. 鼻通膏

【组成】 盐酸麻黄碱 10 克，磺胺噻唑 10 克，薄荷油 3.3 克，按油 6.6 克，樟脑 6.6 克，羊毛脂 100 克，水 40 克，凡士林适量（加至全量 1000 克）。

【制法】药膏。取羊毛脂、凡士林分别在 150℃加热 30 分钟，过滤，羊毛脂放冷至 50℃加入盐酸麻黄碱溶液，与薄荷油、樟脑、按油炒混合溶液，过 7 号筛。另取磺胺噻唑加入适量热凡士林中，过 7 号筛，加入剩余的凡士林，再与上述羊毛脂混合物搅匀收膏即得。贮瓶备用。

【用法】外用。取药膏适量挤入鼻腔内，一日数次。

【功能】消除黏膜充血及抑菌。

【主治】因伤风而引起的鼻黏膜充血，发炎及鼻塞。

【附记】引自曹春林《中药制剂汇编》。屡用效佳。

24. 通顶散

【组成】滑石 0.5 克，胡黄连 0.5 克，瓜蒂 7 枚，麝香 0.25 克，蟾酥 5 克。

【制法】散剂。上药分别研为极细末，混合均匀，贮瓶备用，勿令泄气。

【用法】外用。每用少许，吹入患鼻中，日吹 2～3 次。

【功能】芳香通窍开闭。

【主治】鼻塞，不闻香臭。

【附记】引自明代朱棣《普济方》。临床屡用，效果颇佳。孕妇禁用。

25. 冰轻膏

【组成】冰片 1.5 克，轻粉 2.5 克。

【制法】药膏。上药共研极细末，和匀，用凡士林 15 克，调和成软膏状，贮瓶备用。

【用法】外用。每取此药膏少许，涂患侧鼻孔中。每日7～8次，至治愈为止。

【功能】消炎、拔毒、通窍。

【主治】慢性鼻炎，萎缩性鼻炎，过敏性鼻炎。

【附记】引自程爵棠《百病中医鼻脐疗法》。屡用皆效。笔者用冰轻膏治疗上述鼻炎，均收到良好的效果。

26. 苍耳口服液

【组成】黄芪 25 克，防风 10 克，木通 10 克，白术 15 克，苍耳子 15 克，辛夷 15 克，白芷 15 克，菊花 15 克，五味子 15 克，桑螵蛸 15 克。

【制法】浓缩液。上药加水煎煮 3 次，滤汁去渣，合并滤液，加热浓缩成口服液。每毫升内含生药 2 克。贮瓶备用。

【用法】口服。每次服 20 毫升，每日服 2 次，饭后服。

【功能】益气固卫、祛风清热。

【主治】慢性鼻炎。

【附记】引自《名医治验良方》。王德鉴方。屡用效佳。

27. 加减辛夷散

【组成】辛夷 10 克，白芷 10 克，川芎 10 克，藁本 10 克，菊花 10 克，绿茶 10 克，升麻 5 克，细辛 5 克，木通 5 克，防风 5 克，甘草 5 克，黄芩 5 克，蒲公英 15 克。

【制法】散剂。上药共研极细末，和匀，贮瓶备用。

【用法】口服。每次服 9 克，每日服 2～3 次，饭后以温开水冲服。

【功能】清热解毒、祛风通窍、升清降浊。

【主治】慢性鼻炎。

【附记】引自《名医治验良方》。李子质方。屡用效佳。

28. 加减白芷散

【组成】白芷 6 克，辛夷心 6 克，细辛 4.5 克，藁本 6 克，升麻 4.5 克，川芎 4.5 克，木通 6 克，防风 6 克，苍耳子 5 克，甘草 4.5 克。

【制法】散剂。上药共研极细末，和匀，贮瓶备用。

【用法】口服。每次服 9 克，每日服 3 次，饭后用温开水冲服。

【功能】祛风通窍、升清降浊。

【主治】鼻窒出涕不止。

【附记】引自《程氏医学笔记》。诸葛达方。屡用屡验，效佳。

29. 辛夷散（二）

【组成】辛夷 3 克（取心去壳），豆蔻仁 3 克，川黄连 6 克。

【制法】散剂。上药共研极细末，和匀，贮瓶备用。

【用法】外用。用时以棉裹药，塞入患鼻中，每日 1 次。

【功能】化痰热、通鼻窍。

【主治】副鼻窦炎，急性鼻黏膜炎，慢性肥厚性鼻炎，嗅觉迟钝或消失。

【附记】引自程爵棠《百病中医鼻脐疗法》。临床屡用，效果良好。

30. 鼻炎吸剂

【组成】 辛夷 5 克，冰片 2 克。

【制法】 散剂。上药共研极细末，和匀，贮瓶备用，勿令泄气。

【用法】 外用。用时先取生葱 1 把（约 20 克），放入搪瓷杯中，注入沸水 500 毫升，再取生葱管约 5 厘米长，洗净晾干，一半插入鼻孔内吸取杯中葱水蒸气，两鼻交替吸之，每次约 5 分钟，至鼻塞通畅为止。然后取本散少许置指头上，按于鼻孔吸入。每日早、晚各 1 次。10 日为 1 疗程。

【功能】 消炎、通窍、止涕。

【主治】 慢性单纯性鼻炎。

【加减】 同时配用内服汤剂方：防风 10 克，白芷 10 克，辛夷 10 克，川芎 6 克，炙麻黄 3 克（去沫），连翘 10 克。每日 1 剂，水煎服。10 天为 1 疗程。

【附记】 引自《中国当代中医名人志》。屡用效佳。一般用药 5 日即获初效，1～2 个疗程即获显效或痊愈。

31. 加味苍玉散

【组成】 炙麻黄 6 克，白芷 6 克，苍耳子 6 克，炒白术 3 克，防风 3 克，辛夷 3 克，石菖蒲 1 克，细辛 1 克，冰片 1 克。

【制法】 散剂。上药共研极细末，和匀，贮瓶备用，勿令泄气。

【用法】 外用。用时每取 0.5 克药末，用棉签将药抹入鼻腔（用药前应清洁外鼻道）。每日涂 3 次，5 次为 1 疗程。

【功能】 益气固表、宣肺通窍。

【主治】小儿鼻窦炎，慢性鼻炎。

【附记】引自1990年《中国中医药报》。屡用效佳。

32. 龚氏鼻炎膏

【组成】葛根30克，麻黄25克，桂枝15克，白芍15克，苍耳子60克，辛夷15克，白芷12克，生石膏30克，黄连10克，黄芩15克，甘草10克。

【制法】药膏。上药加水煎煮3次，滤汁去渣，合并滤液，加热浓缩为浸膏，加入蜂蜜60克收膏，贮瓶备用。

【用法】外用。每日用消毒棉签蘸药膏涂擦鼻孔2～3次。连续擦用，不可间断，以愈为度。

【功能】散寒祛风、解毒通窍。

【主治】鼻炎（鼻窒，又名鼻鼽）。症见鼻涕量或多或少，色或清或黄。重者鼻塞不通，伴有头昏，头胀，咽部不适等。

【加减】若鼻塞严重，嗅觉不灵，伴有额头痛者，加服内治处方：苍耳子30克，荆芥穗10克，防风10克，菊花15克，蔓荆子15克，白茅根30克，桑白皮12克，蝉蜕12克，僵蚕12克，桔梗12克，钩藤12克，金银花30克。加减：鼻流清涕者，去桑白皮、菊花，加羌活、白芷各10克；鼻流黄脓涕者，去荆芥、防风，加黄芩12克。每日1剂，水煎服。

【附记】屡用效佳。

33. 金银花膏

【组成】金银花150克，夏枯草150克，桔梗150克，藿香200克，白芷100克，赤芍100克，川芎100克，苍耳子100克，炒防风100克，辛夷100克，薏苡仁300克，蒲公英300克，生麻仁150克，生甘草90克。

【制法】膏滋。上药加水煎煮3次，滤汁去渣，合并滤液，加热浓缩为清膏，再加蜂蜜300克收膏即成。贮瓶备用。

【用法】口服。每次服15～30克，每日服2次，白开水调服。

【功能】清热解毒、祛风通窍、宣肺降浊。

【主治】鼻炎。

【加减】气虚者加黄芪500克；血虚者，加当归150克，丹参300克。

【附记】引自《集验中成药》。屡用效佳。

34. 苍夷散

【组成】苍耳子9克，辛夷9克，薄荷叶6克，白芷6克，细辛2.5克，麝香0.6克。

【制法】散剂。上药共研极细末，和匀，贮瓶备用，勿令泄气。

【用法】外用。喷鼻，每日2～3次。中病即止。

【功能】祛风通窍。

【主治】鼻炎。

【附记】引自《程氏医学笔记》。屡用效佳，奏效颇捷。

35. 白香散

【组成】白芷5克，薄荷5克，檀香2克，硼砂2克，梅花冰片1.5克。

【制法】散剂。上药共研极细末，和匀，贮瓶备用，勿令泄气。

【用法】外用。先清除鼻腔内分泌物，再取药粉少许放于手指头上按于鼻孔将药粉吸入。每日 3～5 次。

【功能】祛风、消炎、通窍。

【主治】鼻炎。

【附记】引自《程氏医学笔记》。屡用效佳。

36. 白苍辛冰散

【组成】辛夷 15 克，苍耳子 15 克，白芷 10 克，细辛 5 克，蔓荆子 5 克，薄荷 3 克，冰片 1 克（后入）。

【制法】散剂。上药共研极细末，和匀，贮瓶备用，勿令泄气。

【用法】外用。用时取 0.3～0.5 克药粉，用棉花包好，塞入患侧鼻孔中，每日 2～3 次，10 日为 1 疗程。

【功能】祛风通窍。

【主治】慢性鼻炎。

【附记】引自《程氏医学笔记》。屡用效佳。

37. 胡荽散

【组成】石胡荽 20 克，山柰 3 克，薄荷 1 克，冰片 1 克。

【制法】散剂。上药共研极细末，和匀，贮瓶备用，勿令泄气。

【用法】外用。每用少许，吹入鼻孔内，每日吹数次。

【功能】消炎、散风、通窍。

【主治】急性鼻炎。

【附记】屡用效佳。

38. 参苍鼻炎丸

【组成】苍耳子15克，玄参30克，当归15克，银花12克，黄芩9克，白芷9克，辛夷6克，菊花6克，柴胡6克，薄荷6克，生甘草6克。

【制法】水丸。上药共研细末，和匀，水泛为丸，如梧桐子大，晒干，贮瓶备用。

【用法】口服。每次服6～9克，每日服2次，温开水送下。

【功能】清热解毒、祛风通窍。

【主治】急性鼻炎。

【附记】引自《集验中成药》。屡用效佳。

39. 薄荷散

【组成】薄荷6克，硼砂2克，冰片1.5克。

【制法】散剂。上药共研极细末，和匀，贮瓶备用。

【用法】外用。每用适量，用凡士林调匀，涂鼻孔内，日涂数次。

【功能】祛风通窍、消炎防腐。

【主治】慢性鼻炎。

【附记】引自《程氏医学笔记》。屡用效佳。

40. 鼻炎膏（四）

【组成】①鲜野菊花、鲜石胡荽、鲜金钱草、鲜鹅不食草各适量。②麻黄10克，细辛10克，苍耳子10克，辛夷10克，白芷10克，川芎5克，冰片1.5克。

【制法】药膏。方①共捣烂如泥膏状，并取汁适量，备用。方②共研细末，和匀，以凡士林调匀成软膏状，收贮备用。

【用法】外用。方①将药渣（泥膏状）敷贴两足心涌泉穴上。外用纱布包扎固定。同时取药汁滴鼻，日滴 3 次。方②取药膏 20 克，外敷于两足心涌泉穴和肚脐上。上盖敷料，胶布固定。均为每日换药 1 次，5～10 次为 1 疗程。

【功能】①清热解毒。②祛风通窍、活血消炎。

【主治】鼻炎（急性鼻炎用方①，慢性鼻炎用方②），

【附记】引自程爵棠《足底疗法治百病》。笔者经验方。临床屡用，效果均佳。

41. 鼻炎膏（五）

【组成】鹅不食草 15 克，辛夷 15 克，苍耳子 15 克，黄芩 10 克，青黛 10 克，白芷 10 克，石菖蒲 10 克，金银花 15 克，细辛 5 克，冰片 5 克。

【制法】药膏。上药共研细末，和匀，贮瓶备用，勿令泄气。

【用法】外用。用时每取药末 30 克，用陈醋适量，调匀稀糊状，外敷于双手心劳宫穴和肚脐上。上盖敷料，胶布固定。每日换药 1 次，10 次为 1 疗程。

【功能】祛风散寒、清热解毒、通窍止涕。

【主治】急慢性鼻炎。

【附记】引自程爵棠《手部疗法治百病》。屡用效佳。

42. 鼻炎散（二）

【组成】辛夷、栀子、石胡荽各等分，冰片为五分之一。

【制法】散剂。上药共研为极细末，和匀，贮瓶备用，勿令

泄气。

【用法】外用。每取药粉 0.6 克，用薄绸布包好，塞入患侧鼻孔内，每日换 2 次。

【功能】消炎、祛风、通窍。

【主治】慢性鼻炎。

【附记】引自《程氏医学笔记》。屡用屡验，效佳。

43. 六味鼻炎散

【组成】苍耳子 5 克，荆芥穗 5 克，辛夷 3 克，白芷 3 克，山柰 3 克，冰片 1 克。

【制法】散剂。上药共研极细末，和匀，贮瓶备用，勿令泄气。

【用法】外用。每用少许，吹入鼻孔中，每日吹 2 次。

【功能】祛风通窍。

【主治】慢性鼻炎。

【附记】引自《程氏医学笔记》。屡用效佳。

44. 银耳鼻炎膏散

【组成】苍耳子 9 克，石胡荽 9 克，鱼脑石 12 克，辛夷 12 克，藿香 12 克，薄荷 12 克，金银花 15 克，菊花 9 克，细辛 3 克，白芷 3 克，冰片 1.5 克。

【制法】散剂。上药共研极细末，和匀，贮瓶备用，勿令泄气。

【用法】外用。每用少许，吹入患侧鼻孔中，每日吹 2～3 次。

【功能】清热解毒、祛风通窍。

【主治】急、慢性鼻炎。

【附记】引自《临床验方集》。笔者师传秘方。临床验证效佳。

45. 鼻炎冲剂（颗粒）

【组成】辛夷600克，生地黄900克，连翘600克，金银花900克，白芷600克，苍耳子900克，炒栀子600克，川芎1200克，当归600克，生甘草1200克，薄荷脑2克。

【制法】冲剂。先将甘草、当归粉碎，过80目筛，取细粉1000克备用。将粗渣连同余药（薄荷脑除外），加水煮提两次，过滤。滤液合并，浓缩至5000毫升，加95%乙醇7500毫升，搅匀，放置过夜，过滤。滤液减压回收乙醇并浓缩至1500毫升。将保留的细粉与浓缩液混合均匀，制成软材，分成小块，在80℃左右干燥后，磨成细粉，用95%乙醇湿润制粒，蜜温干燥，将薄荷脑溶于适量乙醇中，与干颗粒充分混匀。密闭放置半小时后，分装备用（约100袋）。

【用法】口服。每日服1袋，分两次，温开水冲服。

【功能】散风清热。

【主治】慢性鼻炎。

【附记】引自曹春林《中药制剂汇编》。屡用效佳。本方中除当归外，辛夷、川芎均含多量挥发油，煎膏时容易损失，故可考虑将当归、川芎、甘草（半量）留细粉外，将辛夷蒸馏提油，药渣与余药合煎成膏。将辛夷油与细粉混匀后，再与煎膏混合制粒。亦可将辛夷油用乙醇稀释后，喷雾在制成的干燥颗粒上。

46. 鼻炎冲剂

【组成】辛夷500克，升麻200克，藁本300克，防风300

克，白芷300克，甘草200克，青黛100克。

【制法】冲剂。取辛夷、升麻加水煮提3次，每次1小时，过滤。滤液合并，加热浓缩至稠膏状，加淀粉30克，搅匀。另取藁本、防风、白芷、甘草共磨细粉，过100目筛，与青黛共研混匀，加入上得的稠膏中，混匀，制粒，烘干，分装（每包3克），备用。

【用法】口服。每次服3克，每日服2～3次，温开水冲服。儿童每次服1～1.5克。

【功能】散风清热。

【主治】慢性鼻炎。

【附记】引自《北京市中草药制剂选编》。屡用效佳。

47. 鼻炎灵片

【组成】苍耳子200克，辛夷150克，白芷30克，细辛30克，黄芩30克，川贝母40克，淡豆豉40克，薄荷脑3.2克。

【制法】片剂。将苍耳子粉碎成粗粉，加70%乙醇浸渍2次，第1次24小时，第2次12小时，过滤，合并滤液，回收乙醇，浓缩成膏（90℃热测比重1.2），辛夷、细辛提挥发油，黄芩提黄芩素粗品，贝母、白芷、淡豆豉粉碎成细粉。然后将细粉、浸膏、黄芩素粗制品混合均匀，制成软材，制粒，低温烘干，放凉，加薄荷脑、挥发油，拌匀，压片，包绿色糖衣，即得。片心重0.3克，贮瓶备用。

【用法】口服。每次服2～4片，一日服3次，饭后温开水送服。

【功能】通窍消肿、祛风退热。

【主治】急慢性鼻炎，鼻塞头痛，浊涕臭气，嗅气失灵。

【附记】引自《河南省药品标准》。屡用效佳。服药期间，忌辛辣食物。

48. 鼻炎糖浆

【组成】 黄芩 156 克，白芷 150 克，苍耳子 156 克，辛夷 156 克，鹅不食草 156 克，麻黄 72 克，薄荷 73 克。

【制法】 糖浆剂。上药加水煎煮 3 次，滤汁去渣，合并滤液，加热浓缩为糖浆状，加赤砂糖适量（约 300 克）拌匀即得。贮瓶备用。

【用法】 口服。每次服 20 毫升，每日服 3 次。

【功能】 清热解毒、消肿通窍。

【主治】 由肺热上攻，鼻塞头痛，鼻腔红肿，涕浊，不闻香臭，舌尖红，苔薄黄，脉浮数。可用于急、慢性鼻炎。

【附记】 引自《集验中成药》。屡用效佳。

49. 鼻 炎 片

【组成】 苍耳子 93 克，白芷 93 克，防风 93 克，荆芥 93 克，野菊花 93 克，麻黄 60 克，知母 60 克，五味子 60 克，甘草 60 克，辛夷 39 克，黄柏 39 克，连翘 39 克，桔梗 30 克，细辛 30 克。

【制法】 片剂。上药依法加工制成颗粒，压制成片，每片心重 0.4 克，包糖衣，贮瓶备用。

【用法】 口服。每次服 3～4 片，每日服 3 次，饭后温开水送服。小儿酌减或遵医嘱。

【功能】 疏风解表。

【主治】 由风热之邪壅于鼻窍，鼻孔肿痛，鼻流浊涕，不闻香臭，舌尖红苔薄黄，脉浮数。可用于急、慢性鼻炎及副鼻窦炎。

【附记】引自《集验中成药》。屡用效佳。忌食辛辣食物。

50. 鼻通丸

【组成】苍耳子667克，辛夷125克，芦根50克，桑叶50克，桔梗30克，甘草30克。

【制法】蜜丸。上药共研细末，和匀，炼蜜为丸，每丸重9克。分装备用。

【用法】口服。每次服1丸，每日服2次，温开水送服。

【功能】疏风解表。

【主治】由外感风寒，肺热内蕴引起的鼻塞不通，鼻流清涕，头痛流泪，舌尖红苔薄白，脉浮紧。可用于急、慢性鼻炎。

【附记】引自《集验中成药》。屡用效佳。忌食辛辣食物。

51. 鼻虫蚀膏

【组成】五倍子5克，胡麻油50毫升。

【制法】药膏。将五倍子研为细末，入胡麻油调成软膏状，备用。

【用法】外用。用时取药膏涂擦患鼻内，每日涂2～3次。

【功能】敛疮、杀虫、止痒。

【主治】慢性鼻炎（鼻窒塞发痒）。

【附记】引自《湖南省中医单方验方》。屡用效佳。

52. 黄连膏（二）

【组成】黄连9克，当归尾15克，生地黄30克，黄柏9克，姜黄9克，香油360毫升。

【制法】 药膏。将香油入锅内，投入，上药熬至焦枯，滤去渣，下黄蜡120克，熔化尽，搅匀。用夏布将油滤净，倾入瓷盆内，以柳枝不时搅之，候凝膏成，备用。

【用法】 外用。每用少许，涂于鼻腔内，每日涂2～3次。

【功能】 凉血活血、清热消肿。

【主治】 慢性鼻炎、鼻疮。

【附记】 引自《全国中药成药处方集》。屡用效佳。

53. 神愈散

【组成】 细辛、白芷、防风、羌活、当归、半夏、川芎、桔梗、茯苓、陈皮各等分。

【制法】 散剂。上药共研细末，和匀过筛，贮瓶备用。

【用法】 口服。每次服9克，日服2次，用薄荷9克，生姜3片，煎汤送服。

【功能】 祛风散寒、活血化痰、宣肺通窍。

【主治】 肺热鼻流浊涕，壅塞不通，又治鼻不闻香臭。

【附记】 引自明代龚廷贤《寿世保元》。屡用神效。

54. 辛夷散（三）

【组成】 辛夷、细辛、藁本、升麻、川芎、木通、防风、羌活、白芷、炙甘草各等分。

【制法】 散剂。上药共研极细末，和匀，贮瓶备用。

【用法】 口服。每次服6～9克，每日服2次，饭后用温开水冲服。

【功能】 疏散风寒、通利鼻窍。

【主治】头痛，鼻塞，涕出不畅，不闻香臭。可用于急慢性鼻炎，以及血管神经性头痛等病症。

【加减】若见鼻流黄浊涕者，加黄芩、连翘、银花；咽痒轻哕者，加桔梗、牛蒡子；顽固性头痛者，酌加当归、赤芍、丹参等药。

【附记】引自宋代严用和《济生方》。屡用神效。

（三）萎缩性鼻炎

萎缩性鼻炎，多属中医“鼻藁”范畴。本病病程缠绵，根治颇难。

病因

多因肺卫受邪，日久化燥伤津，鼻窍失养所致。

症状

鼻腔干燥，嗅觉失灵，亦不知痛痒，且多伴有咳嗽，咽痛，大便燥结等。

治疗方药

1. 辛苍吹鼻散

【组成】辛夷 100 克，苍耳子 100 克，白芷 100 克，丝瓜藤 100 克，绿矾 50 克，薄荷 80 克。

【制法】散剂。上药共研极细末，和匀，过 100 目筛，再研末过筛，和匀，贮瓶备用。

【用法】外用。每用 0.1 克吹入患鼻孔中，或放纸片上令患者以鼻吸之。每日吹 3 次。10 天为 1 疗程。每 1 疗程后间隔 3～5 天后再进行治疗，直至痊愈为度。

【功能】疏风泄热、通窍散结。

【主治】萎缩性鼻炎，过敏性鼻炎。

【附记】引自程爵棠《百病中医鼻脐疗法》。治疗 80 余例，效果较好。本方初次使用时，鼻腔内稍有痛感，且鼻涕增多，10 次后即可适应。

2. 五白吹鼻散

【组成】五谷虫 12 克，白芷 6 克，辛夷 5 克，芫花 3 克，龙脑冰片 3 克。

【制法】散剂。先将前四味药共研细末，再入龙脑冰片同研极细，和匀，贮瓶备用，勿令泄气。

【用法】外用。每日早、中、晚用吹药管取药散少许，吹入患鼻孔中。

【功能】疏风泄热、化积散结、芳香通窍。

【主治】萎缩性鼻炎。

【附记】引自查少农《中草药外治验方选》。屡用效佳。笔者临床验证证明，疗效显著，通常用药 3～5 周即可见效或痊愈。

3. 冰菊鼻炎膏

【组成】野菊花 10 克，冰片 1 克，蜂蜜 60 克。

【制法】药膏。将冰片研末，再将野菊花放在蜂蜜内隔水蒸 1～2 小时，取出野菊花，待温度稍降低后（约 35℃左右），再将研好的冰片面放入蜂蜜内调匀即成。贮瓶备用，勿泄气。

【用法】外用。用棉签蘸少许药膏，涂入患鼻腔内，每日3次。

【功能】消炎解毒、通窍止涕。

【主治】萎缩性鼻炎。

【加减】同时加用内服汤剂。药用桑叶10克，鱼腥草15克，炙刺猬皮10克，生地黄15克，天花粉10克。上药水煎2次，混合，分2次内服。每日1剂，10日为1疗程，至愈为止。

【附记】引自《中国当代中医名人志》。屡用效佳。

4. 黑参丸

【组成】玄参、生地黄、麦冬各等分。

【制法】蜜丸。上药共研细末，和匀，炼蜜为丸，每丸重9克。分装备用。

【用法】口服。每日早、晚各服1丸，白开水化服。同时加用麻油加蜜清汁各半，混匀，点患鼻，每日3次。

【功能】养肺润燥。

【主治】萎缩性鼻炎。

【附记】引自程爵棠《单方验方治百病》。屡用效佳。本方对慢性咽喉炎亦有显著疗效。

5. 脑石散

【组成】鱼脑石6克，橄榄炭6克，冰片1.3克。

【制法】散剂。上药共研为极细末，和匀，贮瓶备用，勿令泄气。

【用法】外用。每取本散少许，吹入鼻孔内，每日吹数次，直至治愈。

【功能】消炎通窍。

【主治】萎缩性鼻炎。

【附记】引自程爵棠《单方验方治百病》。屡用效佳。

6. 苍耳口服液

【组成】苍耳草30克，鸭跖草30克，玉米须30克，丝瓜藤30克，石胡荽6克。

【制法】浓缩液。上药加水煎煮3次，滤汁去渣，合并滤液，加热浓缩成口服液。每毫升内含生药2克，贮瓶备用。

【用法】口服。每次服20毫升，每日服2次，10日为1疗程。

【功能】消炎、祛风、通窍。

【主治】萎缩性鼻炎。

【附记】引自《程氏医学笔记》。屡用屡验。

7. 皮草口服液

【组成】赤芍9克，粉丹皮9克，黄芩6克，茜草6克，墨旱莲12克，前胡6克，白桔梗4.5克，桑白皮9克，瓜蒌皮9克，甘草2.5克，辛夷4.5克。

【制法】浓缩液。上药加水煎煮3次，滤汁去渣，合并滤液，加热浓缩成口服液。每毫升内含生药2克。贮瓶备用。

【用法】口服。每次服20毫升，每日服2次。10日为1疗程。

【功能】清热凉血、宣肺化痰。

【主治】萎缩性鼻炎（痰热互阻，肺气失宣型）。

【加减】鼻燥咽干痛者，加玄参9克。

【附记】引自《名医治验良方》。张赞臣方。屡用效佳。

8. 九味鼻炎丸

【组成】玄参、麦冬、生地黄、天花粉、辛夷、苍耳子、白芷、野菊花、石菖蒲各等分。

【制法】蜜丸。上药共研细末，和匀，炼蜜为丸，每丸重9克，分装备用。

【用法】口服。每次服1丸，每日服3次，白开水化服。

【功能】养阴清热、祛风宣肺。

【主治】萎缩性鼻炎。

【附记】引自《临床验方集》。程爵棠方。多年应用，颇具效验。

9. 七味鼻炎散

【组成】苍耳子15克，辛夷15克，川贝母15克，天花粉15克，青果炭9克，桔梗6克，上梅片3克。

【制法】散剂。上药共研极细末，和匀，贮瓶备用，勿令泄气。

【用法】外用。每用少许，吹入鼻孔中，每日吹3次。或取此散适量，用麻油、蜂蜜各半炼之，入药粉调匀成糊膏状，涂于患鼻孔内，每日涂3次。

【功能】清热润肺、祛风通窍。

【主治】萎缩性鼻炎。

【附记】引自《临床验方集》。程爵棠方。临床屡用，效果甚佳。若与九味鼻炎丸配合使用，内外并治，效果尤佳。若本方去川贝母、天花粉，用治慢性鼻炎，效果亦佳。

10. 塞鼻膏

【组成】 桃树嫩叶尖适量。

【制法】 药膏。将桃树叶捣烂如绒成棉球状，备用。

【用法】 外用。取药球塞入患鼻中。用药10～20分钟后，清涕量增多，待不能忍受时，方可弃药。每药球可连用4天。每日换药1～2次，连续用药7天。

【功能】 消炎、通鼻窍。

【主治】 萎缩性鼻炎。

【附记】 引自程爵棠《百病中医鼻脐疗法》。治疗40例，痊愈37例，好转3例。笔者临床验证，一般连用7～10天即可告愈。

11. 滴鼻膏（液）

【组成】 夏枯草9克，辛夷3克，苍耳子3克。

【制法】 药膏。上药共研极细末，用芝麻油适量调和成稀糊状，贮瓶备用。

【用法】 外用。每取此膏适量，滴入患鼻中，每次滴2滴，每日2～3次。1～2周为1疗程。

【功能】 祛风泄热、散结通窍。

【主治】 萎缩性鼻炎。

【附记】 引自程爵棠《百病中医鼻脐疗法》。临床屡用，效果良好，笔者验之临床，一般用药15～30天，即获良效或痊愈。

（四）过敏性鼻炎

过敏性鼻炎，又称变态反应性鼻炎。为身体对某些过敏原敏感性增高而出现以鼻黏膜病变为主的一种异常反应。中医谓之为“鼻鼽”。是指以突然和反复发作的鼻痒、喷嚏、流清涕、鼻塞等为特征的鼻病。临床上分为两型，即常年性发作型变应性鼻炎和季节性变应性鼻炎（花粉病或枯草热）。是临床较为常见多发的鼻病，且多反复发作，不易根治。

病　因

本病多属本虚标实之证，与肺、脾、肾三脏关系密切。肺上虚弱，卫阳不固，腠理疏松，风寒或风热之气（邪）乘虚而入，邪正相搏，肺气不得调，津液停聚，鼻窍壅塞，遂致喷嚏频作；肾水侮土，脾不化津，气不摄液，则清涕涟涟，肾气虚弱而摄纳无效，气不归元，耗散于上，诸症迁延不断。总之，正虚于内，邪客鼻窍而致；久之凝积鼻窦，则鼻息肉兼作。

症　状

鼻常流清涕，鼻塞，喷嚏频作，嗅觉减退，咳嗽，或伴寒热，类似伤风感冒之症。且常反复发作。

治疗方药

1. 鼻炎散

【组成】瓜蒂粉、黄连、冰片各适量。

【制法】散剂。上药共研极细末，和匀，贮瓶备用，勿令泄气。

【用法】外用。每取本散少许，吹入患鼻中。每2天吹1次，3次为1疗程。

【功能】消炎、通窍、止涕。

【主治】过敏性鼻炎，慢性鼻炎。

【附记】引自《中国当代中医名人志》。多年应用，效果良好。原方中无剂量，笔者应用，方中前2味为各等分，后1味为十分之一。或加辛夷等分。验之临床，效果甚佳。

2. 鼻炎效方

【组成】鹅不食草30克，辛夷30克，白芷15克，薄荷15克，苍耳子60克，冰片1克。

【制法】散剂。先将前5味药共研极细末，再加入冰片同研极细，和匀，反复磨研，贮瓶备用，勿令泄气。

【用法】外用。每取本散少许，吹入患鼻中，每日吹2～3次，不可间断，日久疗效显著。

【功能】散风热、通鼻窍。

【主治】过敏性鼻炎，慢性鼻炎，副鼻窦炎。

【附记】引自《中国当代中医名人志》。坚持用药，不间断，疗效显著。

3. 二味鼻炎散

【组成】煅鱼脑石10克，冰片3克。

【制法】散剂。上2味药，分别研为极细末，再混合共研和匀，贮瓶备用，勿令泄气。

【用法】外用。用时取本散少许，置手指上，按于患鼻孔吸之，每日吸3次。交替使用。若用药后鼻中发干，可先涂芝麻油少许后再吸之。10日为1疗程。

【功能】芳香通窍、消炎止涕。

【主治】过敏性鼻炎。

【加减】同时加用内服汤剂方：党参、黄芪、白术、防风、辛夷、诃子肉、牡蛎（先煎）各10克，蝉蜕3克。每日1剂，水煎服。

【附记】引自《中国当代中医名人志》。屡用效佳。一般用药1疗程可获初效，2～3个疗程即获痊愈或显效。又本方用鱼脑石3克，冰片0.3克。共研极细末，吹鼻。每日2次。10日为1疗程。治疗鼻炎、副鼻窦炎，效果亦佳。

4. 白石散（一）

【组成】鹅不食草10克，白芷10克，鱼脑石10克，薄荷6克。

【制法】散剂。上药共研极细末，和匀，贮瓶备用。

【用法】外用。每取本散少许吹入鼻孔中，每日吹数次，直至治愈为止。

【功能】祛风通窍。

【主治】过敏性鼻炎。

【附记】引自程爵棠《单方验方治百病》。屡用效佳。

5. 黄防地龙冲剂

【组成】生黄芪6克，防风9克，苍耳子15克，千里光12克，白花蛇舌草12克，地龙9克，白芷9克，藁本6克，净麻黄 9 克，补骨脂 9 克，广天仙子 9 克，大枣 9 克。

【制法】冲剂。上药依法加工，制成颗粒冲剂。分作 2 包，备用。

【用法】口服。每次服 1 包，日服 2 次。温开水冲服。2 个月为 1 疗程。

【功能】祛风通窍、补肺益肾。

【主治】过敏性鼻炎。

【附记】引自胡熙明《中国中医秘方大全》。夏翔方。治疗 50 例，显效（自觉症状完全消失，鼻甲黏膜恢复正常）26 例；有效（自觉症状显著减轻，鼻甲黏膜色泽、水肿改善）13 例，无效 11 例。总有效率为 78%。

6. 辛芩冲剂

【组成】细辛 9 克，黄芩 12 克，荆芥 12 克，防风 12 克，白芷 12 克，苍耳子 9 克，石菖蒲 15 克，桂枝 6 克，黄芪 15 克，白术 12 克。

【制法】冲剂。上药共研细末，加淀粉 30 克，和匀，按湿法制成颗粒，低温干燥。分装（每包 30 克）备用。

【用法】口服。每次服 1 包，每日服 3 次，温开水冲服。儿童用量酌减。20 天为 1 疗程。

【功能】益气健脾、祛风通窍。

【主治】过敏性鼻炎。

【附记】引自胡熙明《中国中医秘方大全》。申辛方。治疗 367 例，显效（症状全部缓解，鼻黏膜恢复正常）84 例；有效（发病次数减少，程度减轻）210 例，无效 73 例。总有效率为 80.1%。

7. 七味鼻炎膏

【组成】辛夷10克，苍耳子10克，蝉蜕10克，五味子10克，防风10克，白术10克，黄芪30～50克（肺气虚则重用）。

【制法】药膏。上药共研细末，和匀，贮瓶备用。

【用法】外用。用时每取药末40克，用白酒或食醋适量调和为糊状，分敷于双手心劳宫穴和肚脐上。敷料覆盖，胶布固定。每日换药1次，10次为1疗程。

【功能】益气固表、通窍抗敏。

【主治】过敏性鼻炎（肺虚不固型）。

【附记】引自程爵棠《手部疗法治百病》。笔者经验方。对证施治，颇具效验。若加用本方制成膏滋，内外并治，效果尤佳。

8. 八味鼻炎膏

【组成】辛夷30克，丝瓜络30克，黄芪30克，川黄柏15克，明矾15克，鹅不食草30克，蝉蜕9克，葶苈子9克。

【制法】药膏。上药共研细末，和匀，贮瓶备用。

【用法】外用。用时每取本散30克，以食醋调匀成软膏状，外敷于双足心涌泉穴和肚脐上。上盖敷料，胶布固定。每日换药1次，10次为1疗程。

【功能】益气通络、清热祛湿、祛风通窍。

【主治】过敏性鼻炎。

【附记】引自程爵棠《足底疗法治百病》。笔者经验方。屡用效佳。

9. 益气祛风膏

【组成】黄芪 200 克，白术 100 克，防风 100 克，党参 100 克，茯苓 150 克，桔梗 30 克，苍耳子 100 克，辛夷 100 克，蝉蜕 60 克，紫苏 100 克，荆芥 100 克，怀山药 150 克，生甘草 30 克，阿胶 150 克。

【制法】膏滋。上药除阿胶外，余药加水煎煮 3 次，滤汁去渣，合并滤液，加热浓缩为清膏，再将阿胶加适量黄酒浸泡后，隔水炖烊，冲入清膏和匀，然后加饴糖 300 克，收膏即成。贮瓶备用。

【用法】口服。每次服 15～30 克，每日服 2 次，白开水调服。

【功能】益肺健脾、祛风通窍。

【主治】过敏性鼻炎（肺虚邪滞型）。多表现为间歇性鼻塞，时轻时重，晨起鼻痒，喷嚏阵阵发作，鼻涕色白清稀，受寒后症状加重，常伴神疲乏力，食少便溏等。

【加减】如鼻塞流涕较重者，加路路通 150 克，白芷 100 克，细辛 50 克；如反复感冒者，加紫河车粉 30 克（兑入），生晒参粉 50 克（兑入）。

【附记】引自汪文娟《中医膏方指南》。屡用效佳。

10. 活血祛风膏

【组成】当归 100 克，川芎 100 克，赤芍 150 克，细辛 50 克，白芷 150 克，苍耳子 150 克，藿香 150 克，薄荷 100 克，红花 60 克，桃仁 100 克，穿山甲 100 克，陈皮 60 克，桔梗 30 克，路路通 150 克。

【制法】膏滋。上药加水煎煮3次，滤汁去渣，合并滤液，加热浓缩为清膏。再加蜂蜜300克收膏即成。贮瓶备用。

【用法】口服。每次服15～30克，每日服2次，白开水调服。

【功能】活血化瘀、祛风通窍。

【主治】过敏性鼻炎（气血瘀滞型）。多表现为持续性鼻塞，喷嚏较少，鼻涕黏稠，嗅觉减退和迟钝，常伴有头昏头痛，鼻黏膜呈暗红色，鼻甲肿大，且表面不光滑。

【加减】如鼻涕黏稠，不易擤出者，加生地黄100克，南沙参150克，黄芩100克；鼻塞头痛较重者，加地龙100克，僵蚕150克，蒺藜150克。

【附记】引自汪文娟《中医膏方指南》。屡用效佳。同时要增强体质，提高自身的抗病能力，减少感冒；要保持室内清洁，空气畅通，避免灰尘，气味刺激而诱发；要明确过敏源，避免接触，以防止发病。

11. 辛夷软膏

【组成】辛夷叶30克（洗净焙干），细辛15克，木通15克，白芷15克，杏仁30克（去皮），木香15克。

【制法】药膏。上药除杏仁外，余药共研细末，次将杏仁捣烂如泥，加猪脂30克，同诸药末，和匀，于石瓦器中熬成软膏，赤黄色为变，于地上放冷，入脑射3克（研末），拌匀，贮瓶备用。

【用法】外用。每用少许涂鼻中。每日2次。

【功能】祛风散寒、理气化瘀。

【主治】小儿过敏性鼻炎（小儿鼻久流清涕）。

【附记】引自金代朱丹溪《丹溪心法》。屡用有效。

12. 细辛膏

【组成】细辛 20 克，川椒 20 克，干姜 20 克，川芎 20 克，吴茱萸 20 克，附子 20 克，皂角 15 克，桂心 30 克，猪脂 180 克。

【制法】药膏。先将前 8 味药，用苦酒浸泡 24 小时。猪脂入锅熬油去渣后，入上药煎熬至附子变成黄色止，取出药渣存药油备用。

【用法】外用。用药棉签蘸药油塞入患鼻孔中。每日 3 次。

【功能】祛寒通窍、祛风散结。

【主治】过敏性鼻炎。

【附记】引自元代危亦林《世医得效方》。经治疗 40 例，痊愈 25 例，好转 11 例，无效 4 例。又《三因极一病证方论》辛夷散，即本方加辛夷 15 克。《华佗神医秘传》云，即本方减桂心，三方之主治，用法均相似，疗效均佳。

13. 香附散

【组成】香附、荜茇各等分。

【制法】散剂。上药共研极细末，和匀，贮瓶备用。

【用法】外用。每用本散少许，吹入患鼻孔中。每日吹 3 次。

【功能】散寒解郁、通窍散结。

【主治】过敏性鼻炎合并鼻息内。

【附记】引自元代危亦林《世医得效方》。临床屡用，疗效较好。笔者验之临床，本方对改善症状有较好的疗效，但对鼻息肉疗效欠佳，应更方治之。

14. 辛夷吹鼻散

【组成】辛夷 9 克，薄荷叶 3 克，飞滑石 9 克，风化硼砂 9 克，冰片 0.9 克，鹅不食草 9 克。

【制法】散剂。上药共研极细末，和匀，贮瓶备用，勿令泄气。

【用法】外用。每用本散少许，吹入患鼻中，每日吹 2～3 次。

【功能】祛风、消炎、通窍。

【主治】过敏性鼻炎。

【附记】引自程爵棠《百病中医诸窍疗法》。屡用效佳。

15. 扑冰散

【组成】冰片 2 克，扑尔敏 400 毫克。

【制法】散剂。上药共研极细末，和匀，贮瓶备用，勿令泄气。

【用法】外用。每用少许，先从一侧鼻孔猛吸一下，再从另一侧鼻孔吸入等量，每日吸 2～3 次。

【功能】消炎通窍、抗敏止痒。

【主治】过敏性鼻炎。

【附记】引自程爵棠《百病中医诸窍疗法》。治疗 83 例，痊愈 80 例，好转 3 例。又另治急性上呼吸道感染，鼻塞流涕 100 例，效佳。

16. 蔡氏鼻炎丸

【组成】熟地黄 30 克，山药 10 克，茯苓 10 克，牡丹皮 10

克，泽泻 10 克，山茱萸 10 克，肉桂 6 克，制附子 6 克，苍耳子 6 克，白芷 6 克，辛夷 6 克，薄荷 3 克。

【制法】水丸。上药共研细末，和匀，水泛为丸，如梧桐子大，晒干，贮瓶备用。

【用法】口服。每日服 9 克，每日服 3 次，饭后用酒或温开水送服。儿童酌减。

【功能】温补肺肾、芳香透窍。

【主治】过敏性鼻炎（肺肾阳虚型）。症见鼻塞，喷嚏频作，流清稀涕，双侧鼻黏膜淡白肿胀。形寒肢冷，腰膝酸软，下肢不温，舌质淡，苔薄白，脉沉弱。

【加减】同时配合外熏方：苍耳子 10 克，白芷 10 克，薄荷 6 克，辽细辛 9 克（可随症加味），上药加水一碗半，煎至一碗，倒入瓷缸内，用鼻吸入其蒸气，从口中呼出。每晚睡前熏，每次 10～20 分钟。次日可加热再熏，一剂药可连熏 6 天。

【附记】引自《名医治验良方》。蔡福养方。屡用效佳。

17. 鼻鼽散

【组成】薄荷叶 3 克，防风 4.5 克，黄芪 9 克，白术 9 克，前胡 6 克，牛蒡子 9 克，桔梗 4.5 克，甘草 2.5 克，辛夷 4.5 克，百合 9 克，南沙参 9 克，北沙参 9 克，甘草 2.5 克，石菖蒲 2.5 克。

【制法】散剂。上药共研极细末，和匀，贮瓶备用。

【用法】口服。每次服 6～9 克，每日服 3 次，温开水冲服。

【功能】益气固表、疏邪通窍。

【主治】过敏性鼻炎（卫阳不固型）。症见间歇性鼻塞，易伤风感冒，流清水样鼻涕，鼻痒，阵发性打喷嚏，咽干，平素怕冷怕风，舌淡红，苔薄白，脉细涩。

【附记】引自《名医治验良方》。张赞臣方。临床屡用，收效显著。

18. 劫敏丸

【组成】黄芪10克，乌梅10克，诃子肉10克，地龙10克，柴胡3克，防风6克，豨莶草6克。

【制法】蜜丸。上药共研细末，和匀，炼蜜为丸，每丸重9克。分装备用。

【用法】口服。每次服1丸，每日服3次，白开水化服。

【功能】益气解表、抗敏止涕。

【主治】过敏性鼻炎。

【附记】引自《名医治验良方》。干祖望方。临床上用此方治疗长年性发作和季节性发作的各类比较顽固的过敏性鼻炎，尤其是脾肺气虚所致者，常取得满意疗效。

19. 鼻鼽丹

【组成】生黄芪20克，白术10克，防风10克，当归10克，辛夷10克，五味子10克，石菖蒲10克，白芍15克，苍耳子10克，地龙6克，蝉蜕6克，甘草6克，细辛3克。

【制法】散剂。上药共研细末，和匀，贮瓶备用。

【用法】口服。每次服9克，每日服2次，温开水冲服。儿童酌减。

【功能】益气固表、通利鼻窍。

【主治】过敏性鼻炎。症见间歇性鼻塞打喷嚏，鼻腔作痒，大量清水样鼻涕，双鼻腔黏膜苍白，水肿等。遇冷即发，得暖则缓。反复发作，经久难愈。

【加减】若恶风怕冷，自汗明显者，重用生黄芪至30克；伴有头痛者，加白芷10克；伴有黄脓涕者加黄芩10克，败酱草20克；食少纳呆，周身乏力者，加党参20克，茯苓15克，陈皮10克。

【附记】引自《程氏医学笔记》。屡用效佳。

20. 五香散

【组成】公丁香3克，荜茇3克，五倍子5克。

【制法】散剂。上药共研极细末，和匀，贮瓶备用。

【用法】外用。每取本散适量，用脱脂药棉薄裹药粉如球状，塞入患者患侧鼻孔中以嗅其气。每日早、中、晚各换药1次。

【功能】温散通窍、收敛止涕。

【主治】鼻流清涕不止。

【附记】引自查少农《中草药外治验方选》。疗效显著。通常用药1～2次可愈。

21. 菖蒲散

【组成】石菖蒲、皂角各等分。

【制法】散剂。上药共研极细末，和匀，贮瓶备用。

【用法】外用。每取本散少许，用药棉薄裹之如球状，塞入患侧鼻孔中。每日换药3次。

【功能】清肺化痰、通窍止涕。

【主治】过敏性鼻炎。

【附记】引自秦伯未《中医临证备要》。多年使用，效果良好。

22. 三味鼻炎膏

【组成】杏仁、附子、细辛各等分。

【制法】药膏。上药共研极细末，和匀，入麻油适量调和成稀糊状，贮瓶备用。

【用法】外用。每用本膏涂或滴鼻，每日 3 次，或用药棉签蘸药膏涂鼻或塞鼻，每日 3 次。

【功能】温肺散寒、化痰、通窍止涕。

【主治】过敏性鼻炎。

【附记】引自晋代葛洪《肘后备急方》。屡用有效。又《太平圣惠方》即本方加川椒等分，主治、制法、用法同上，效果亦佳。又本方去杏仁，加木通、辛夷、桂心、甘遂、川芎。共研极细末，制蜜丸塞鼻，每日 1～2 次。主治同上，效佳。

23. 五味参术散

【组成】党参 10 克，白术 7 克，干姜 5 克，炙甘草 3 克，盐酸苯海拉明 1.25 克。

【制法】散剂。先将前 4 味药混合烘干，共研为极细末，加入苯海拉明（研末），混匀，贮瓶备用。

【用法】外用。每次用 0.2 克填脐，覆盖一软纸，再加棉花，外用胶布封固，3～7 日换药 1 次。

【功能】抗过敏、温补脾肺。

【主治】过敏性鼻炎。

【附记】引自程爵棠《百病中医鼻脐疗法》。屡用效佳。

24. 克敏灵

【组成】 白芥子 2 份，延胡索 1 份，甘遂 1 份，丁香 1 份，白芷 1 份，细辛 1 份。

【制法】 药膏。上药共研细末，和匀，用新鲜生姜汁调匀成糊膏状，装罐备用。

【用法】 外用。用小匙取出一定量药膏匀涂于 4 厘米×4 厘米的纱布棉垫中央，贴敷于大椎、肺俞（双）、膏肓（双）、肾俞（双）、膻中穴上，用胶布固定，每次贴敷 3 小时，5 天贴 1 次，3 次为 1 疗程。

【功能】 散寒逐饮、理气化痰、祛风抗敏。

【主治】 过敏性鼻炎。

【附记】 引自程爵棠《穴位贴敷治百病》。坚持使用，疗效显著。

25. 复方麝香膏

【组成】 白芥子、细辛、甘遂、辛夷各等分，麝香适量。

【制法】 药膏。将上药前 4 味共研细末，贮瓶备用。麝香研细另装密封，勿泄气。

【用法】 外用。用时取药末适量，用生姜汁调成厚糊状，做成如铜钱大的药饼。药面再放入少许麝香，分成贴敷于肺俞（双）、膏肓（双）、百劳（双）穴上。每次贴 6～8 小时后除去。10 天贴药 1 次，3～6 次为 1 疗程。

【功能】 温化逐饮、通窍抗敏。

【主治】 过敏性鼻炎。

【附记】 引自《治验秘录》。治疗 158 例，显效 29 例，有效

60例，无效69例。总有效率为56.40％。同时要注意：①若出现水泡者，可挑破流净水，再涂以甲紫药水，以防感染；②要注意天气变化，避免寒冷刺激和可能引起的过敏因素；③若适当配合固表扶正之中药内服，可提高疗效；④或用冲天椒，阴干，研细末，用蒜汁或姜汁调制成绿豆大，第1次贴于印堂、肺俞（双）；第2次贴于迎香、脾俞（双）、肾俞（双），轮流使用，7天为1个疗程，休息3天，再进行第2个疗程。一般治疗3个疗程，可收良效。

26. 抗敏膏

【组成】白芥子50克，细辛20克，甘遂20克，延胡索10克。

【制法】药膏。将上药烘干，共研为细末，和匀过筛，用新鲜生姜汁或蜂蜜调匀成药饼，药饼中心放麝香少许备用。

【用法】外用。于夏季初伏时，取药膏贴敷百劳、肺俞、膏肓俞（均取双侧），纱布覆盖，胶布固定。6～8小时后取下药饼；中伏时，贴敷大椎、风门（双）、脾俞（双）穴，4～6小时后应取下；末伏时，贴敷大杼（双）、肺俞（双）、肾俞（双）穴，3～6小时后取下。

【功能】祛风解表、理肺平喘、调理阴阳。

【主治】过敏性鼻炎。

【附记】引自程爵棠《穴位贴敷治百病》。屡用神验。由于本方药物刺激性，局部如起水泡，则按常规处理即可。

27. 参苡口服液

【组成】党参15克，黄芪15克，薏苡仁15克，山药15克，白术10克，防风10克，荆芥10克，桔梗10克，细辛6克，蝉蜕6克，生甘草8克，苍耳子15克，地龙6克。

【制法】浓缩液。上药加水煎煮3次，滤汁去渣，合并滤液，加热浓缩成口服液，每毫升内含生药2克。贮瓶备用。

【用法】口服。每次服30毫升，每日服2次。半个月为1疗程。

【功能】健脾益肺、祛风通窍。

【主治】过敏性鼻炎。

【加减】若鼻塞重者，加辛夷、石菖蒲、栀子各10克；若鼻黏膜水肿严重者，加猪苓、泽泻、茯苓各10克；若鼻涕中夹血者，加茜草、白茅根各10克；若食欲减退者，加苍术、鸡内金各10克。

【附记】引自《集验百病良方》。屡用效佳。总有效率可达100%。

28. 鼻鼽膏

【组成】生黄芪300克，苍耳子200克，牛蒡子150克，杭菊100克，诃子肉150克，乌梅150克，生地黄200克，辛夷150克，豨莶草150克，防风100克，柴胡100克，生甘草90克。

【制法】膏滋。上药加水煎煮3次，滤汁去渣，合并滤液，加热浓缩成清膏，再加蜂蜜300克收膏即成。贮瓶备用。

【用法】口服。每次服15～30克，每日服2次，白开水调服。10日为1疗程。

【功能】益气固表、祛风抗敏、凉血清肝。

【主治】过敏性鼻炎。

【附记】引自《程氏医学笔记》。多年应用，坚持用药，疗效显著。

29. 芪菊鼻炎膏

【组成】黄芪150克，杭菊花120克，羌活90克，防风90克，杏仁90克，辛夷90克，苍耳子90克，甘草60克，薄荷30克（后入），蝉蜕30克。

【制法】膏滋。上药加水煎煮3次（薄荷头煎15分钟），滤汁去渣，合并滤液，加热浓缩为清膏，再加蜂蜜300克收膏即成。贮瓶备用。

【用法】口服。每次服15～30克，每日服2次，白开水调服。

【功能】益气抗敏、祛风通窍。

【主治】过敏性鼻炎。

【附记】引自《集验中成药》。屡用有效，久服效佳。

30. 白石散（二）

【组成】石胡荽10克，白芷10克，苍耳子10克，薄荷6克。

【制法】散剂。上药共研极细末，和匀，贮瓶备用。

【用法】外用。每取本散少许，吹入鼻孔中，每日吹数次。

【功能】祛风通窍。

【主治】过敏性鼻炎。

【附记】引自《集验中成药》。屡用效佳。忌辛辣，戒烟酒，节房事。

31. 鹅辛散

【组成】鹅不食草6克，辛夷6克，薄荷3克，蝉蜕3克，冰片 0.5 克。

【制法】 散剂。上药共研极细末，和匀，贮瓶备用，勿令泄气。

【用法】 外用。每取本散少许，吹入鼻孔中，每日吹数次。

【功能】 祛风通窍。

【主治】 过敏性鼻炎。

【附记】 引自《程氏医学笔记》。屡用效佳。

32. 麻桂口服液

【组成】 麻黄 9 克，桂枝 9 克，杏仁 9 克，生姜 9 克，石膏 20 克，紫草 12 克，乌梅 12 克，石榴皮 12 克，五味子 10 克，甘草 5 克，大枣 4 枚。

【制法】 浓缩液。上药加水煎煮 3 次，滤汁去渣，合并滤液，加热浓缩成口服液。每毫升内含生药 2 克。贮瓶备用。

【用法】 口服。每次服 20 毫升，每日服 3 次。

【功能】 辛温解表、凉血解热、调营和中、收敛抗敏。

【主治】 过敏性鼻炎。

【加减】 体虚者，加黄芪、百合各 15 克；鼻塞重者，加细辛 3 克，路路通 15 克。

【附记】 引自《程氏医学笔记》。屡用效佳。

33. 鼻 鼽 丸

【组成】 党参 15 克，黄芪 15 克，白术 15 克，茯苓 15 克，防风 10 克，辛夷 10 克，乌梅 10 克，石菖蒲 10 克，白芷 10 克，五味子 6 克，柴胡 6 克，红枣 8 枚(去核)。

【制法】 水丸。上药共研细末，和匀，水泛为丸如梧桐子大，晒干，贮瓶备用。

【用法】口服。每次服9克，每日服2～3次，温开水送服。1个月为1疗程。

【功能】益气健脾、祛风通窍。

【主治】过敏性鼻炎。

【附记】引自《集验中成药》。坚持服用，效果甚佳。

34. 藁本散

【组成】藁本6克，羌活6克，桂枝6克，苍耳子6克，半夏6克，白芍6克，紫苏4.5克，细辛3克，川芎3克，白芷3克，生甘草3克。

【制法】散剂。上药共研极细末，和匀，贮瓶备用。

【用法】口服。每次服6～9克，每日服2次，温开水冲服。

【功能】祛风通窍。

【主治】过敏性鼻炎。

【附记】引自《集验中成药》。屡用有效。

35. 鼻鼽口服液

【组成】党参15克，白术10克，防风10克，细辛3克，荆芥10克，山药15克，薏苡仁15克，蝉蜕5克，桔梗10克，黄芪15克，诃子10克，甘草10克。

【制法】浓缩液。上药加水煎煮3次，滤汁去渣，合并滤液，加热浓缩成口服液。每毫升内含生药2克。贮瓶备用。

【用法】口服。每次服20毫升，每日服2次。

【功能】健脾益气、祛风通窍。

【主治】过敏性鼻炎。

【加减】鼻塞重者，加石菖蒲 15 克，辛夷 15 克，薄荷 6 克；鼻黏膜水肿严重，清涕多者，加泽泻 15 克，五味子 10 克。

【附记】引自《名医治验良方》。韦子章方。治疗 45 例，显效 15 例，有效 25 例，无效 5 例。

36. 辛芪散

【组成】生黄芪 20 克，白术 10 克，防风 10 克，当归 10 克，白芍 15 克，辛夷 10 克，细辛 3 克，蝉蜕 6 克，五味子 10 克，石菖蒲 10 克，甘草 6 克。

【制法】散剂。上药共研极细末，和匀，贮瓶备用。

【用法】口服。每次服 9 克，每日服 2 次，温开水冲服。

【功能】益气固表、开窍通络。

【主治】过敏性鼻炎。

【加减】恶风怕冷，自汗者，重用生黄芪至 50 克；头痛者，加白芷 10 克；黄脓涕者，加黄芪 10 克，败酱草 20 克。

【附记】引自《名医治验良方》。谷志平方。治疗 34 例，临床治愈（症状消失，鼻黏膜恢复正常）26 例，好转（症状好转，鼻黏膜略苍白）7 例，无效 1 例。

37. 健脾丸

【组成】党参 20 克，黄芪 20 克，白术 12 克，茯苓 12 克，山药 12 克，陈皮 6 克，益智 10 克，干姜 10 克，台乌 8 克，苍耳子 8 克，辛夷 8 克，防风 9 克，细辛 3 克，炙甘草 6 克。

【制法】水丸。上药共研细末，和匀，水泛为丸，如梧桐子大，晒干，贮瓶备用。

【用法】口服。每次服 6～9 克，每日服 3 次，温开水送服。

1个月为1疗程。

【功能】益气健脾、祛风散寒、通窍抗敏。

【主治】过敏性鼻炎。

【附记】引自《集验中成药》。李秩文方。治疗57例，痊愈39例，显效13例，无效3例。总有效率为94.74%。本方集玉屏风散、四君子汤、缩泉丸加苍耳子、辛夷、细辛、干姜为一方，标本兼顾，故收良效。

（五）失臭症

失臭症，中医谓之“鼻齆”。

病　因

《张氏医通》云：“肺气注于鼻，上荣头面，若风寒客于头脑，则气不通，久而郁热，搏于津液，脓涕结聚，则鼻不闻香臭，遂成齆。”说明本病证多因风寒闭肺，客于鼻窍所致。

症　状

鼻窍阻塞，不闻香臭。

治疗方药

本病与“鼻窒”相似，治可互参。

1. 瓜丁散

【组成】瓜蒂、细辛各等分。

【制法】散剂。上药共研极细末，和匀，贮瓶备用。

【用法】外用。每取本散少许，以药棉裹药粉塞入鼻孔中，须臾即通。不应，再用1次。

【功能】消炎通窍。

【主治】鼻齆息肉，嗅觉失灵。

【附记】引自宋代宋佐《类编朱氏集验医方》。本方治鼻齆，药塞鼻中，即化黄水点滴至尽，三四日即愈。不复发，疗效颇佳。

2. 雄黄散

【组成】雄黄1.5克，瓜蒂2枚，绿矾3克，麝香0.15克。

【制法】散剂。上药共研极细末，和匀，贮瓶备用，勿令泄气。

【用法】外用。每用本散少许搐鼻，每日3次。

【功能】消炎通窍。

【主治】鼻齆。

【附记】引自元代危亦林《世医得效方》。效果良好。

3. 加味瓜蒂散

【组成】瓜蒂15克，川黄连15克，赤小豆15克，龙胆1.5克。

【制法】散剂。上药共研极细末，和匀，贮瓶备用。

【用法】外用。每用本散少许，吹入鼻中，每日吹鼻3次。

【功能】清热泻火、活血通窍。

【主治】鼻齆（郁火型）。

【附记】引自清代张璐《张氏医通》。临床屡用，效果良好。凡郁火所致的鼻齆，用本方治之，无不立验。

4. 藜芦散

【组成】藜芦15克，瓜蒂15克，皂角15克，麝香0.15克，龙脑冰片1.5克。

【制法】散剂。上药共研极细末，和匀，贮瓶备用，勿令泄气。

【用法】外用。每用本散少许，吹入患鼻中。每日吹3次。

【功能】消炎化水、芳香通窍。

【主治】鼻齆。

【附记】引自清代张璐《张氏医通》。“去水以散其湿，湿除即愈。”本方验之临床，奏效颇捷，疗效显著。孕妇忌用。又《证治准绳》透顶散即本方。

5. 千金通草辛夷搐鼻法

【组成】通草4.5克，辛夷4.5克，细辛3克，甘遂3克，桂心3克，川芎3克，附子3克。

【制法】蜜丸。上药共研细末，和匀，用蜂蜜调和为丸，如鼻孔大，或桐子大，分装备用。

【用法】外用。用时取药丸塞入鼻中，每日换药1次。

【功能】疏风散寒、通阳利湿、活血通窍。

【主治】鼻齆、鼻塞。

【附记】引自清代张璐《张氏医通》。屡用屡验，效佳。

6. 白芷散（膏）

【组成】白芷、当归、川芎、细辛、辛夷、通草、桂心、茜草各等分。

【制法】药膏。上药用苦醋浸泡一宿，再用猪脂适量煎熬至白芷色黄为度，膏成去渣，收贮备用。

【用法】外用。每用本膏少许，滴入鼻中，或用药棉蘸药膏塞鼻。每日换药1次。鼻气通，即停止用药。

【功能】疏风祛湿、活血通窍。

【主治】鼻窒塞不通。

【附记】引自汉代华佗《华佗神医秘传》。坚持用药，效果良好。

7. 杏仁膏

【组成】杏仁15克，蜀椒5克，细辛5克，附子3克，食醋、猪脂适量。

【制法】药膏。先将前四味药用食醋浸泡一宿，再用猪脂煎熬令附子色黄。再继续煎熬，膏成去渣，收贮备用。

【用法】外用。每用本膏少许用药棉裹药膏，塞入鼻中。双鼻有疾，则交替塞之。同时再用药膏擦头，抹头。每日3次。

【功能】疏风祛寒、宣肺通窍。

【主治】小儿鼻塞。

【附记】引自汉代华佗《华佗神医秘传》。本方具有良好通气效果，屡用屡验，效佳。

8. 白香膏

【组成】当归、木香（不见火）、通草、蕤仁（去壳）、川芎、白芷各等分。

【制法】药膏。将上药捣碎，加羊髓以微火煎3～5沸，待白芷色黄，去渣，成膏后搓成如小豆大丸粒，贮瓶备用。

【用法】外用。用时取丸药塞入鼻中，每日2次。

【功能】祛风散寒、理气利湿、活血通窍。

【主治】鼻塞不利。

【附记】引自宋代严用和《济生方》。屡用神效。

9. 辛夷散

【组成】辛夷仁、细辛、藁本、升麻、川芎、木通（去节）、防风、羌活、甘草、白芷各等分。

【制法】散剂。上药共研细末，和匀，贮瓶备用。

【用法】口服。每次服6克，每日服2次，食后清茶调服。

【功能】祛风通窍、升清降浊。

【主治】肺虚，风寒湿热之气加之，鼻内壅塞，鼻涕出不已，或气息不通，或不闻香臭。

【附记】引自宋代严用和《济生方》。屡用神验。又《世医得效方》辛夷散，即本方，加苍耳子一半，余同上。《张氏医通》辛夷散，即本方去羌活，余同上。

10. 细辛膏

【组成】细辛0.9克，川椒0.9克，干姜0.9克，川芎0.9克，吴茱萸0.9克，附子0.9克，皂角屑15克，桂心30克，猪脂180克。

【制法】药膏。先将猪脂煎熬成油，去渣，再将上药前8味用醋浸泡一宿，取入油煎熬，至附子色黄为止，膏成去渣，收贮备用。

【用法】外用。每用药棉裹药膏塞入鼻中，每日换药1～

2次。

【功能】助阳、逐寒、通窍。

【主治】鼻塞脑冷，清涕出不已。

【附记】引自元代危亦林《世医得效方》。屡用神效。

11. 川芎散

【组成】川芎30克，槟榔30克，辣桂30克，麻黄30克，防己30克，木通30克，细辛30克，石菖蒲30克，白芷30克，木香15克，川椒15克，炙甘草15克。

【制法】散剂。上药共研为粗末，和匀，贮瓶备用。

【用法】口服。每次服9～12克，加生姜3片，苏叶1把，水煎，去渣温热，日服2次。

【功能】疏风散寒、利水通窍、理气活血。

【主治】鼻齆。

【附记】引自清代张璐《张氏医通》。屡用神效。

12. 治鼻塞不通方

【组成】石菖蒲、牙皂角、麻黄梗、辽细辛、薄荷脑各3克。

【制法】散剂。先将前4味药烘脆，共研极细末，再入薄荷脑同研极细，和匀，贮瓶备用，勿令泄气。

【用法】外用。每取本散少许，以脱脂药棉轻松地将药末裹成小球状，塞入鼻中，嗅其气，待鼻气畅通后即去掉。不应，再塞鼻1次必效。

【功能】芳香通窍。

【主治】鼻塞，不闻香臭。

【附记】引自查少农《中草药外治验方选》。屡用效佳。通常用药1～2次，鼻气即可畅通。

13. 二丁散

【组成】苦丁香、丁香、赤小豆各7枚。

【制法】散剂。上药共研极细末，和匀，贮瓶备用，勿泄气。

【用法】外用。每用本散少许，用细竹管吹入鼻中，每日吹2次。

【功能】解毒消肿、排脓通窍。

【主治】嗅觉失灵，流涕。

【附记】引自程爵棠《百病中医鼻脐疗法》。临床屡用，效果良好。

14. 儿茶散

【组成】儿茶15克，雄黄3克，轻粉3克，冰片0.3克。

【制法】散剂。上药共研极细末，和匀，贮瓶备用，勿令泄气。

【用法】外用。每用少许，吹入鼻中，每日吹2～3次。

【功能】解毒、化瘀、化痰、通窍。

【主治】臭鼻症。

【加减】如臭甚者，加锅墨1.5克。

【附记】引自清代《外科启玄》。屡用神效。

15. 轻杏散

【组成】杏仁、轻粉。

【制法】散剂。杏仁不拘多少，去皮尖，捣碎去油，使成白粉样，只用 0.6 克，加轻粉 0.3 克，和匀研成极细末，贮瓶备用。

【用法】外用。每用少许，吹入患处，每日吹 3～4 次。

【功能】解毒、杀虫、祛痰。

【主治】臭鼻症。

【附记】引自清代《疡医大全》。屡用神效。

（六）鼻窦炎

鼻窦炎，是指鼻窦黏膜急、慢性化脓性炎症，常累及骨膜和骨质。各窦可单独罹病，也可同时罹病。所有鼻窦均受累，则称全鼻窦炎。多属中医“鼻渊”或称“脑漏”范畴。是一种常见鼻病。病分急性、慢性两类，慢性者较多见，尤以上颌窦发病率最高。

病　因

急性多因风邪外袭，郁闭腠理，肺气不和；或阳邪火毒，上客鼻窍；或风寒上扰，郁滞鼻窍；或胆热移于脑，伤及鼻窍所致。慢性多因湿热内生，郁困脾胃，运化失常，清气不升，浊阴不降，湿热邪毒循经上蒸，停聚窦窍；或肝胆失于疏泄，气郁化火，胆火循经上犯，移热于脑，伤及鼻窍所致。或由急性失治，迁延转化而成。

症　状

鼻中常流涕，或清或黄，有腥味，或清稀不臭，经年累月不愈，时轻时重，易感冒。伴头痛，感冒后鼻塞，流涕，头痛加重。临床见鼻涕黄稠而腥臭多属热，涕清稀不臭多属虚寒或风寒。

治疗方药

1. 加味辛夷散

【组成】 辛夷 30 克，藁本 30 克，黄芪 30 克，菊花 30 克，苦丁茶 30 克，防风 30 克，川芎 30 克，羌活 30 克，独活 30 克，僵蚕 30 克，升麻 30 克，薄荷 30 克，甘草 30 克，白芷 30 克，荆芥 30 克，苍耳子 60 克，蔓荆子 60 克，细辛 15 克（一作 50 克）。

【制法】 散剂。上药共研细末，和匀，贮瓶备用。

【用法】 口服。每取 10 克，在临睡前用沸开水冲泡，取汁服；药渣于次日临睡前，再冲泡服 1 次。

【功能】 祛风泻火、托里败毒。

【主治】 鼻渊（鼻窦炎）。此由肺热上蒸，鼻窍壅塞所致。

【附记】 引自程爵棠《秘方求真》。张梦侬方。屡用效佳。笔者多年使用颇得心应手。曾治疗 50 例，以本为主，证重时配以外治，服药 1～2 次，均获痊愈。

2. 鼻渊散（一）

【组成】 芙蓉叶 15 克，白芷 15 克，辛夷 15 克，细辛 3 克，冰片 1.5 克。

【制法】 散剂。上药共研极细末，和匀，贮瓶备用，勿令泄气。

【用法】 外用。临证用药前，先用药棉棒将鼻腔涕液拭干净后，再取本散适量（约 0.15 克），用吹药器吹入患侧鼻腔内或令患者用鼻吸入。每次吹 2～3 次。每日吹 3 次。

【功能】疏风泄热、宣肺通窍。

【主治】鼻渊（慢性鼻窦炎，副鼻窦炎）及急、慢性鼻炎，过敏性鼻炎，干燥性鼻炎，萎缩性鼻炎。症见单鼻或双鼻鼻塞，时流脓浊涕或稀涕，有腥臭味。多伴有头胀痛或头晕目眩，记忆力减退，易感冒，感冒后鼻塞、头痛加重、鼻液增多。

【附记】引自程爵棠《秘方求真》。程氏祖传秘方。笔者用本方治疗鼻渊 300 例，其中急性鼻渊 165 例中，痊愈 147 例，显效 14 例，有效 4 例；慢性鼻渊 135 例中，痊愈 108 例，显效 21 例，有效 4 例，无效 2 例。总有效率为 99.34%。据笔者临床观察，凡鼻渊，无论病之久暂，急性或慢性，证之寒热虚实，用之多获良效。三十多年来，用本方治验甚多，总有效率达 99%以上，其中痊愈率为 85%。本病尤其慢性（鼻渊），必须坚持用药，切忌间断，方获良效。若兼感冒，必须先治感冒，或辅以汤剂，内外兼治，方为上策。且本方适应证广，疗程短，奏效快，疗效高，药简价廉，无任何毒副作用。虚寒证者忌用。注意事项：忌用指甲挖鼻孔，以免损伤鼻腔黏膜，或带菌进入鼻腔。擒鼻涕时，不可同时按压鼻腔两侧，用力也不宜太重，忌烟、酒及辛辣、辛热、肥甘之品。

3. 额窦炎丸

【组成】黄柏 60 克，黄芩 60 克，白芷 60 克，苍耳子 120 克，西瓜秧 120 克（未结西瓜）。

【制法】蜜丸。上药共研细末，和匀，炼蜜为丸，每丸重约 9 克，分装备用。

【用法】口服。每次服 1 丸，每日服 3 次。凉白开水送下。急性额窦炎，可用羌活 10 克，细辛 6 克，石膏 15 克，辛夷 9 克，煎水送服，每日 1 剂，慢性额窦炎，可用川芎 9 克，黄芪

15克，黄精10克，枸杞子12克，煎水送服，每日1剂。

【功能】急性以除风清热为主。慢性以益气升阳，养血益阴为主。

【主治】额窦炎。

【附记】引自李文亮《千家妙方》。张运亭方。治疗128例，急性者86例，服药均治愈。疗程3～11天。慢性者42例，治愈38例，有效3例，无效1例。治愈者，一般服药10～30天，最多者服药两个月。

4. 苍耳散（一）

【组成】苍耳子9克，辛夷仁15克，白芷30克，薄荷1.5克。

【制法】散剂。上药共研细末，和匀，贮瓶备用。

【用法】口服。每次服6克，每日服2次，食后用葱水或茶水调下。

【功能】散风祛寒、通利鼻窍。

【主治】鼻流黄浊涕，鼻塞不通，前额头痛。可用于急、慢性鼻炎，鼻窦炎等病症。

【加减】若伴见头痛，加川芎、细辛；风寒重，加荆芥、防风；风热重，加银花、连翘、桑叶、菊花；鼻流黄浊涕，加黄芩、七叶一枝花；咽痒，加牛蒡子、桔梗、甘草。

【附记】引自宋代严用和《济生方》。经临床反复验证，治验甚多，疗效颇佳。

5. 塞鼻方

【组成】芙蓉叶15克，苍耳子15克，辛夷15克，败酱草15克，白芷10克，细辛5克，薄荷5克，生甘草6克，冰片1.5克。

【制法】散剂。上药共研为极细末，和匀，贮瓶备用，勿令泄气。

【用法】外用。用时每取药末 0.4 克，以棉花包好塞于患侧鼻孔中，每日 2～3 次。10 天为 1 疗程。

【功能】清热解毒、疏风通窍。

【主治】鼻窦炎。

【附记】引自程爵棠《程氏集验妙方歌诀》。治疗 48 例，均获痊愈。

6. 清鼻丸

【组成】鱼腥草 2000 克，葛根 1500 克，酒黄芩 1500 克，浙贝母 1500 克，天花粉 1500 克，苍耳子 1500 克，龙胆 1000 克，薄荷 750 克。

【制法】蜜丸。上药共研细末，和匀，炼蜜为丸，每丸重 10 克。分装备用。

【用法】口服。每次服 1 丸，每日服 3 次，白开水化服。儿童酌减。

【功能】清热、解毒、燥湿。

【主治】慢性鼻窦炎。

【附记】引自胡熙明《中国中医秘方大全》。王圣云方。治疗 50 例，临床治愈（症状消失，中道及嗅裂阴性）3 例，显效（症状基本消失，中道及嗅裂时有积脓）35 例；有效（症状减轻，积脓减少）7 例，无效 5 例。总有效率为 90％。

7. 藿胆丸

【组成】藿香叶、新鲜猪胆为 10∶3。

【制法】蜜丸。将藿香叶研成粉，过120目筛。取猪胆汁浓缩成浸膏，二者混合拌匀加蜜，调匀为丸，如梧桐子大，阴干，挂糖衣。贮瓶备用。

【用法】口服。每次服10克，每日服2～3次，温开水送服。同时配合20%鱼腥草液滴鼻。10天为1疗程。

【功能】清热解毒、芳香化浊。

【主治】慢性鼻窦炎。

【附记】引自胡熙明《中国中医秘方大全》。周协和方。治疗45例，治疗2～5个疗程，全部获效。

8. 鼻渊散（二）

【组成】前胡9克，蔓荆子6克，牛蒡子9克，白桔梗4.5克，甘草2.5克，辛夷4.5克，玄参9克，射干4.5克，海蛤壳12克，桑白皮9克，瓜蒌皮9克。

【制法】散剂。上药共研细末，和匀，贮瓶备用。

【用法】口服。每次服9克，每日服2～3次，温开水冲服。

【功能】化痰泄热、宣肺通窍。

【主治】鼻窦炎（痰热壅肺型）。症见鼻塞，流浊涕，嗅觉减退，呼吸不畅，伴头胀，眉棱作酸，咽干痛，痰黏咯吐，舌红苔黄腻，脉滑数。

【附记】引自《名医治验良方》。张赞臣方。屡用效佳。

9. 辛夷口服液

【组成】辛夷9克，细辛3克，檀香3克，藁本9克，白芷9克，川芎9克，鲜松叶3克。

【制法】浓缩液。上药加水煎煮3次，滤汁去渣，合并滤液，加热浓缩成口服液。每毫升内含生药2克。贮瓶备用。

【用法】口服。每次服15毫升，每日服2次。汤药煎成后，取药液置碗中，先利用其热腾之气，蒸熏鼻窍2分钟，随即趁热服下。

【功能】温里驱寒、通利鼻窍。

【主治】鼻窦炎（寒气久凝型）。症见鼻塞，得温则稍通，多涕，头痛往往有定时，或痛在颊，或痛在额，同时巅顶与太阳穴往往亦痛，嗅觉差，气通可知味，舌淡，苔薄白，脉沉缓。

【附记】引自《名医治验良方》。耿鉴庭方。屡用效佳。

10. 苍耳膏

【组成】新鲜苍耳草5000克（连果实）。

【制法】膏滋。于秋季采集新鲜苍耳草（去蔸），清水洗净切碎，置大铁锅内，加清水煎服，过滤取汁，药渣再置锅内加水熬煎滤汁，如此连煎3次后滤汁去渣。然后将3次药汁同置锅内煎熬浓缩。约计每5000克鲜草，可熬取草膏约200克，贮存于小瓷罐内加盖密封，放置于干燥处，严禁掺入生水，以便长期保存而不变质。

【用法】口服。每次服6克，每日早、中、晚饭后各服1次，白开水调服。

【功能】发汗通窍、散风除湿。

【主治】鼻窍不通，浊涕下流之头痛，鼻渊以及皮肤痒疹，麻风，梅毒。

【附记】引自程爵棠《单方验方治百病》。屡用效佳。此膏熬成，其气清香，其味极苦，用治麻风，梅毒有效。服此膏期间禁食猪肉。

11. 苍白散

【组成】木芙蓉15克，败酱草15克，苍耳子15克，辛夷15克，白芷10克，细辛5克，薄荷5克，冰片3克，甘草6克。

【制法】散剂。上药共研极细末，过120目筛，和匀，贮瓶备用，勿令泄气。

【用法】外用。先将鼻腔内涕液拭净，每取本散少许吹（或吸）入鼻孔中，每日吹3次或每次取此药末0.4克，以棉花包好，塞于患侧鼻孔中，每日2～3次，7天为1疗程。

【功能】清热解毒、祛风通窍。

【主治】鼻窦炎。

【附记】引自程爵棠《单方验方治百病》。屡用效佳。一般用药2～3个疗程即愈。

12. 麝香散

【组成】鹅不食草15克，菊花1.5克，雄黄1.5克，牛黄0.5克，麝香0.5克，冰片0.5克。

【制法】散剂。上药共研极细末，和匀，贮瓶备用，勿令泄气。

【用法】外用。每取此散少许，吹入鼻中，每日吹3～4次。

【功能】清热解毒、芳香通窍。

【主治】鼻窦炎。

【附记】引自程爵棠《单方验方治百病》。屡用效佳。

13. 银鱼口服液

【组成】金银花15克，鱼腥草15克，夏枯草15克，苍耳子

15 克，黄芩 10 克，野菊花 10 克，大蓟 10 克，辛夷 10 克，白芷 10 克，炙甘草 6 克。

【制法】浓缩液。上药加水煎煮 3 次，滤汁去渣，合并滤液，加热浓缩成口服液。每毫升内含生药 2 克。贮瓶备用。

【用法】口服。每次服 20 毫升，每日服 3 次，7 日为 1 疗程。

【功能】清热解毒、祛风通窍。

【主治】鼻窦炎。

【附记】引自《集验百病良方》。治疗 135 例，治愈 121 例，显效 11 例，无效 3 例，总有效率为 97.78%。

14. 蒲公英膏

【组成】蒲公英 200 克，黄芩 200 克，龙胆 200 克，金银花 150 克，防风 120 克，白芷 120 克，野菊花 120 克，辛夷 100 克，生甘草 60 克。

【制法】膏滋。上药加水煎煮 3 次，滤汁去渣，合并滤液，加热浓缩为清膏，再加蜂蜜 300 克收膏即成。贮瓶备用。

【用法】口服。每次服 15～30 克，每日服 2 次，白开水调服。7 日为 1 疗程。

【功能】清热解毒、祛风通窍。

【主治】鼻窦炎。

【加减】若头痛甚者，加蔓荆子 100 克，羌活 100 克；若头昏者，加天麻 100 克，蒺藜 100 克；若鼻塞甚者，加威灵仙 100 克，木通 100 克；若涕中夹血者，加小蓟 100 克，地榆 100 克。

【附记】引自《集验中成药》。屡用效佳。一般服药 10 天～30 天即愈。

15. 苍耳银菊丸

【组成】金银花30克，野菊花30克，苍耳子20克，生薏苡仁20克，黄芩10克，辛夷花10克，白芷12克。

【制法】水丸。上药共研极细末，和匀，水泛为丸，如梧桐子大，晒干，贮瓶备用。

【用法】口服。每次服6～9克，每日服2次，温开水送下。

【功能】清热解毒、祛风通窍。

【主治】副鼻窦炎。

【加减】若恶风寒，鼻塞者，加荆芥10克，薄荷10克，细辛6克，防风10克；若偏寒头痛者，加羌活10克，独活10克，川芎10克；若偏热头痛者，加杭菊花15克，蔓荆子10克，柴胡8克，升麻8克，葛根10克；若咳嗽痰多者，加杏仁10克，桔梗10克，柴胡10克；若兼眩晕者，加桑叶10克，菊花10克，钩藤15克，石决明30克，枸杞子15克；若疼痛日久，疲倦无力绵绵无休止者，加党参30克，白术15克，黄芪20克；若鼻出血者，加栀子15克，白茅根30克，生地黄20克，丹皮10克。

【附记】引自《程氏医学笔记》。治疗150例，治愈105例，显效25例，有效18例，无效2例。总有效率为98.67%。

16. 鼻渊散（三）

【组成】辛夷30克，薄荷叶6克，飞滑石9克，硼砂9克(风化)，大梅片0.9克。

【制法】散剂。上药共研极细末，过筛和匀，贮瓶备用，勿令泄气。

【用法】外用。每取此散少许，吹入鼻孔中，每日吹 2～3 次。

【功能】清热化湿、通利鼻窍。

【主治】鼻渊，鼻中常浊涕，久则鼻流黄浊之物，为脓为髓，腥臭难闻。

【加减】用本方吹鼻外治同时，配合用辛前甘桔汤：辛夷 6 克，防风 6 克，嫩前胡 9 克，天花粉 9 克，薏苡仁 11 克，白桔梗 4.5 克，生甘草 3 克。加减：气虚明显者，加黄芪 30 克，白术 15 克；鼻塞重者，加藿香 15 克，细辛 6 克；分泌物清稀者，加杏仁 10 克，浙贝母 10 克；分泌物黄稠者，加瓜蒌皮 20 克，冬瓜子 20 克；黏膜水肿甚者，加茯苓 15 克，泽泻 15 克；黏膜红肿者，加赤芍 20 克；额部疼痛者，加白芷 10 克，藁本 10 克；颞部疼痛者，加白芍 10 克，蒺藜 15 克；头顶或枕部疼痛者，加蔓荆子 15 克；眼眶疼痛者，加决明子 10 克，青葙子 10 克。每日 1 剂，水煎服。功能散风宣肺，开泄通窍。

【附记】引自程爵棠《百病中医诸窍疗法》。张赞臣方。屡用屡验，效佳。尤服内服，内外并治，疗效颇著。

17. 二辛散

【组成】辛夷 6 克，细辛 4.5 克，川芎 3 克。

【制法】散剂。上药共研极细末，和匀，贮瓶备用。

【用法】外用。于临睡时用消毒纱布蘸药粉卷筒塞入患侧鼻孔中，如为两侧，则交替塞鼻，以免防碍呼吸。每日 1 次。

【功能】祛风、散瘀、通窍。

【主治】急、慢性鼻渊。

【附记】引自程爵棠《百病中医诸窍疗法》。屡用效佳。

18. 滴鼻油

【组成】苍耳子60克（砸裂纹），白芷60克，辛夷60克，冰片6克，细辛6克，薄荷脑5克，芝麻油500毫升，液体石蜡油1000毫升。

【制法】油剂。先将芝麻油、苍耳子、白芷、细辛、辛夷一同投入锅内浸泡24小时后加热，待药材炸至黑黄色捞出，再放入冰片粉、薄荷霜、液体石蜡，并搅拌均匀，冷却后过滤，分装小瓶内备用。

【用法】外用。滴鼻，每次1～2滴，每日滴1～2次。

【功能】祛风、消炎、通窍。

【主治】鼻渊。

【附记】引自程爵棠《百病中医诸窍疗法》。程爵棠方。治验甚多，效果颇佳。

19. 鼻渊散（四）

【组成】土藿香15克，苍耳子15克，青木香15克，鱼脑石15克，辛夷15克，鹅不食草9克。

【制法】散剂。上药共研极细末，过筛和匀，贮瓶备用。

【用法】外用。用薄棉裹药粉适量（约0.4克），塞入患鼻孔中，每日1次。

【功能】祛风散湿、理气通窍。

【主治】副鼻窦炎。

【附记】引自程爵棠《百病中医诸窍疗法》。黄一峰方。屡用特效。

20. 败酱草膏

【组成】 败酱草 600 克，白芷 600 克，苍耳子 600 克，射干 600 克，黄芩 600 克，野菊花 600 克。

【制法】 膏滋。上药加水煎煮 3 次，滤汁去渣，合并滤液，加热浓缩为清膏，再加蜂蜜 500 克，收膏即成。贮瓶备用。

【用法】 口服。每次服 15～30 克，每日服 2 次，白开水调服。

【功能】 清热解毒、祛风通窍。

【主治】 鼻窦炎。

【加减】 若鼻塞流涕者，加辛夷 120 克，皂角刺 100 克；若兼头痛者，加葛根 150 克，蔓荆子 180 克；若涕中带血者，加白茅根 300 克，焦栀子 150 克。

【附记】 引自《集验中成药》。屡用屡验，疗效满意。

21. 平 渊 丸

【组成】 鱼腥草 20 克，蒲公英 20 克，败酱草 20 克，射干 30 克，苍耳子 10 克，柴胡 10 克，山豆根 10 克，辛夷 10 克，薄荷 10 克，白芷 10 克，细辛 5 克，生甘草 5 克。

【制法】 蜜丸。上药共研细末，和匀，炼蜜为丸，每丸重 10 克，分装备用。

【用法】 口服。每次服 1 丸，每日早、中、晚各服 1 次，白开水化服。

【功能】 清热解毒、祛风通窍。

【主治】 鼻窦炎。

【附记】 引自《程氏医学笔记》。治疗 100 例，治愈 78 例，显效15例，有效6例，无效1例。总有效率为99％。

22. 鼻炎糖浆

【组成】鹅不食草300克，辛夷300克，苍耳子300克，菊花300克，生甘草120克，白芷180克，蔗糖150克（或红糖），尼泊金0.9克。

【制法】糖浆。将上6味药称准配齐，苍耳子捣碎，加水煎煮两次，每次煮沸1小时，过滤，合并滤液，加热浓缩至3000毫升，加尼泊金（用少量95％乙醇溶解），再加入蔗糖，煮沸溶解后过滤，分装即得。

【用法】口服。每次服50毫升或遵医嘱，每日服3次，饭后服。

【功能】祛风利湿、通窍消炎。

【主治】急、慢性鼻窦炎，鼻炎（萎缩性鼻炎除外）。

【附记】引自《北京市中草药制剂选编》。屡用效佳。孕妇忌服。此药必须在饭后服用，否则对胃有刺激，故有较重胃痛者慎用。

23. 鼻炎丸

【组成】藿香20克，龙胆12克，苍耳子11.1克，白芷11.1克，薄荷11.1克，鹅不食草11.1克，杭菊花11.1克，辛夷3.9克，穿心莲3.9克，猪胆汁3.9克（每袋含药量）。

【制法】水丸。先将藿香、白芷、薄荷、杭菊花、辛夷、鹅不食草六味药共轧为细粉，过80目筛。剩下粗末与龙胆、苍耳子、穿心莲三味药加水煎煮3次，过滤去渣，合并滤液，静置24小时后过滤取清液，加温浓缩成流浸膏状。猪胆汁过滤煮沸和入流浸膏，再与上述药粉水泛为丸，如黄豆大，低温干燥后挂糖衣即成。贮瓶备用。

【用法】 口服。成人每次服15～20粒，每日服3次。儿童酌减。食后温开水送服。

【功能】 散风通窍、清热消炎。

【主治】 急、慢性鼻炎。

【附记】 引自曹春林《中药制剂汇编》。屡用效佳。服药期间忌食辛辣食物。

24. 鼻渊丸（一）

【组成】 黄芩50克，栀子50克，玄参50克，辛夷50克，苍耳子50克，麦冬30克，地骨皮30克，赤芍30克，连翘30克，白芷30克，薄荷30克，荆芥30克，天花粉30克，甘草30克，桔梗30克。

【制法】 蜜丸。上药共研细末，和匀，炼蜜为丸，每丸重10克，分装备用。

【用法】 口服。每次服1丸，每日服2～3次，饭后用温开水化服。

【功能】 清肺泻火、消肿止痛。

【主治】 肺热鼻塞，不闻香臭，鼻孔红肿，咽喉肿痛，舌尖红，苔薄黄，脉浮数。可用于慢性鼻窦炎及鼻炎。

【附记】 引自《集验中成药》。屡用效佳。忌食辛辣食物。

25. 鼻渊散（五）

【组成】 芙蓉叶30克，冰片1克。

【制法】 散剂。上药共研极细末，和匀，贮瓶备用，勿令泄气。

【用法】外用。每用本散少许，吹入患鼻孔中，每日吹3～4次。

【功能】清热解毒、芳香通窍。

【主治】鼻窦炎。

【附记】引自凌云鹏《临证一得录》。屡用效佳。对急性鼻窦炎疗效尤佳。通常用药15日，最多30日可愈。

26. 苍耳散（二）

【组成】苍耳子15克，辛夷15克，白芷10克，薄荷叶3克，细辛5克，冰片1克。

【制法】散剂。上药共研极细末，和匀，贮瓶备用，勿令泄气。

【用法】外用。每用本散少许，用消毒药棉裹之，塞入患侧鼻孔中。每日塞1～2次，10日为1疗程，间隔3～5日后再继续用药塞鼻，直至痊愈。

【功能】疏风泄热、通窍止痛。

【主治】鼻渊。

【附记】引自程爵棠《百病中医鼻脐疗法》。治疗23例，病程最长者8年，最短者11天，治愈18例，好转3天，无效2例。又据《上海中医药杂志》1965年报道：本方除细辛、冰片，方用苍耳子4.5克，白芷30克，辛夷4.5克，薄荷1.5克。共研细末。吹鼻中。又据《临证一得录》，本方减细辛、冰片，余药各等分，研细末，吹鼻中。疗效均佳。

27. 辛夷散（一）

【组成】辛夷30克，麝香0.15克。

【制法】散剂。先将辛夷用芭蕉煎水浸泡一夜，焙干，研为细末，再入麝香同研极细，和匀，贮瓶备用，勿令泄气。

【用法】外用。用葱白1根，蘸药末塞入患鼻孔内。每日换药3次。

【功能】疏风泄热、芳香通窍。

【主治】一切鼻渊，鼻塞，鼻疮，鼻痔和鼻息肉等鼻病。

【附记】引自清代《验方新编》。用治上述各病，只要坚持用药，一般均有疗效。

28. 青次口散

【组成】煅石膏9克，煅人中白9克，青黛3克，薄荷0.9克，川黄柏2.1克，黄连1.5克，煅硼砂1.8克，冰片3克。

【制法】散剂。先将石膏、人中白、青黛研细水飞（研至无声为度），晒干研细末，入余药同研极细和匀，贮瓶备用，勿令泄气。

【用法】外用。每取本散少许，吹患处。鼻渊吹入患鼻孔中。每日吹3次。

【功能】解毒通窍、消炎止痛。

【主治】鼻渊，喉疮，喉疳及口疮等症。

【附记】引自程爵棠《中医喉科精义》。笔者用本方治疗上述诸症，药吹患处，均取得良好效果。若配用对证汤剂内服，则奏效尤捷。

29. 川芎散

【组成】川芎30克，辛夷30克，细辛2克，木通15克。

【制法】散剂。上药共研极细末，和匀，贮瓶备用。

【用法】外用。每取本散少许，用药棉裹之，塞入患鼻孔中，湿则易之，至愈为度。

【功能】活血通窍、祛风散寒。

【主治】鼻窦炎，慢性鼻炎，鼻塞流涕。

【附记】引自明代王肯堂《证治准绳》。屡用神效，通常连用5～7日均可见效。

30. 鼻炎散

【组成】牛黄0.5克，麝香0.8克，菊花1.5克，细辛1.5克，鹅不食草15克，辛夷7.5克。

【制法】散剂。先将后4味药共研极细末，再入牛黄、麝香同研极细末，和匀（入乳钵中研），贮瓶备用，勿令泄气。

【用法】外用。每用本散少许搐鼻中（患鼻），每日3～4次。

【功能】清热解毒、祛风通窍。

【主治】鼻窦炎。症见头痛，鼻塞，鼻常流黄绿色脓涕者。

【附记】引自程爵棠《百病中医鼻脐疗法》。笔者师授经验方。临床屡用，疗效显著。笔者临床验证，疗效较为满意。坚持用药，多获良效。

31. 鼻渊膏

【组成】鹅不食草30克，辛夷30克，冰片5克。

【制法】散剂。上药共研极细末，和匀，贮瓶备用，勿令泄气。

【用法】外用。用时每取药末20克，用白酒或陈醋适量调匀稀糊状，外敷于双手心劳宫穴，外加包扎固定。每日换药1次。10次为1疗程。

【功能】祛风、消炎、通窍。

【主治】鼻渊。

【附记】引自程爵棠《手部疗法治百病》。程功文方。临床屡用，效果甚佳。若加用本散吹鼻，则效果更好。

32. 通草膏

【组成】通草1克，川芎1克，白芷1克，当归1.5克，细辛1.5克，莽草1.5克，辛夷1.5克。

【制法】药膏。上7味药切碎，用醋浸渍一宿，以不入水猪脂70克，煎熬至白芷色变焦黄即成，滤去渣。收贮备用。

【用法】外用。用药棉沾药膏如枣核大，纳入鼻中。日3次。

【功能】活血通利、祛风通窍。

【主治】鼻渊，鼻腔疖。

【附记】引自唐代孙思邈《备急千金要方》。屡用神效。又小品云：方中莽草作惠草，加桂心1克。

33. 麻叶膏

【组成】天麻30克，桑叶30克，苍耳子30克，夏枯草30克，僵蚕30克，黄菊花15克，蒺藜15克，蔓荆子15克，钩藤15克，川芎15克，姜制南星15克，白芷15克，甘草15克，藁本15克，木瓜15克，制香附15克，羌活15克。

【制法】药膏。上药共研极细末，和匀，用猪脂调和成软膏状，贮瓶备用。

【用法】外用。每取本膏少许，涂于鼻腔内，每日涂2次。

【功能】祛风清热、化痰散结、通利鼻窍。

【主治】鼻渊（鼻窦炎）。

【附记】引自王光清《中国膏药学》。屡用效佳。

34. 鼻窦炎片

【组成】黄芩 15 克，苍耳子 10 克，赤芍 10 克，白芷 10 克，野菊花 10 克，蚤休 10 克，秦艽 10 克，地龙 10 克，穿山龙 10 克，瓜蒌 10 克，桔梗 10 克，甘草 6 克。

【制法】片剂。上药依法加工制成片剂（每片内含生药 1.5 克）。贮瓶备用。

【用法】口服。每次服 5 片，每日服 3 次，温开水送服。

【功能】清热解毒、祛风除湿、通利鼻窍。

【主治】慢性鼻窦炎。

【加减】必要时可伍用针刺“治鼻”穴（相当于蝶腭神经节的部位），每周 1～2 次。或配用吹鼻或滴鼻方药疗之。

【附记】引自《程氏医学笔记》。田平惠方。治疗 88 例，结果痊愈 18 例，显效 23 例，好转 42 例，无效 5 例。总有效率为 94.3%。

35. 双瓜鼻炎散

【组成】丝瓜藤 30 克，西瓜蒂 30 克（鲜品加倍并烤干，煅炭，研细，过 120 目筛），黄柏 5 克，细辛 5 克，甘草 5 克，檀香 5 克（此四味烤干，研细，过 120 目筛），冰片 4 克，麝香（入乳钵内研细）。

【制法】散剂。将上诸药粉混合均匀，贮瓶备用，勿令泄气。

【用法】外用。每用本散少许吸入鼻腔内，每日早、晚各 1 次。

【功能】清热行气、芳香通窍。

【主治】鼻窦炎。

【加减】同时配合辛夷散内服。药用辛夷20克，白芷30克，苍耳子15克（炒至深黄色），野菊花25克，薄荷10克。共研细末，分装每包6克，并装密封瓶内备用。每次服1包，每日服3次，用茶水或葱姜水送服。

【附记】引自《程氏医学笔记》。李春杰方。治疗47例，治愈35例，好转9例，无效3例。总有效率为93.62%。

36. 肃窦散

【组成】上梅片3克，丝瓜叶粉30克。

【制法】散剂。将上药共研极细末，和匀，贮瓶备用，勿令泄气。

【用法】外用。用时取本散少许，置指上，按于鼻孔吸入。每日每孔3次，交替使用。若用后鼻中发干，可先涂些芝麻油后再吸之。

【功能】清热通窍。

【主治】慢性鼻窦炎。

【加减】如流涕发腥者，加黄芩30克，甘草1.5克；流涕有臭气或出血者，加栀子30克。

同时配用清窦汤内服：药用桔梗、黄芩、天花粉、浙贝母、蚤休各9克，银花叶12克，苍耳子6克，甘草6克。加减：头痛者，加白芷9克；鼻窦有积脓者，加败酱草15克；若自然通道受阻，加皂角刺、炮甲片各9克；有血热现象者，加归尾6克，紫草9克；脓涕带血且鼻塞难通者，加小蓟9克。每日1剂，水煎服。

【附记】引自《程氏医学笔记》。缪宝迎方。内外并治，效果甚佳。

37. 龟板散

【组成】龟板1个（炙酥），辛夷15克，麻黄15克，藁本15克。

【制法】散剂。上药共研细末，和匀，贮瓶备用。

【用法】口服。每次服6～9克，每日服2次，以黑砂糖拌黄酒送下。

【功能】养阴、祛风、散寒、通窍、止痛。

【主治】鼻渊或伴偏头痛。

【附记】引自陕西省卫生厅《陕西中医验方选编》。屡用效佳。

38. 桑辛散

【组成】桑叶6克，辛夷6克，薄荷6克，白芷6克，芦根30克，苍耳子10克。

【制法】散剂。上药共研极细末，和匀，贮瓶备用。

【用法】口服。每次服9克，每日服3次，用100毫升温开水冲服。或每日1剂，水煎服。

【功能】疏散风热、滋润肺燥、升清降浊、宣通鼻窍。

【主治】急性鼻窦炎，慢性鼻窦炎急性发作。适用于风热鼻渊。

【附记】引自《名医治验良方》。干祖望方。屡用效佳。

39. 银芩苍耳丸

【组成】金银花12克，黄芩10克，桔梗10克，天花粉10

克，浙贝母10克，七叶一枝花10克，苍耳子6克，甘草6克。

【制法】水丸。上药共研细末，和匀，水泛为丸，如梧桐子大，晒干，贮瓶备用。

【用法】口服。每次服6～9克，每日服3次，温开水送服。

【功能】排脓解毒。

【主治】化脓性鼻窦炎。此由脾胃蕴热，聚热成毒，热毒滞于鼻部所致者。症见脓涕多，通气不好，面颊隐痛，咽后壁受脓液刺激，往往有慢性炎症。同时黏痰亦多，嗅觉常失灵，甚至有异味感。

【加减】若头痛，加白芷10克；鼻窦积脓，加败酱草15克；鼻塞不通，加皂角刺10克，炮甲片10克；见血热现象者，加归尾6克，紫草10克；脓涕带血者，加小蓟10克；胆热上移者，可同服净鼻丸（猪胆4个，藿香150克）。

【附记】引自《名医治验良方》。耿鉴庭方。屡用效佳。

40. 鼻舒灵片

【组成】藿香10克，薏苡仁10克，丹参10克，黄芩10克，白术10克，黄芪9克，桂枝9克，苍耳子12克，柴胡12克，蒲公英15克，鱼腥草15克。

【制法】片剂。上药依法加工，制成颗粒，轧制成片，每片重0.5克。贮瓶备用。

【用法】口服。成人每次服4～6片，每日服3次。小儿酌减。温开水送服。对于鼻塞较重者，可配用1%麻黄素液滴鼻。

【功能】芳香通窍、清热解毒、祛风散寒、益气活血。

【主治】鼻渊。

【附记】引自程爵棠《名医百家集验高效良方》。牛生录方。治疗358例，痊愈289例，显效61例，无效8例。总有效率为

97.77%。疗程一般为18天。

41. 三花散

【组成】金银花10克，野菊花10克，辛夷10克，苍耳子20克，生薏苡仁20克，桃仁10克，黄芩10克，白芷12克。

【制法】散剂。上药共研细末，和匀，贮瓶备用。

【用法】口服。每次服9克，每日服2次，饭后用温开水冲服。或水煎服，每日1剂。

【功能】疏风清热、活血通窍。

【主治】副鼻窦炎。

【加减】若恶风寒，鼻塞者，加荆芥12克，薄荷10克，细辛6克，防风10克；偏寒头痛者，加羌活10克，独活10克，川芎10克；偏热头痛者，加菊花10克，蔓荆子12克，柴胡10克，升麻6克，葛根10克；咳嗽痰多者，加杏仁10克，桔梗10克，前胡10克；兼眩晕者，加桑叶10克，菊花10克，钩藤10克，石决明15克，枸杞子10克；疼痛日久，疲倦乏力，缠绵无休止者，加党参15克，白术15克，黄芪15克；鼻衄者，加栀子15克，白茅根15克，生地黄12克，牡丹皮12克。

【附记】引自程爵棠《名医百家集验高效良方》。杨春林方。治疗127例，痊愈96例，有效31例。总有效率达100%。一般服药10料即可痊愈。

42. 通治鼻渊方

【组成】辛夷5克，葛根3克，升麻3克，黄芩10克，石膏10克，知母6克，苦丁茶6克，栀子10克，羚羊角1.2克。

【制法】散剂。上药共研细末，和匀，贮瓶备用。

【用法】口服。每次服9克，每日服3次，温开水冲服。

【功能】辛凉清热、开上宣郁。

【主治】鼻渊（由胆热移于脑所致者）。

【附记】引自程爵棠《名医百家集验高效良方》。周执中方。临床屡用，颇能应手取效，效佳。若属鼻渊轻证可用周氏家传苏叶汤：苏叶、杏仁、桔梗、枳壳、旋覆花、川尖各6克，柴胡、生石膏各10克，辛夷、甘草各3克。水煎服，每日1剂。颇有效验。

43. 复方苍耳散

【组成】苍耳子9克，白芷9克，赤芍9克，桃仁9克，红花9克，银花15～30克，连翘12克，薄荷6克，陈皮15克。

【制法】散剂。上药共研细末，和匀，贮瓶备用。

【用法】口服。每次服9克，每日服2次，温开水冲服。

【功能】散风清解、通窍祛瘀。

【主治】上颌窦炎。

【加减】若鼻塞重者，加皂角刺5克；头重胸闷，苔腻湿甚者，加苍术9克，豆蔻仁9克；阴虚者，加沙参9克，麦冬9克；气虚明显者，加黄芪15克。

【附记】引自《程氏医学笔记》。屡用效佳。

44. 鹅辛散

【组成】辛夷15克，苍耳子15克，白芷10克，鹅不食草10克，细辛5克，薄荷3克，冰片1克。

【制法】散剂。先将前6味药共研细末，再取冰片研细，混合均匀，贮瓶备用，勿令泄气。

【用法】外用。用时取本散 0.3～0.5 克用棉花包好，塞入患侧鼻孔中，每日 1～2 次。10 日为 1 疗程。

【功能】祛风通窍。

【主治】鼻窦炎。

【附记】引自《程氏医学笔记》。屡用屡验，效佳。

45. 龙参苍耳散

【组成】丹参 15 克，瓜蒌 15 克，龙胆 12 克，蒲公英 12 克，辛夷 10 克，苍耳子 10 克，柴胡 6 克，甘草 3 克。

【制法】散剂。上药共研极细末，和匀，贮瓶备用。

【用法】口服。每次服 9 克，每日服 3 次，温开水冲服。

【功能】清肝解郁、祛风通窍。

【主治】鼻渊（胆经郁热型）。

【附记】引自《集验中成药》。屡用效佳。

46. 藿 香 散

【组成】藿香末 100 克，辛夷 50 克，石菖蒲 30 克，红糖 60 克，猪胆汁 100 毫升。

【制法】散剂。先将藿香、辛夷、石菖蒲共研为末，与红糖、猪胆汁拌匀，阴干，共研为细末，和匀，贮瓶备用。

【用法】口服。每次服 10 克，每晚用开水冲服。

【功能】清热化湿、祛风通窍。

【主治】鼻渊（脾胃湿热型）。

【附记】引自《程氏医学笔记》。屡用效佳。

47. 冰片散

【组成】辛夷 10 克，豆蔻 10 克，砂仁 10 克，公丁香 10 克，冰片 15 克。

【制法】散剂。上药共研极细末，和匀，贮瓶备用。

【用法】外用。用时取本散 0.5 克用纱布包好，每晚塞入鼻孔内，两侧鼻孔交替使用。

【功能】消炎理气、祛风通窍。

【主治】慢性鼻窦炎。

【附记】引自《集验中成药》。屡用效佳。

48. 辛夷散（二）

【组成】辛夷 10 克，煅鱼脑石 10 克，松花粉 5 克，冰片 5 克。

【制法】散剂。上药共研极细末，和匀，贮瓶备用。

【用法】外用。每取本散少许，吹入鼻孔中，每日吹 3 次。

【功能】消炎、祛风、通窍。

【主治】慢性鼻窦炎。

【附记】引自《程氏医学笔记》。屡用效佳。

49. 冰硼散

【组成】梅花冰片 1.2 克，硼砂 3 克，薄荷 9 克，檀香 1.5 克。

【制法】散剂。上药共研极细末，和匀，贮瓶备用，勿令泄气。

【用法】外用。每用少许置指上，按于鼻孔吹入，每日每孔3次，交替使用。

【功能】消炎、祛风、通窍。

【主治】慢性鼻炎，副鼻窦炎。

【加减】用治肥厚性鼻炎，可加入麝香少许（约0.3克）。

【附记】引自程爵棠《百病中医诸窍疗法》。屡用效佳。

50. 茶柏散

【组成】龙井茶叶30克，川黄柏6克。

【制法】散剂。上药共研极细末，和匀，贮瓶备用。

【用法】外用。每用少许，吹入鼻内（双侧鼻应交替吹入），每日吹5～6次。

【功能】清热解毒、化湿开窍。

【主治】鼻窦炎。

【附记】引自程爵棠《百病中医诸窍疗法》。徐焙方。屡用效佳。

51. 平渊散

【组成】苍耳子15克，白芷15克，细辛6克，硼砂5克，冰片3克。

【制法】散剂。上药共研极细末，和匀，贮瓶备用，勿令泄气。

【用法】外用。每取本散少许，用喷粉器喷入患处，每日喷2～3次。

【功能】祛风散寒、通窍止痛。

【主治】慢性鼻炎，慢性鼻窦炎。症见鼻塞头痛，流涕不止。

【附记】引自程爵棠《百病中医诸窍疗法》。王维声方。屡用效佳。若配服汤剂，效果更佳。

52. 塞鼻散

【组成】辛夷 15 克，白芷 10 克，苍耳子 10 克，桂枝 5 克。

【制法】散剂。先将上药烘干，焙焦，再共研细末，和匀，贮瓶备用。

【用法】外用。每日晚饭后，取少许药粉（约 1 克），用 3 平方厘米双层纱布 2 块，将其分成 2 个药球，用棉线扎紧，并留线头 3 厘米左右。先塞 1 个药球于病重之鼻孔中，用另一侧鼻孔呼吸，1 小时后将药球拉出；再将另一药球塞入对侧鼻孔中，每日各塞 1 次。若药球随打喷嚏而出，重新将药球塞入即可。10 日为 1 疗程。

【功能】疏风泄热、宣肺通窍。

【主治】鼻窦炎。

【附记】引自程爵棠《百病中医鼻脐疗法》。临床屡用，屡获捷效。一般用药 5 日左右即可见效，2～3 个疗程可愈。

53. 鱼矾散

【组成】煅石首鱼骨 9 克，白矾 9 克，龙脑冰片 9 克，麝香 0.15 克。

【制法】散剂。上药共研极细末，和匀，贮瓶备用，勿令泄气。

【用法】外用。每用少许搐鼻，每日 3 次。

【功能】消炎、收湿、通窍。

【主治】鼻渊。

【附记】引自清代张璐《张氏医通》。屡用效佳。一般连用10～20天即可见效或痊愈。无毒副作用。

54. 鼻窦炎方

【组成】牛黄0.5克，麝香0.5克，菊花心1.5克，雄黄1.5克，鹅不食草1.5克，冰片少许。

【制法】散剂。将鹅不食草、菊花心研成极细末，然后用乳钵将诸药共研极细末，和匀，放入瓷瓶，封严备用。

【用法】外用。每蘸药粉少许搐患鼻，每日3～4次。

【功能】解毒消炎、活血散结、芳香通窍。

【主治】鼻窦炎，常流黄绿色脓涕，伴头痛，鼻塞者。

【附记】引自程爵棠《百病中医鼻脐疗法》。多年使用，疗效满意。本方用药特点有三：一是温凉并用，诸药均气味浓烈，辛香走窜；二是选用活血，行气，散结，通利关窍之品；三是配用杀虫辟恶，解毒消炎之药。故而用之多效。

55. 鼻渊散（六）

【组成】龙骨粉20克，白芷粉20克，辛夷粉30克，冰片3～5克，扑尔敏80毫克。

【制法】散剂。将上药混合，共研极细末，和匀，贮瓶备用，勿令泄气。

【用法】外用。先用硼酸粉兑入洗净鼻腔，再用消毒药棉蘸本散少许，均匀外涂鼻腔患部。每日2～3次，以治愈为度。

【功能】疏风消炎、抗敏通窍。

【主治】鼻渊。

【附记】引自程爵棠《百病中医鼻脐疗法》。治疗86例，痊愈43例，好转35例，无效8例。总有效率为81.39%。在治疗期间，忌食辛辣等刺激食物。

56. 吹鼻散

【组成】黄芪6份，白芷6份，苍耳子6份，炒白术3份，防风3份，辛夷3份，石菖蒲1份，细辛1份，冰片1份。

【制法】散剂。上药共研极细末，和匀，贮瓶备用，勿令泄气。

【用法】外用。每次服0.2～0.5克药末分别吹入鼻腔（用药前清洁外鼻道），每日用药3次，5日为1疗程。

【功能】益气健脾、祛风通窍。

【主治】鼻窦炎（鼻渊）。

【附记】引自程爵棠《民间秘方治百病》。屡用效佳。本方也适用于小儿急、慢性鼻窦炎。但应严格控制剂量（约0.1克为宜），尤其对较小幼儿吹药时宜慎重稳妥，以免吹入气道。切记！

57. 辛夷散（三）

【组成】辛夷3克，黄芪3克，人参4.5克，当归3克，白芍6克，川芎3克，白芷3克，细辛2.4克，黄芩3克（酒炒），甘草18克，灯心草30根。

【制法】散剂。上药共研细末，和匀，贮瓶备用。

【用法】口服。每次服6～9克，日服3次，用温开水冲服，食远服。

【功能】益气活血、祛风清热。

【主治】鼻渊（脑漏），常鼻中流出臭脓水。

【附记】引自明代龚廷贤《寿世保元》。屡用神效。

58. 鼻渊丸（二）

【组成】当归3克，川芎3克，白芷3克，人参3克，白茯苓3克，苍耳子3克，香附3克，天竺黄9克，防风6克，秦艽6克，荆芥6克，薄荷6克，麦冬6克，蔓荆子6克，甘草6克。

【制法】蜜丸。上药共研细末，和匀，炼蜜为丸，如梧桐子大，贮瓶备用。

【用法】口服。每次服三四十丸，日服2次，用米汤送下。

【功能】益气活血、理气化痰、祛风通窍。

【主治】鼻渊，鼻涕长流。

【附记】引自明代龚廷贤《寿世保元》。屡用神效。

（七）鼻息肉

鼻息肉是指鼻腔内生出肿物而不下垂者，谓之鼻息肉。常有发生但根治颇难。而手术摘除又易复发。而中医外治，病达病所，收效颇捷，配合内治，效果尤佳。

病　因

多与痰湿、寒凝、瘀血和脏腑功能失调有关。痰瘀寒凝为发病之标，而脏腑功能失调则为发病之本。如清代《张氏医通》云："上焦积热郁而生，……此厚味壅热，蒸于肺门，如而露之地，突生芝菌也。"说明鼻息肉多因湿热内郁，痰瘀寒凝，壅结鼻窍而发生有形之赘肉，犹如芝菌也。本虚标实，失于疏畅，壅阻鼻窍，郁积不解所致。且发病缓慢，日久难愈，又极易复发。

症　状

鼻中息肉，状如石榴子，大小不一，其色各异（或色白如脂，或淡白，或灰白，或暗，或暗红如葡萄状）。质地亦异（或质软光亮，或质硬，或稍硬）。息肉渐长（若手术摘除后复发则生长较快），且生长到一定程度则自行停止。多伴有鼻塞，涕多（或薄黄而黏，或清稀白），头痛或晕或重，咳痰白黏量多。胸胁闷痛；或遇冷诸症加重，身倦乏力，易罹感冒。舌淡或暗，有瘀斑，苔白或白腻，脉弦或缓滑细，或涩缓。

治疗方药

1. 息肉消化散

【组成】狗头骨灰 50 克，乌梅肉炭 25 克，人指甲炭 9 克，硼砂 6 克。

【制法】散剂。先将狗头骨（去净肉，不见生水）晾干后，放在备制的一块新土瓦上，用另一块土瓦盖住，置炭火中（文火为宜）焙煅，待骨呈灰白色时连瓦取出，放在地面上以祛火毒；乌梅（去核，取肉）、人指甲用同一方法，分别焙煅成（乌梅肉呈黑炭样，人指甲呈焦黄色）后取出。以上 3 味药分别研成极细末，称准，和匀后入硼砂同研极细，过 120 目筛，和匀，瓶装密封备用，勿泄气。

【用法】外用。取用少许（约 0.15 克，双鼻加倍），均匀地吹于息肉上，每 2 小时吹 1 次，每日至少 6 次。10 天为 1 疗程。1 疗程后，停药 1 天，再继续用药，直至痊愈。若为深部息肉，可用玻璃棒蘸药末均匀点在息肉上，或用药棉蘸药末塞入鼻中（药贴息肉上），每次 30～60 分钟后取出。每日 6 次。总之无论何种用药方法，药应接触息肉。若疗程长，息肉大者可加用本散内服。每次服3～6克，每日服3次。用辛夷9克，薄荷6克；或苍耳子9克，蝉蜕6克，细辛2克。水煎取汁冲服。则奏效尤捷。

【功能】消积毒、化息肉。

【主治】各型鼻息肉，或术后复发者。

【加减】若方中人指甲炭暂缺，可用枯矾6克代之。

【附记】引自程爵棠《百病中医鼻脐疗法》。笔者祖传验方。经治85例，痊愈（息肉消失，诸症悉平，2年以上未见复发者）71例，显效（息肉消失诸症悉平，2年以内有复发者）7例；有效（息肉显著缩小，诸症基本消失）5例，无效2例。总有效率为97.6%。用药时间最短为1疗程，最长者约5疗程。平均为4疗程。若用药8疗程无效即放弃本法治疗。

但要注意以下几点，否则影响疗效。

①本散要均匀地吹在息肉上，不要堆积在一处或非患部。

②要连续用药，不可间断，每日至少要吹6次。

③要在用药前，先清洁鼻腔，除去药渣，再上药。

④要忌食油炸、辛辣食物。注意起居，避免风寒。

又一方即依本方加冰片0.5克，枯矾15克。制用法同上。治疗鼻息肉149例，经用药2～5个疗程（1周为1疗程），治愈125例，显效11例，有效9例，无效4例。总有效率为97.31%。

2. 二辛吹鼻散

【组成】苦丁香6克，细辛6克，苍耳子6克，辛夷6克，僵蚕9克，冰片0.6克。对顽固性鼻息肉，可加硇砂1克。

【制法】散剂。先将前5味药共研为极细末，再加入冰片同研细，和匀，装瓶密封备用，勿令泄气。

【用法】外用。每次用本散少许吹撒于息肉上，每日吹 2 次。息肉深者，可用少许脱脂药棉蘸药末塞于息肉处，每日 1 次。

【功能】逐痰消息肉、散结通鼻窍。

【主治】鼻息肉。

【加减】同时配用辨证论治处方煎水内服，奏效尤捷。

【附记】引自程爵棠《百病中医鼻脐疗法》。治疗 36 例，经内外并治，痊愈（半年以上无复发）19 例，显效（半年以上有复发）10 例，好转 5 例，无效 2 例。总有效率为 94.4%。一般用药 3～7 天见效，2～3 周，最多 4 周痊愈。4 周无效应放弃本法治疗。

3. 藕节散（一）

【组成】生藕节炭 60 克（连须），乌梅肉炭 30 克，明矾 3 克，冰片 3 克。

【制法】散剂。先将生藕节晒干，与乌梅肉放在新土瓦上，用另一块土瓦盖住，并置于炭火上（文火）焙焦成黑炭样，待冷，研末，称准，和匀，入明矾、冰片同研极细末，和匀，贮瓶备用，勿令泄气。

【用法】外用。每用本散少许吹在鼻息肉上，每日吹 6～8 次，5 日为 1 疗程。每疗程间隔停药 1 天，再继续用药，至治愈为止。深部息肉，可用玻璃棒点药。或用药棉裹药粉或蘸药粉塞鼻，每日 3 次。

【功能】逐瘀消积、散结通窍。

【主治】鼻息肉。

【附记】引自程爵棠《百病中医鼻脐疗法》。笔者经验方。治疗 35 例，痊愈 27 例，显效 5 例，无效 3 例（疗效标准同息肉消化散）。连续用药 1 疗程 7 例，2 疗程 11 例，3 疗程以上者 17 例。

4. 杏甘散

【组成】杏仁3克，甘遂3克，枯矾5克，草乌5克，轻粉6克。

【制法】散剂。将上药各研极细末，混合研匀，贮瓶备用。或用麻油或菜油将药粉调匀成软膏状，贮瓶备用。

【用法】外用。应用粉剂时，取芦茎管取药粉频频吹在息肉上，每日吹3～4次，用膏剂时，先用药棉包裹好药膏敷于鼻息肉上（患端）。每日换药3次，或每晚临睡前敷于息肉上。连用7天为1疗程。未愈者间隔10天，再行第2疗程。

【功能】腐蚀、消肿、祛瘀、收敛。

【主治】鼻息肉。

【附记】引自程爵棠《百病中医鼻脐疗法》。治疗50例，28例痊愈；15例显效；4例有效；3例无效。总有效率为94%。分别治疗3～50天。本药刺激性强，使用不当，可引起鼻腔干燥充血。因此在用药前，可用凡士林薄涂鼻腔黏膜，以防直接刺激。疗效与病程长短，息肉大小有关，病程长，鼻息肉质老，蒂固者，则疗程长；而病程短，息肉小的，则疗程也短。治愈后复发者，再次用药，仍然有效。

5. 硇砂散（一）

【组成】硇砂9克，轻粉4.5克，枯矾4.5克，雄黄6克，冰片3克，生甘遂3克。

【制法】散剂。上药共研极细末，和匀过筛，贮瓶备用，勿令泄气。

【用法】外用。每取本散少许，以甘油药棉蘸药粉或裹药塞入患鼻孔中，30分钟后取出，隔3日再继续上药。3次不应，即终止本法治疗。

【功能】逐水消炎、收敛腐蚀、通窍化息。

【主治】鼻息肉。

【附记】引自程爵棠《民间秘方治百病》。屡用效佳。

6. 雄砂散

【组成】雄黄15克，硇砂15克，鹅不食草15克，冰片6克。

【制法】散剂。上药共研极细末，和匀，贮瓶备用，勿令泄气。

【用法】外用。用药棉裹药粉或蘸药粉，塞入鼻孔内，左右交替塞鼻，塞后5分钟即流涕打喷嚏。每日2次，7日为1疗程。

【功能】清热解毒、化结通窍。

【主治】鼻息肉。

【加减】同时配合内服方：方用桑叶9克，甘菊花9克，仙鹤草15克。水煎服，每日1剂，日服2次。

【附记】引自程爵棠《民间秘方治百病》。屡用屡验，效佳。

7. 藕节散（二）

【组成】连须藕节炭30克，硇砂15克，枯矾9克，冰片5克。

【制法】散剂。将藕节于土瓦上焙枯，与其他药共研极细末，和匀，贮瓶备用，勿令泄气。

【用法】外用。每取本散少许（约0.2克）吹在息肉上，每日吹5～6次，至治愈为止。

【功能】散瘀消炎、燥湿化息。

【主治】鼻息肉。

【附记】引自程爵棠《民间秘方治百病》。屡用皆效。又用藕节炭一味研末，吹在息肉上，日吹6次。效果亦佳。

8. 芦雄散

【组成】藜芦5克，雄黄3克，硇砂1.5克，甘遂3克，枯矾1.5克。

【制法】散剂。上药共研极细末，和匀，贮瓶备用。

【用法】外用。每用少许，吹在鼻息肉处，每日吹3次。

【功能】化积消息。

【主治】鼻息肉。

【附记】引自程爵棠《百病中医诸窍疗法》。笔者师授秘方。百试百效，疗效显著。

9. 消息油

【组成】白芷20克，辛夷20克，杏仁20克，甘遂20克，芝麻油200毫升。

【制法】油剂。将上药与麻油一同置铁锅内，先浸泡24小时后，再加火将诸药炸成黑黄色为度。离火，除去药渣，加液体石蜡500毫升，兑入冰片面1.5克，薄荷脑1克，搅匀过滤，分装入瓶内备用。

【用法】外用。仰头用药油滴鼻，或用药棉蘸药油塞鼻，每日2～3次。

【功能】腐蚀逐水、祛风通窍。

【主治】鼻息肉。

【附记】引自《中医耳鼻喉科学》。屡用效佳。

10. 鼻痔验方

【组成】硼砂 10 克，雄黄 3 克，冰片 0.3 克。

【制法】散剂。上药共研极细末，和匀，贮瓶备用，勿令泄气。

【用法】外用。每取本散少许嗅鼻，一日嗅 3～4 次。

【功能】解毒防腐、化垢消息。

【主治】鼻痔，鼻息肉。

【附记】引自徐福松《许履和外科医案医话集》。王旭方。屡用有效。如鼻渊并鼻息肉，即用本方与鼻渊单方交替搐鼻，再以苍耳子散、辛夷散内服，半年左右，两病皆愈。

11. 点 鼻 散

【组成】硇砂 1.5 克，白矾 3 克。

【制法】散剂。上药共研极细末，和匀，贮瓶备用。

【用法】外用。用火柴棒缠上药棉，蘸上药后点于鼻息肉上，每日点 2 次。

【功能】消炎化垢、收敛通窍。

【主治】鼻息肉。

【附记】引自程爵棠《百病中医诸窍疗法》。屡用皆效。

12. 硇砂散（二）

【组成】硇砂 1 克，雄黄 2 克，冰片 1 克。

【制法】散剂。先将硇砂剖过，以减轻其刺激性，然后将各药分别研细，和匀，贮瓶备用，勿令泄气。

【用法】外用。将药粉掺在疮面上，一日 4 次，痔疮上药后，外盖清凉膏，一日 2 次。

【功能】拔毒软坚、腐蚀恶肉。

【主治】鼻息肉，耳痔，鼻痔及痈疡溃后胬肉外翻，新皮难长，疔疮毒闭难化，新腐难分。

【附记】引自《老中医经验汇编》（第一集）。

13. 硇砂散（三）

【组成】硇砂 3 克，轻粉 3 克，雄黄 3 克，冰片 0.15 克。

【制法】散剂。上药共研极细末，和匀，贮瓶备用，勿令泄气。

【用法】外用。用时以药棉蘸药，塞入窍内，每日换药 2～3 次。

【功能】拔毒腐蚀消息。

【主治】耳痔，鼻痔，鼻息肉。

【附记】引自清代吴谦《医宗金鉴》。屡用皆效。

14. 鼻息肉神方

【组成】通草 3 克，细辛 3 克，玉竹 3 克，雄黄 3 克，皂角 3 克（去皮尖），明矾 6 克（焙），礜石 9 克（泥裹烧半日研末），炙藜芦 9 克，地胆 9 克（熬），瓜蒂 9 克，巴豆 9 克（去皮油），藺茹 9 克，地榆 9 克。

【制法】药膏。上药共研极细末，和匀，另用细辛、白芷等分煎水取浓汁调匀成糊状，贮瓶备用。

【用法】外用。取本膏适量，涂敷于鼻息肉上，每日 3 次，或用药棉裹药膏如球状塞于鼻中（患鼻）。每日换药 2～3 次。

【功能】疏风散结、消炎通窍。

【主治】鼻息肉。

【附记】引自汉代华佗《华佗神医秘传》。临床屡用，疗效较好。

15. 白矾散

【组成】明矾 15 克，阿魏 1.5 克，龙脑冰片 1 克，麝香 1 克。

【制法】散剂。上药共研极细末，和匀，贮瓶备用，勿令泄气。

【用法】外用。每取本散少许放（或吹或点）在鼻息肉上，每日 6 次。

【功能】化水消积、芳香通窍。

【主治】鼻息肉。

【附记】引自清代张璐《张氏医通》。效果良好，用药后息肉多可化消，方中阿魏为消血积之向导，明矾为除垢之专药，合脑麝以开结利窍。笔者验之临床，确有良效。药后分泌物增多，息肉逐渐枯萎，缩小而消失，效佳，无副作用。孕妇忌用。

16. 细辛散

【组成】瓜蒂、细辛各等分。另一方加枯矾，雄黄各等分。

【制法】散剂。上药共研极细末，和匀，贮瓶备用。

【用法】外用。每用本散少许，以薄棉裹之塞入患鼻孔中。每日换药 1 次。

【功能】消炎、化积、通窍。

【主治】鼻息肉、萎缩性鼻炎。

【附记】引自明代王肯堂《证治准绳》。屡用皆效。

17. 蝶矾散

【组成】胡蝶矾 6 克，细辛 3 克，白芷 3 克，苦丁香 5 克，辛夷 5 克，冰片 1.5 克。

【制法】散剂。上药共研极细末，和匀，贮瓶备用，勿令泄气。

【用法】外用。每用本散少许均匀吹在鼻息肉上，或用薄药棉裹药粉塞入患鼻孔中。每日 3 次。10 天为 1 疗程。治 1 疗程后，未愈者，隔 1 日再继续用药，至愈为止。

【功能】疏风泄热、芳香通窍、收敛化水。

【主治】鼻息肉。

【附记】引自程爵棠《百病中医鼻脐疗法》。笔者师传经验方。通常 1 疗程即见效，4～5 疗程即获显效或痊愈。

18. 地龙散

【组成】地龙 7.5 克（土炒），猪牙皂角 5 克。

【制法】散剂。上药先焙焦存性，再共研极细末，和匀，贮瓶备用。

【用法】外用。先将鼻腔拭净，再取本散少许，吹在鼻息肉上。每日 3 次。

【功能】消炎散结、驱风通窍。

【主治】鼻息肉。

【附记】引自明代王肯堂《证治准绳》。临床屡用，效果良好。

19. 二矾散

【组成】麝香 0.3 克，铜绿 1.2 克，枯矾 2.4 克，胆矾 1.8 克，冰片 1.5 克。

【制法】散剂。上药共研极细末，和匀，贮瓶备用，勿令泄气。

【用法】外用。每取药粉少许，以药棉裹之塞入患鼻孔中。每日换药 3 次。

【功能】消炎通窍、收敛化息。

【主治】鼻息肉。

【附记】引自程爵棠《百病中医鼻脐疗法》。多年应用，效果良好。

20. 千金矾石藜芦散

【组成】矾石 6 克，藜芦 6 克，瓜蒂 9 克，附子 6 克。

【制法】散剂。上药共研极细末，过 120 目筛，和匀，贮瓶备用。

【用法】外用。每用本散少许，以小竹管吹药粉如小豆至鼻中息肉上，以棉絮塞之。每日 3 次，至愈为度。

【功能】温化消积、消炎通窍。

【主治】过敏性鼻炎，鼻息肉。

【附记】引自清代张璐《张氏医通》。疗效良好。

21. 雄黄散

【组成】雄黄 1.5 克，瓜蒂 6 克，绿矾 3 克，麝香少许（约

0.3克）。

【制法】 散剂。上药共研极细末，和匀，贮瓶备用，勿令泄气。

【用法】 外用。每取本散少许搐鼻，每日6次。

【功能】 芳香通窍、消炎化息。

【主治】 鼻息肉。

【附记】 引自明代王肯堂《证治准绳》。屡用神效。

22. 硇砂瓜蒂散

【组成】 真硇砂3克，龙脑冰片3克，甜瓜蒂6克。

【制法】 散剂。先将瓜蒂烘脆研细末，再与硇砂，冰片同研极细，和匀，贮瓶备用，勿令泄气。

【用法】 外用。用消毒后的玻璃棒或竹筷，蘸温水再蘸上药粉适量，对准鼻息肉点之。每日早、中、晚各点1次。

【功能】 消炎散结、通窍化息。

【主治】 鼻息肉，鼻痔。

【附记】 引自查少农《中草药外治验方选》。屡用效佳。用药后息肉即逐渐溃烂消失。通常用药1～3日见效，10～20日最多30日即获显效或痊愈。

23. 乌梅消化散

【组成】 硼砂9克，乌梅肉炭9克，枯矾3克，冰片1克。

【制法】 散剂。先将乌梅去核取肉，放在新土瓦片上，用木炭火煅成炭样，待冷后取炭9克，入硼砂、枯矾、冰片同研极细末，和匀，贮瓶备用，勿令泄气。

【用法】 外用。每用本散少许，对准鼻息肉吹之。每日早、中、晚各吹1次，至愈为止。

【功能】消炎祛腐、通窍化积。

【主治】鼻息肉，鼻痔。

【附记】引自查少农《中草药外治验方选》。若能坚持用药，每获良效。

24. 轻杏白矾散

【组成】轻粉6克，杏仁7粒，白矾15克。

【制法】散剂。上药共研极细末，和匀，贮瓶备用。

【用法】外用。每用本散少许，吹入患鼻孔中。每日吹3次。

【功能】化垢消息。

【主治】鼻息肉。

【附记】引自程爵棠《百病中医诸窍疗法》。屡用效佳。

25. 枯辰散

【组成】枯矾0.9克，朱砂0.9克，麝香0.3克。

【制法】散剂。上药共研极细末，和匀，贮瓶备用，勿令泄气。

【用法】外用。用药棉捻成棉条蘸药末，对准息肉塞住，少顷流出黄水，息肉即可自化。每日2次。

【功能】化垢消息。

【主治】鼻息肉。

【附记】引自程爵棠《百病中医诸窍疗法》。屡用效佳。注意：用本药后，不能将鼻涕、分泌物吸入后鼻腔，更不能咽下，以防引起不良反应。或单用枯矾或陈瓜蒂研细末，油调塞患鼻孔中，用治鼻息肉亦有效。

26. 狗香散

【组成】狗骨头骨灰30克（煅存性），苦丁香3克。

【制法】散剂。上药共研极细末，和匀，贮瓶备用。

【用法】外用。每用本散少许，吹于鼻息肉处，每日吹3次。

【功能】化垢消息。

【主治】鼻息肉。

【附记】引自程爵棠《百病中医诸窍疗法》。民间方。屡用皆效。

27. 郁金散（丸）

【组成】郁金、皂角各30克，北细辛15克，麝香3克，硇砂3克（或各1.5克）。

【制法】蜜丸。先将前2味药用水同浸一宿，火煮透，郁金烂为度，去皂角，留郁金，焙干，与细辛同轧为细末，再入麝香、硇砂拌匀研细末，炼蜜为丸，如茶子大，贮瓶备用。

【用法】口服。每次服1.5～3克，每日服2次，食后用茶水送下。

【功能】理气散寒、化息通窍。

【主治】鼻息肉。

【附记】引自宋代朱佐《类编朱氏集验医方》。屡用神效。孕妇忌服。

28. 瓜蒂散

【组成】①甜瓜蒂3克，白矾1.5克。②瓜蒂1.5克，麝香0.3克。

【制法】散剂。上列两方，各共研极细末，和匀，贮瓶备用，勿令泄气。

【用法】外用。方①每用少许，绵裹塞鼻。方②含水口中，嗅味自落。

【功能】①化垢消息。②通窍消息。

【主治】鼻息肉。

【附记】引自清代叶天士《种福堂公选良方》。屡用均效。

29. 双矾散

【组成】麝香10克，铜绿40克，枯矾80克，胆矾60克。

【制法】散剂。上药共研极细末，和匀，贮瓶备用。

【用法】外用。将药粉裹入棉球中塞入鼻孔中。每日1次。

【功能】拔毒、收敛、化息。

【主治】鼻息肉。

【附记】引自《程氏医学笔记》。效果很好。上药后其息肉可自喷嚏中脱出。无不良反应。

30. 青苔塞鼻方

【组成】青苔适量（潮湿处青砖上生的青苔），鲜辛夷3克，蛞蟑螂虫1只。

【制法】药膏。先取蟑螂虫腹内白浆，与辛夷、青苔一并捣烂如泥成膏，收贮备用。

【用法】外用。用消毒纱布裹药泥塞入鼻孔中（单侧塞患鼻，双侧交替塞之）。每日换药1次。

【功能】疏风泄热、通窍散结。

【主治】鼻息肉。

【附记】引自王渭川《王渭川临床经验集》。一般连治 15～30 日多获良效。

31. 枯痔散

【组成】煅红砒 3 克，枯矾 15 克，乌梅炭 9 克，朱砂 0.9 克。

【制法】散剂。上药共研极细末，和匀，贮瓶备用。

【用法】外用。先用双氧水洗净鼻腔，以棉花揩干，以探针点普鲁卡因粉，再取本散用冷水稀释后涂上，不可过多，只涂鼻息肉范围内（患处），然后以小棉球塞进鼻孔内，以防鼻水冲药，损坏鼻窦。涂药 2～3 日后，息肉渐变灰白色，6～7 日后变灰黑色，过 2～3 日后则疼痛消失，息肉渐软化缩小，鼻塞已通，3～4 周后息肉分裂，自行脱落，便可生肌痊愈。

【功能】腐蚀化息肉。

【主治】鼻息肉。

【附记】引自 1959 年《上海中医研究工作资料汇编》（第二集）。同时配服通鼻丸内外并治，效果良好。通鼻丸，药用苍耳子、威灵仙各 15 克，露蜂房、白芷、辛夷、粉葛根、桔梗各 7.5 克，绿升麻、浙贝母、川芎、鲜菖蒲、蔓荆子、薄荷各 6 克。共研细末，加蜜和药为小丸。贮瓶备用。每次服 3 丸，每日服 1 次。白开水送服。内外合治，奏效尤捷。通鼻丸有调理肺气，通脑开郁之功。对一般鼻渊脑漏都有效验。枯痔散药涂上患处（息肉），化息肉力强。且具免手术出血，痛苦轻，不误工作，节省药材等特点。

32. 消息散

【组成】五倍子 15 克，瓜蒂粉 15 克，冰片 3 克，雄黄 9 克。

【制法】 散剂。上药共研极细末，和匀，贮瓶备用，勿令泄气。

【用法】 外用。每取本散少许，搐鼻，每日数次。

【功能】 消炎通窍、收敛化息、止血。

【主治】 早期小型鼻息肉，鼻息肉残根，鼻出血及鼻腔手术后出血。

【附记】 引自《中国当代中医名人志》。本方原无剂量，本剂量为笔者临证时拟订。验之临床，效果颇佳。

（八）鼻　痔

鼻痔，是指生于鼻孔内以有肿物下垂为特征。

病　因

清代《张氏医通》云："鼻息肉与鼻痔大同小异，痛极而不下垂者为息肉，此血热胜也；鼻痔则有物下垂而不痛，湿热胜也"。根据临床表现二者鉴别，以有下垂与否为依据。鼻息肉有物不下垂，因息肉生长到一定时候即停止生长；鼻痔有物而下垂，因鼻痔生长无止，愈生愈长。二者均时有疼痛，不独鼻息肉也。鼻痔之因，正如清代《外科证治全书》所说："以厚味壅湿热、蒸于肺门，如雨雾之地，突生芝菌也"。说明鼻痔多因肺经风湿热蒸凝滞而成。

症　状

鼻痔，肉赘下垂，色紫微硬，撑塞鼻孔，使人气息难通，香臭莫辨，或臭不可近，或痛不可摇。

治疗方药

1. 鼻痔散

【组成】甜瓜蒂 12 克，甘遂 3 克，枯矾 1.5 克，螺壳灰 1.5 克，草乌灰 1.5 克。

【制法】散剂。上药共研极细末，和匀，贮瓶备用。

【用法】外用。每取本散适量，用麻油调和搓成如鼻腔大小之丸粒，塞入鼻孔中（双鼻痔则双鼻交替塞之）。每日换药 1 次。

【功能】化垢逐水、收敛通窍。

【主治】鼻痔。

【附记】引自清代《验方新编》。屡用神效。通常连用数日后，化痔为水，萎缩自愈，疗效颇佳。又元代《世医得效方》消鼻痔方，即本方。但用量稍有出入，（瓜蒂 6 克，甘遂 6 克，明矾 0.8 克，螺青 0.8 克，草乌尖 0.8 克）共研极细末。油调塞鼻，疗效亦佳。

2. 硇矾散

【组成】硼砂 15 克，银硝 30 克，银朱 6 克，麝香 1 克，冰片 3 克。

【制法】散剂。上药共研极细末，和匀，贮瓶备用，勿令泄气。伴于太乙中（中成药）即成硇硝膏。

【用法】外用。耳疔，先用药棉花蘸硼酸水卷洗耳中，拭净脓水，再取本散适量，用苍耳草汁调匀成稀糊状，蘸入耳内，每日 3 次。并以药棉塞好，以防流出。鼻痔、鼻息肉则每取本散少许，吹入鼻内患处。每日吹 3～6 次。

【功能】腐蚀解毒、消肿止痛。

【主治】耳疔、鼻痔、鼻息肉。

【附记】引自徐福松《许履和外科医案医话集》。屡用均效。

3. 二矾消痔散

【组成】胆矾 15 克，枯矾 15 克，辛夷仁 15 克，细辛 15 克，杏仁 15 克，龙脑冰片 1 克，麝香 1 克，黑雄狗胆 1～2 枚（或猪胆）。

【制法】散剂。先将前 5 味药共研极细末，再入冰片、麝香同研极细和匀，贮瓶备用，勿令泄气。

【用法】外用。每取狗胆汁（或猪胆）调本散适量，成糊状，用薄棉花裹之塞入患侧鼻孔中，频频换药（每日约 3～5 次），其痔自消。或取本散少许搐鼻，每日搐 3 次。

【功能】疏风散结、收敛化水、消炎通窍。

【主治】鼻痔。

【附记】引自清代张璐《张氏医通》。屡用神效。

4. 吹 鼻 散

【组成】轻粉 6 克，杏仁 7 粒（去油），明矾 15 克。

【制法】散剂。上药共研极细末，和匀，贮瓶备用。

【用法】外用。每取本散少许，吹布于鼻息肉上，每日吹2～3 次。

【功能】消炎收敛、化垢消痔。

【主治】鼻痔。

【附记】引自清代叶天士《种福堂公选良方》。屡用皆效。

5. 塞鼻方

【组成】霜梅1个，蓖麻仁7粒，生明矾少许（约0.5克）。

【制法】药膏。上药共捣烂如泥膏状，取丝棉包裹备用。

【用法】外用。用时取药包塞入患侧鼻孔内，每日1次。

【功能】消炎收敛、化积消痔。

【主治】鼻痔。

【附记】引自清代叶天士《种福堂公选良方》。屡用皆效。

6. 硇砂散（一）

【组成】硇砂3克，轻粉9克，雄黄9克，冰片0.15克。

【制法】散剂。上药共研极细末，和匀，贮瓶备用。

【用法】外用。用时以药棉裹药末，塞入患窍内，每日换药1次。

【功能】腐蚀消痔。

【主治】鼻痔。

【附记】引自清代吴谦《医宗金鉴》。屡用神效。

7. 硇砂散（二）

【组成】硇砂1.5克，明矾15克（煅枯）。

【制法】散剂。上药共研极细末，和匀，贮瓶备用。

【用法】外用。每用本散少许，点鼻痔上，每日点1～2次。

【功能】化垢消痔。

【主治】鼻痔。

【附记】引自清代程国彭《医学心司》。屡用效佳，药后即消。

8. 黄白散

【组成】 轻粉、杏仁（去皮尖）、明矾、雄黄各等分，麝香少许。

【制法】 散剂。上药共研极细末，和匀，贮瓶备用，勿令泄气。

【用法】 外用。于患者临睡前，用消毒玻璃棒或竹筷，蘸药粉点在鼻痔上。每日点 1 次，至愈为止。

【功能】 宣肺解毒、腐蚀收敛、芳香通窍。

【主治】 鼻痔。

【附记】 引自清代《外科证治全书》。通常用药 15 日左右见效，最多 50 天即获显效或痊愈。

9. 茴香草散

【组成】 茴香草、高良姜各等份。

【制法】 散剂。上药共研极细末，和匀，贮瓶备用。

【用法】 外用。先用本散少许点在鼻痔上 2 次。待片刻许，用细钢筋 2 根，筋头钻 1 小孔，用丝线穿入孔内，二筋相距 1.7 厘米，以筋头直刺鼻痔根，将筋线拉紧，向下一拔，痔则自落，置水中观其大小，同时用胎发灰、象牙末等分。和匀，吹入鼻痔根上，其血自止。戒口不发。

【功能】 散结通窍、摘痔止血。

【主治】 鼻痔。

【附记】 引自明代陈实功《外科正宗》。本疗法采用药物外治与手术简除，见效颇捷。对于鼻痔大而影响鼻塞不通者，尤为适宜。可供临床备用。

（九）鼻疔、鼻疮、鼻痈、鼻疖

鼻疔、疮、痈、疖，是发生在鼻部的外症。鼻疔，乃险恶之症，多发生在鼻尖、鼻翼及鼻前庭部位的一种化脓性疾病。且发病急，病变迅速。鼻疮，多生于鼻内或鼻翼两旁。鼻痈，又名鼻柱痈，痈在鼻柱，疖在鼻外。同属一种化脓性鼻病。

病　因

鼻疔多因肺强火毒所致。鼻痈，乃肺强郁火所致；鼻疮，乃肺经壅热而起。多因掏鼻、拔鼻毛等损伤肌肤，使风热邪毒乘机而袭，内犯脏腑，内外邪毒，壅聚鼻窍，以致熏蒸肌肤而成。或因姿食膏粱厚味，辛辣炙煿之物，以致火毒结聚，循经上犯肺窍而生。致因虽多，总属火毒，冲犯肺经，客于鼻窍所致。邪有轻重，故见症亦异。

症　状

鼻疔，乃生于鼻孔内之疔疖，谓之鼻疔。鼻窍肿塞，痛引脑门，寒热交作，甚则属腮俱肿。鼻痈，乃肿痈色紫，溃破时不痛。鼻疮，生于鼻内，状如粟米，初觉干燥，继生粟粒，疼痛，甚则鼻外红肿，痛似火炙。

治疗方药

附鼻痔

1. 四黄当归膏

【组成】黄连9克，当归尾15克，黄柏9克，姜黄9克，生地黄30克。

【制法】药膏。上药用香油375毫升，煎至焦枯，去渣滤清，加黄蜡125克，熔化尽拌匀收膏，贮瓶备用。

【用法】外用。每取药膏少许，涂擦于鼻疔上，每日涂3次。

【功能】清热活血、消肿止痛。

【主治】鼻疔、鼻疖。

【附记】引自程爵棠《百病中医诸窍疗法》。屡用效佳。

2. 鼻疔膏

【组成】金银花30克，蒲公英30克，蚤休30克，血竭10克，朱砂10克，胆矾10克，蟾酥10克，京墨3克，麝香4.5克。

【制法】药膏。先将后六味药共研极细末，和匀，待用；再将前3味药加水煎煮2次，合并滤液（约1000毫升）浓缩至500毫升，再加入上述药粉搅拌均匀成软膏状，贮瓶备用。

【用法】外用。取药膏涂于患处，每日涂3～5次。

【功能】清热解毒、消肿止痛。

【主治】鼻疔及一切疔毒，肿毒，鼻疮。

【附记】引自程爵棠《百病中医诸窍疗法》。笔者经验方。治验甚多，疗效显著。

3. 辰砂散

【组成】朱砂10克，冰片10克，黄连30克，蚤休30克。

【制法】散剂。上药共研极细末，和匀，贮瓶备用，勿令泄气。

【用法】外用。用凡士林纱布条蘸药末塞入鼻腔内或鼻外患处。每日换药1～2次。

【功能】清热解毒、消肿止痛。

【主治】鼻疔、鼻疮。

【附记】引自程爵棠《百病中医诸窍疗法》。笔者师传秘方。屡用效佳。

4. 青蛤散

【组成】蛤粉30克（煅），石膏30克（煅），青黛9克，轻粉15克，黄连15克。

【制法】散剂。上药共研极细末，和匀，贮瓶备用。

【用法】外用。用时取药粉适量，以香油调和成糊状，涂擦鼻疮上，每日涂3次。

【功能】拔毒、消肿、止痛。

【主治】鼻䘌疮。

【附记】引自清代吴谦《医宗金鉴》。屡用效佳。

5. 青黛散

【组成】青黛、杏仁、槐花各等分。

【制法】散剂。上药共研极细末，和匀，贮瓶备用。

【用法】外用。用时每取药粉适量，以温开水调匀，涂擦患处，每日2次。

【功能】凉血解毒、消肿止痛。

【主治】鼻内生疮。

【附记】引自程爵棠《百病中医诸窍疗法》。陈治安祖传验方。屡用效佳。

6. 硼砂散

【组成】硼砂15克，冰片0.9克。

【制法】散剂。上药共研极细末，和匀，贮瓶备用，勿令泄气。

【用法】外用。每取少许，点在红线上。日点2～3次。

【功能】解毒止痛。

【主治】鼻中垂出红线，痛不可忍。

【附记】引自陕西省卫生厅《陕西中医验方选编》。屡用皆效。又鼻孔烂，用杏仁膏（将药杏仁20～30粒，水浸去皮，捣烂如泥，用人乳汁少许拌匀）抹鼻内，每日涂3次。三日即愈。

7. 离宫锭

【组成】血竭10克，朱砂10克，胆矾10克，京墨3克，蟾酥10克，麝香4.6克。

【制法】锭（丸）剂。上药共研细末，和匀，凉水调为锭，备用。

【用法】外用。用时取锭用凉水磨浓汁涂患处，日涂3次。

【功能】解毒、消肿、止痛。

【主治】鼻疔及一切疔毒，肿毒。

【附记】引自张树生《中药贴敷疗法》。本证生于鼻孔内，鼻窍肿塞，胀痛引脑门，甚则唇腮俱浮肿，由肺强火毒凝结而成。若肿硬外发，用离宫锭涂之，效佳。本方出自《华佗神医秘传》，仅剂量稍有出入。原方组成：陈京墨30克，蟾酥9克，胆矾9

克，血竭9克，朱砂6克，麝香4.5克。每日涂鼻6次。同时加服鼻疔神方：蟾酥6克（酒化），轻粉1.5克，枯矾3克，煅寒水石3克，铜青3克，胆矾3克，乳香3克，没药3克，麝香3克，雄黄6克，朱砂9克，蜗牛21枚。共研细末，于端午午时，在净室中先将蜗捣烂，用蟾酥和匀调黏，再入药末调和搓成丸如绿豆大。每服3丸，热酒送服，覆被安卧，汗出为度。笔者临床习用华佗方，内外合治，奏效颇捷。孕妇忌用。

8. 夺命丹

【组成】 蟾酥1.5克（酒化），轻粉1.5克，麝香1.5克，枯矾3克，寒水石3克，铜绿3克，制乳香3克，制没药3克，朱砂9克，蜗牛21枚。

【制法】 药泥丸。先将蜗牛捣烂如泥，麝香研末，余药共研细末，入麝香同研细和匀，与蜗牛泥混合同捣杵丸如绿豆大。贮瓶备用，勿令泄气。

【用法】 口服与外用。用时取2丸研细末，吹入患鼻中，同时用葱白煎汤送服3丸，盖被取汁。每日内外用药各1次。

【功能】 解毒消肿、止痛安神。

【主治】 鼻疔。

【附记】 引自清代《外科证治全书》。屡用神效。本方是从《华佗神医秘传》之内服鼻疔神方减雄黄、胆矾而成。《中医临证备要》蟾酥丸即华佗鼻疔神方，制、用法同夺命丹。孕妇禁用。

9. 黄白散

【组成】 雄黄、白矾、瓜蒂、细辛各等分。

【制法】散剂。上药共研极细末，和匀，贮瓶备用。

【用法】外用。每用本散少许，用白雄狗胆汁调和为丸1粒，塞入患鼻中，每日换药1次。

【功能】解毒消肿、收敛祛腐。

【主治】鼻痈，鼻息肉，鼻痔，鼻疮。

【附记】引自明代王肯堂《证治准绳》。屡用均效。

10. 鼻痈神方

【组成】甘遂、通草、细辛、炮附子各等分。

【制法】散剂。上药共研极细末，和匀，贮瓶备用。

【用法】外用。每取本散适量，用白雄狗胆汁调和为丸1粒，塞入患鼻中。每日换药1次。

【功能】温阳逐水、通窍散结。

【主治】鼻痈。

【附记】引自汉代《华佗神医秘传》。屡用均有良效。

11. 通草膏

【组成】通草、炮附子、细辛各等分。

【制法】药膏。上药共研细末，和匀，以蜂蜜适量调和成软膏状，贮瓶备用。

【用法】外用。用时以药棉裹药膏适量，塞入患鼻中。每日换药1次。

【功能】温阳利水、通窍散结。

【主治】鼻痈，或并发鼻息肉，鼻齆，鼻疮。

【附记】引自宋代严用和《济生方》。疗效良好。

12. 鼻疮神方

【组成】①黄芩6克，半夏6克，天冬4.5克，麦冬4.5克，五味子4.5克，杏仁3克，甘草1.5克，生姜3片。②煅石膏30克，川黄连0.6克，朱砂1.5克，龙脑冰片0.6克。

【制法】药膏。①方水煎，取药汁，待用。②方共研细末，和匀，贮瓶备用。

【用法】外用。每用②方药粉少许，以①方药汁调和成稀糊状，滴入患鼻中，每日滴3次。同时取①方药汁内服，日服2次。

【功能】清热消肿、通窍散结，或作养阴安神之品。

【主治】鼻疮。

【附记】引自汉代华佗《华佗神医秘传》。笔者验之临床多效。若一方能随症加减应用，则奏效尤捷。

13. 辰砂定痛散

【组成】朱砂1.6克，冰片0.6克，胡黄连32克，煅石膏32克。

【制法】散剂。上药共研极细末，和匀，贮瓶备用，勿令泄气。

【用法】外用。每用本散少许，干撒患处；或用生地黄汁（或麻油）调和成糊状，涂搽鼻中及红肿处，每日涂搽5次。

【功能】消炎止痛、养阴生肌。

【主治】鼻疮。

【附记】引自清代吴谦《医宗金鉴》。屡用效佳。

14. 枯参散

【组成】 苦参30克，枯矾30克，煅石膏15克，冰片1.5克，轻粉1.5克。

【制法】 散剂。上药共研极细末，和匀，贮瓶备用，勿泄气。

【用法】 外用。每取本散少许干撒患鼻中；或用生地汁调和成糊状，滴入患鼻中，每日2次。

【功能】 消炎止痛、提脓拔毒、祛腐生新。

【主治】 鼻疮，溃脓，味臭。

【附记】 引自程爵棠《百病中医鼻脐疗法》。笔者经验方。治疗17例，通常连用7天左右多获痊愈。本方用于鼻疮溃脓之症，屡用屡验，疗效颇佳。

15. 二黄散

【组成】 生大黄3克，生黄连3克，麝香0.1克，冰片0.6克。

【制法】 散剂。先将前二味药共研极细末，再入麝香、冰片同研细，和匀，贮瓶备用，勿令泄气。

【用法】 外用。每用本散少许，以菜油调和成稀糊状，滴入患鼻中，或外用涂鼻，每日涂3次。

【功能】 解毒消肿、通窍止痛。

【主治】 鼻疮。

【附记】 引自程爵棠《百病中医鼻脐疗法》。笔者祖传秘方。鼻疮初起用之，可使鼻疮消失。多年使用，总有效率达95%以上。疮既成亦能减轻病势，促使早溃，溃后改用枯参散治之，效佳。

16. 虎蒲软膏

【组成】虎杖 500 克，蒲公英 150 克，紫花地丁 100 克，冰片 50 克。

【制法】散剂。上药共研极细末，和匀，贮瓶备用，即为虎蒲散。用凡士林调匀成软膏状，即为虎蒲软膏。备用。

【用法】外用。将软膏用合适的片状器械涂于患处（患鼻），或涂于小纱布上敷于患鼻，每日换药 1 次。对于暴露部位的疖肿，先冲洗脓痂，再用虎蒲散撒在肿疖上，外用纱布固定。

【功能】清热解毒、消肿止痛。

【主治】耳鼻部疖肿。

【附记】引自张树生《中药贴敷疗法》。治疗耳鼻部疖肿 22 例，全部治愈（外耳道疖肿 15 例，鼻部疖肿 4 例，鼻疔并发颜面感染 3 例）。其中换药 2 次治愈者 5 例，3～5 次治愈者 13 例。其余 4 例均 9 次换药而愈。病程越短，疗效越好。

17. 二 香 散

【组成】苦丁香、母丁香、赤小豆各等分。

【制法】散剂。上药共研极细末，和匀，贮瓶备用。

【用法】外用。每用本散少许吹入患鼻中，每日 3 次。鼻塞即通。

【功能】芳香化湿、宣通鼻窍。

【主治】口鼻疮而致鼻塞不通之证。

【附记】引自清代张璐《张氏医通》。笔者临床验证，本方对于因鼻疮而致鼻塞不通之证有较好的通气效果。鼻气已畅通即改方疗之。

18. 五黄膏

【组成】川黄连 12 克，川黄柏 12 克，姜黄 12 克，当归尾 15 克，虎杖 15 克，蒲公英 15 克，生地黄 35 克，麻油 600 毫升，黄蜡 150 克。

【制法】药膏。上药用麻油炸至焦枯，过滤去渣，待温加入黄蜡烊化搅匀，冷后收膏。贮瓶备用。

【用法】外用。用时每取药膏少许，外涂疖肿处，每日涂 3 次。

【功能】清热凉血、泻火解毒、消肿止痛。

【主治】耳鼻疖肿。

【附记】引自程爵棠《百病中医鼻脐疗法》。笔者经验方。多年使用，疗效显著。本方还可用于鼻前庭尖及其他部位疖肿。无论已溃、未溃，均可用之，效果亦佳。

19. 硫黄膏

【组成】硫黄 80 克，雄黄 20 克，樟丹 10 克，凡士林 200 克。

【制法】药膏。先将前 3 味药共研细末，和匀，再入凡士林调和成软膏状，贮瓶备用。

【用法】外用。用时以棉签蘸药膏适量，涂布于疮面，可沿鼻小柱上端，右鼻孔逆时针，左鼻孔顺时针，旋转涂布，尽量不要涂及鼻腔黏膜。每日 1～2 次。

【功能】解毒、消肿、止痛。

【主治】鼻前庭炎。

【附记】引自程爵棠《百病中医鼻脐疗法》。治疗 45 例，治愈41例，有效4例。总有效率达100%。一般用药2～5次可愈。用本方外治鼻疮，效果亦佳。对外耳道炎、外耳湿疹等亦有良效。

20. 青柏散

【组成】 青黛60克，川黄柏60克，石膏120克，滑石120克。

【制法】 散剂。上药共研细末，和匀，贮瓶备用。

【用法】 外用。每用本散少许，以麻油调敷患鼻。每日换药3次。

【功能】 清热泻火、利湿止痛。

【主治】 鼻䶊，鼻痒。

【附记】 引自程爵棠《百病中医鼻脐疗法》。笔者祖传秘方。屡用效佳。笔者验之临床，凡鼻䶊初起者，用之每获良效。

21. 利香膏

【组成】 当归1克，木香1克，通草1克，细辛1克，蕤仁1克，川芎1克，白芷15克，羊髓120克，猪脂100克。

【制法】 药膏。将上前8味药入猪脂以微火合煎，待白色变黄膏即成。滤汁去渣，收贮备用。

【用法】 外用。用时取膏如小豆大，纳鼻中，每日2次。

【功能】 活血利湿、祛风通窍、消肿止痛。

【主治】 鼻腔痛（或瘀）。

【加减】 先患热后鼻中赤烂疮者，以黄芩、栀子代当归、细辛。

【附记】 引自王光清《中国膏药学》。屡用有效。

22. 黄连膏

【组成】川黄连、姜黄 9 克，川黄柏 9 克，当归尾 15 克，生地黄 30 克，黄蜡 120 克，麻油 360 毫升。

【制法】药膏。上药入麻油中煎枯去渣，下黄蜡熔化净尽，用细布将油滤净，倾入瓷盒内，以柳枝不时搅之，候凝为度。

【用法】外用。每用少许，涂搽患处，每日涂 3 次。

【功能】润燥、消化、止痛。

【主治】肺胃火盛，鼻孔生疮，干燥结痂。

【附记】引自《全国中药成药处方集》。屡用效佳。

23. 麝矾散

【组成】麝角炭 3 克（烧炭存性），枯矾 2.1 克，血余炭 1.5 克。

【制法】散剂。上药共研极细末，和匀，贮瓶备用。

【用法】外用。先用花椒煎水洗患部，再取本散适量掺布患处，如再不收口，即用松香烧存性研末掺之，无不立验。

【功能】燥湿祛瘀、敛疮生肌。

【主治】鼻疳，鼻孔烂穿。

【附记】引自程爵棠《民间秘方治百病》。屡用效佳。

24. 龙胆二黄散

【组成】龙胆 10 克，铀兰叶炭 10 克，寒水石 15 克，密陀僧 6 克，明雄黄 3 克，黄丹 3 克，枯矾 1.5 克，轻粉 0.5 克。

【制法】散剂。上药共研极细末，和匀，贮瓶备用。勿泄气。

【用法】外用。先将患处用第 2 次淘米水洗净，再取本散适量，干擦患处，每日擦 3 次，至治愈为度。

【功能】泄火解毒、燥湿杀虫。

【主治】鼻疳。

【加减】张氏经验，临床多配用内治方（胡黄连、杏仁、知母、黄芩、桔梗、神曲、芜荑、炒鹤虱各 10 克，生石膏 15 克），水煎，分 2 日 10 次服。

【附记】引自张梦侬《临证会要》。屡用特效。内外并治，可迅速获愈。

25. 鼻疳散

【组成】青黛 6 克，熊胆 1.6 克，麝香 0.15 克。

【制法】散剂。上药共研极细末，和匀，贮瓶备用，勿令泄气。

【用法】外用。干者用猪骨髓调贴，湿者干撒患鼻。

【功能】清肺热、疗鼻疳。

【主治】鼻疳。

【附记】引自清代吴谦《医宗金鉴》。屡用屡验，因疳热攻肺而成鼻疳者，宜用清金散，外用鼻疳散敷口。

26. 治鼻疳方

【组成】刺苋菜炭、青黛、五倍子炭各 9 克。

【制法】散剂。先分别将刺苋菜、五倍子焙成炭，待冷后，再入青黛，共研极细末，和匀，贮瓶备用。

【用法】外用。用时以吹药管取药粉适量，吹入患鼻内，外以脱脂药棉球轻松地堵塞鼻孔。每隔 2 小时吹 1 次。

【功能】清热消疳、收敛化腐。

【主治】鼻孔溃烂。

【附记】引自查少农《中草药外治验方选》。屡用效佳。通常连用 3～5 天可愈。

27. 兰香散

【组成】兰香叶 6 克（烧灰），铜青 1.5 克（铜绿），轻粉 1.5 克。

【制法】散剂。上药共研极细末，和匀，贮瓶备用。

【用法】外用。每用本散少许，患处干者，用香油调和敷贴患处（患鼻上），患处湿者干撒患鼻上。每日 1 次。

【功能】解毒、化瘀、消疳。

【主治】鼻疳赤烂。

【附记】引自郑显庭《丸散膏丹集成》。屡用效佳。

28. 化疳散

【组成】青黛 9 克，当归 9 克，赤小豆 9 克，瓜蒂 9 克，地榆 9 克，川黄连 9 克，芦荟 9 克，雄黄 1.5 克。

【制法】散剂。上药共研极细末，和匀，贮瓶备用。

【用法】外用。每取本散少许撒于患鼻上，每日 1 次。

【功能】清热泻火、凉血解毒、敛疳消疳。

【主治】鼻疳。

【附记】引自明代鲁伯嗣《婴童百问》。

三、咽喉疾病

（一）扁桃体炎

扁桃体炎，属中医“乳娥”范畴。系腭扁桃体非特异性炎症，分非化脓性和化脓性两种。又分急性和慢性两类，前者称“风热乳娥”，后者称“虚火乳娥”。且二者又可互累发作，急性失治可转化成慢性，慢性新感又可急性发作。是临床常见多发病。

病　因

多因内有积热，复感风热之邪，风热相搏，上蒸咽喉所致。或因痰郁生热，水火刑金，灼津生痰，痰热相搏，壅滞咽喉所致。慢性多由急性失治迁延转化而成。或素体虚弱，虚火上炎；或由邻近器官组织炎症迁延累及而致；慢性者复感外邪又可急性发作。

症　状

喉核（扁桃体）一侧或两侧红肿疼痛，吞咽困难，伴有发热恶寒，头痛，咳嗽，脉浮，多为急性扁桃体炎或慢性扁桃体炎急性发作。慢性者则见喉核微红，微肿，微痛；或仅感咽喉不适，干燥，自觉有灼热感，或吞咽不适。一般无表证或全身症状。

治疗方药

1. 乳蛾散

【组成】寒水石 3 克，硼砂 3 克，僵蚕 3 克，薄荷脑 0.3 克，青黛 3 克，马勃 3 克，明矾 6 克，冰片 0.3 克，煅珍珠 0.3 克，生蒲黄 3 克。

【制法】散剂。上药共研极细末，和匀，贮瓶备用，勿令泄气。

【用法】外用。每用本散少许，吹入咽喉患处。药后低头含口水流出。一日吹 3 次。

【功能】清热解毒、消肿止痛、祛腐生肌。

【主治】急性化脓性扁桃体炎。

【附记】引自《中国当代中医名人志》。李庆民方。屡用卓效。

2. 蒲公英膏（一）

【组成】蒲公英 500 克，板蓝根 500 克。

【制法】膏滋。上药加清水浓煎 3 次，滤汁去渣，合并滤液，加热浓缩成稠糊膏，再加白糖、蜂蜜各 100～150 克，搅匀收膏即成。贮瓶备用。

【用法】口服。每次服 15～30 克，一日服 3 次，白开水调服。

【功能】清热解毒、抗菌消肿。

【主治】急性乳娥及咽喉炎。

【附记】引自程爵棠《百病中医膏散疗法》。程爵棠方。屡用效佳。

3. 清咽清肿散

【组成】犀黄1.5克，硼砂1.5克，雄黄3克，水飞人中白3克，上梅片1.5克，天竺黄3克，青黛3克，白火硝3克，胆矾3克，山豆根3克，黄连3克，珍珠粉3克。

【制法】散剂。上药共研极细末，过120目筛，再研过筛，和匀，贮瓶备用，勿令泄气。

【用法】外用。每次取本散少许，吹咽喉患处，每日吹2～4次。病重者每小时1次。

【功能】清热解毒、消肿利咽。

【主治】喉痹，乳娥，喉风，喉痈，喉痧等急性喉病，症见咽喉红肿疼痛者，均可用之。

【附记】引自程爵棠《中医喉科精义》。程爵棠方。屡用效佳。本方对于各种喉病，证属热毒上攻，用之多良效。为喉科常用之良方。

4. 汉青丹

【组成】硼砂12克，朱砂3克，上梅片10克，血竭6克，青黛10克，雄黄3克，牛黄3克，甘草6克，薄荷6克，川黄柏12克，川黄连3克，地风婆5个。

【制法】散剂。上药分别研为极细末，称准和匀，贮瓶备用，勿令泄气。

【用法】外用。每次取本散少许，吹入患处（咽喉），日吹数次。

【功能】疏风清热、解毒利咽。

【主治】喉痹，乳娥，白喉等病，证属风热所致者尤为适宜。

【附记】引自程爵棠《中医喉科精义》。言庚孚祖传喉科秘方。屡用效佳。

5. 上品冰硼散

【组成】硼砂9克（风化），西瓜霜6克，飞朱砂2.4克，煅石膏15克（尿浸水飞），海螵蛸7.5克（去硬壳），梅片1.5克。

【制法】散剂。上药除梅片外，余药共研极细末，至无声为度，再入梅片同研，和匀，贮瓶备用，勿令泄气。

【用法】外用。每取本散少许，吹入患处，每日吹2～3次。

【功能】清热解毒、祛腐消肿。

【主治】一切喉痛，乳娥，喉痹，喉风，喉痈，熏舌，风火牙痛以及牙龈肿胀等。

【附记】引自程爵棠《中医喉科精义》。本方系张赞臣教授根据《外科正宗》冰硼散加味而成，故名上品冰硼散。验之临床，其疗效比原方为优。

6. 清咽祛腐散

【组成】硼砂5克，雄黄3克，煅人中白5克，上梅片3克，天竺黄3克，青黛5克，黄柏3克，珍珠粉3克，煅轻元灰5克，儿茶5克，制乳香1.5克，制没药1.5克。

【制法】散剂。上药分研混合过120目筛，再研再筛，入珍珠粉、冰片和匀，贮瓶备用，勿令泄气。

【用法】外用。每次取本散少许，吹患处。每日吹3～6次。

【功能】清热解毒、祛腐收敛、消肿利咽。

【主治】咽喉肿疡，烂乳娥及一切咽喉溃疡，口腔炎等均可用之。

【附记】引自程爵棠《中医喉科精义》。程爵棠方。本方对咽喉口腔溃疡诸证，殊有卓效。

7. 喉科牛黄散

【组成】牛黄 1.8 克，细川连 4.8 克，生黄柏 4.8 克，薄荷叶 4.8 克，飞雄黄 1.5 克，西瓜霜 1.5 克，大梅片 1.5 克，硼砂 1.5 克。

【制法】散剂。上药共研极细末，至无声为度，过筛和匀，贮瓶备用，勿令泄气。

【用法】外用。每用本散少许，吹入患处，每日 2～3 次。

【功能】清热解毒、祛腐。

【主治】乳娥，喉红肿或白腐，喉痧，白喉等病证。

【附记】引自上海中医研究所《张赞臣临床经验选编》。屡用效佳。

8. 解毒中白散

【组成】煅人中白 3 克，飞青黛 3 克，硼砂 3 克，儿茶 6 克，雄黄 0.6 克，马勃粉 0.6 克，煅轻元灰 0.9 克，冰片 0.9 克。

【制法】散剂。煅轻元灰，即灯心草，煅炭存性。先将灯心草浸在清水中片刻取出，再置入淡竹管内，两头封固，外涂湿泥土约 3～4 分厚，放在炭火炉上，烧至泥土发红，即取下退火，去掉泥与竹即得，儿茶先置于石灰甏中化解，上药除冰片外，共研极细末，过筛，再入冰片同研和匀，贮瓶备用，勿令泄气。

【用法】外用。每次取本散少许，吹入患处，每日 2～4 次。

【功能】清热解毒、祛痰、收敛。

【主治】烂喉痧，烂乳娥，喉疳，口疳疼痛等病。

【加减】凡烂喉重症，加牛黄 0.3 克，珍珠粉 0.3 克；咽喉不烂肿者，加玄明粉 3 克以消肿，并能祛除痰涎。

【附记】引自上海中医研究所《张赞臣临床经验选编》。疗效颇佳。

9. 内 金 散

【组成】鸡内金 96 克，青黛 2 克，冰片 2 克。

【制法】散剂。上药共研极细末，和匀，贮瓶备用，勿令泄气。

【用法】外用。每取蚕豆大小之药粉，分别吹两侧咽喉患处，每日吹 4～6 次。

【功能】消食化积、消肿利咽。

【主治】急性扁桃体炎。

【附记】引自程爵棠《单方验方治百病》。屡用效佳。

10. 雄 月 散

【组成】雄黄 9 克，硼砂 27 克，苦瓜霜 4.5 克，上梅片 2.5 克，薄荷脑 1.5 克。

【制法】散剂。上药共研极细末，和匀，贮瓶备用，勿令泄气。

【用法】外用。用时以喉检取药粉吹入咽喉患处，每日吹3～6 次。

【功能】清热解毒、消肿止痛。

【主治】乳娥、喉痹、喉痛。

【附记】引自程爵棠《民间秘方治百病》。屡用效佳。

11. 麝香散

【组成】麝香 0.9～1.5 克，朱砂 24 克，冰片 3 克，枯矾 15 克。

【制法】散剂。上药共研极细末，和匀，贮瓶备用，勿令泄气。

【用法】外用。每取药粉适量，装入喷粉器内，保持干燥，每日 1～3 次，喷于咽峡部，至痊愈为度。

【功能】解毒燥湿、芳香通窍。

【主治】急性扁桃体炎。

【附记】引自程爵棠《民间秘方治百病》。屡用效佳。同时应注意：若已脓肿溃疡则必须配合抗生素及手术治疗。孕妇及心脏衰弱者禁用。

12. 冰蝎膏

【组成】冰片 5 克，全蝎 10 克，菜油 2 毫升。

【制法】药膏。先将全蝎、冰片捣碎，研细末，再调入菜油拌匀，做成如 5 分钱币大小的药饼，备用。

【用法】外用。取药饼用胶布贴于外廉泉穴，24 小时调换 1 次。

【功能】消炎散结、消肿止痛。

【主治】小儿急性扁桃体炎。

【附记】引自《程氏医学笔记》。程栽芝方。治疗 46 例，男 19 例，女 27 例；年龄在 5～12 岁之间；病程多在 2～5 天。体温均在 39℃以上，经用药 1～5 天，均获痊愈。外廉泉穴乃网络扁桃体。药贴本穴乃直达病所，故可获佳效。

13. 乳娥冲剂

【组成】黄芩 17.75 公斤，银花 17.75 公斤，蒲公英 31.25 公斤，大青叶 31.25 公斤，射干 9.5 公斤。

【制法】颗粒。上药加水煎煮 2～3 次，滤汁去渣，合并滤液，静置 24 小时，取上清液，低温蒸发浓缩至流膏状，60℃～70℃烘干后粉碎，过 80 目筛，加入淀粉、糊精各等量，混合均匀，以 85％酒精拌和制成颗粒，过 10 目筛，60℃烘干，再过 10 目筛即成。分装 1000 包，备用。

【用法】口服。用时每次服半包，每日服 2 次，热开水冲服。

【功能】清热解毒、消肿利咽。

【主治】急性扁桃体炎。

【附记】引自《集验中成药》。用本方治疗 250 例，均获治愈。其中：1～3 天内治愈者 170 例；4～7 天治愈 80 例。

14. 银板口服液

【组成】板蓝根 30 克，金银花 15 克，蒲公英 10 克，紫花地丁 10 克，山豆根 10 克，桔梗 10 克，生甘草 10 克，岗梅 12 克，薄荷 6 克，大青叶 9 克。

【制法】浓缩液。上药加清水煎煮 3 次，滤汁去渣，合并滤液，加热浓缩成口服液。每毫升内含生药 2 克。贮瓶备用。

【用法】口服。每次服 20 毫升，每日服 3 次。小儿酌减，重症倍量。

【功能】清热解毒、消肿利咽。

【主治】急性扁桃体炎。

【附记】引自《程氏医学笔记》。经治 50 例，均获痊愈。

15. 蒲公英膏（二）

【组成】蒲公英150克，土大黄150克，生石膏125克，桔梗50克，山豆根50克，薄荷25克（后入），金银花60克，麦冬60克，射干60克，当归60克，石菖蒲60克。

【制法】膏滋。上药加水煎煮3次，滤汁去渣，合并滤液，加热浓缩为清膏，再加蜂蜜250克收膏即成。贮瓶备用。

【用法】口服。每次服15～30克，每日服2次。1料为1疗程。

【功能】清热解毒、消肿利咽。

【主治】急性扁桃体炎。

【附记】引自《程氏医学笔记》。治疗250例，服药1～2疗程，全部获效，其中治愈率为99.2%。

16. 乳蛾膏

【组成】金银花150克，蒲公英150克，连翘150克，生石膏150克，栀子75克，淡竹叶75克，大青叶75克，板蓝根75克，大黄50克（研末兑入），牛膝50克，生甘草50克。

【制法】膏滋。上药除大黄外，余药加水煎煮3次，滤汁去渣，合并滤液，加热浓缩为清膏，将大黄末兑入，再加蜂蜜150克，收膏搅匀即得。贮瓶备用。

【用法】口服。每次服15～30克，每日服2次，白开水调服。1料为1疗程。

【功能】清热解毒、消肿利咽。

【主治】急性扁桃体炎。

【加减】若咳嗽者，加浙贝母50克，桔梗50克，瓜蒌仁50

克；若呕吐者，加法半夏50克，竹茹50克；若鼻出血者，加丹皮100克，白茅根100克；若口臭便秘者，加玄明粉6克（分2次冲服）。

【附记】引自《集验中成药》。治疗100例，治愈95例，显效5例。

17. 蒲公英片

【组成】蒲公英适量。

【制法】片剂。上药依法加工（煎液浓缩成干浸膏），制成颗粒，压制成片，每片重0.5克，贮瓶备用。

【用法】口服。每次服3～4片，日服4～6次，温开水送服。

【功能】清热消炎。

【主治】感冒发热，咽炎，急性扁桃体炎，热疖，乳痈等症。

【附记】引自叶显纯《常用中成药》。屡用效佳。

18. 乳没三虫散

【组成】斑蝥10克，乳香5克，没药5克，血竭5克，全蝎5克，玄参2克，樟脑2克，冰片1克。

【制法】散剂。上药共研极细末，和匀，贮瓶备用，勿令泄气。

【用法】外用。取伤湿止痛膏1块，中间剪一小洞，将膏药正对双侧列缺穴，取药末适量放于小洞上面，再用伤湿止痛膏固定；2小时后取下，每日2次，3天为1疗程。

【功能】祛风攻热、消肿止痛、化瘀散结。

【主治】乳娥。

【附记】引自程爵棠《穴位贴敷治百病》。屡用效佳。一般用药1个疗程即效。

19. 六神丸

【组成】麝香4.5克，牛黄4.5克，冰片3克，珍珠4.5克（豆腐制），蟾酥3克（制），明雄黄3克。

【制法】水丸。将明雄黄、麝香、牛黄、冰片，先后分别研为细粉。珍珠研为极细粉。过100～120目筛。再取明雄黄细粉置乳钵内，依次与珍珠、麝香、牛黄、冰片细粉，用套色法陆续配研，和匀，过筛。将蟾酥捣碎，另取白酒6升加入溶化，静置一二日，待发起后，酌加适量冷开水，与上药粉泛为极小丸，阴干，取干丸22.5克，另取百草霜4.5克，研细为衣，阴干。贮瓶备用。

【用法】口服。每次服10粒。小儿1岁服一粒，4～8岁服五至六粒，9～15岁服八粒。每日服1～2次，噙化或温开水送服。外敷者可取十粒用开水或米醋少许溶成糊状，每日数次敷搽。

【功能】消肿解毒。

【主治】烂喉丹痧，喉风，乳娥，咽喉肿痛及痈疽疮疖。

【附记】引自《北京市中药成方选集》（中国医学大辞典）。屡用效佳。孕妇忌服，忌烟、酒及辛辣食物。疮烂化脓者，不可外敷。

20. 西瓜霜

【组成】西瓜一个（约重4800克），火硝240克，皮硝480克，冰片18克。

【制法】散剂。制法有二：第一法：①制霜：将西瓜切去顶端，去瓤，将火硝、皮硝装入瓜内，仍用原切下的瓜顶盖好，竹签固定，将瓜装入无釉瓦罐内，封严。置阴凉通风处，待霜析出罐外，扫下，再析再扫，以无霜为度。将扫下之西瓜霜用纸包好，挂通风处，使其风化，过80～100目筛。②混合：每西瓜霜600克，与方中冰片18克，套研均匀，过筛。贮瓶备用。

第二法：①制霜：将上西瓜切成小块，与火硝、皮硝拌匀，装入无釉瓦罐内，封严，置阴凉通风处，依第一法扫取西瓜霜。②混合，与第一法同。

【用法】外用。每次用0.3克，吹于患处。

【功能】消肿止痛。

【主治】咽喉红肿，乳娥，喉痹，口舌生疮，牙齿疼痛。

【附记】引自《北京市中药成方选集》。屡用效佳。忌食辛辣、油腻之物。

21. 贴喉异功散

【组成】斑蝥12克（糯米拌炒，去糯米），血竭1.8克，乳香1.8克（醋炙），没药1.8克（醋炙），麝香1.8克，全蝎1.8克，玄参1.8克，冰片1.8克。

【制法】散剂。上药除麝香、冰片外，余药共轧为细粉，和匀过80～100目筛。再取麝香置乳钵内，加入冰片研匀，再与斑蝥等六味细粉陆续配制，和匀过筛。贮瓶备用。

【用法】外用。每用少许，用拔毒膏（药至膏中心）贴于颈部，右患贴右，左患贴左，约三四小时后，用手摸之，如感觉内已起泡即揭下。用针将泡刺破，放出毒水，即愈。

【功能】消肿、止痛、解毒。

【主治】乳娥，喉痧，喉痹，喉痛等喉症。

【附记】引自《全国中药成药处方集》。屡用效佳。忌食辛辣、动火之物。外用药物，切勿入口。

22. 珠黄散（一）

【组成】珍珠 30 克（豆腐制），牛黄 30 克。

【制法】散剂。先将珍珠研为极细粉，牛黄研为细粉，过 100～120 目筛。再取珍珠细粉置乳钵内，与牛黄共研至极细粉，和匀过筛。贮瓶备用。

【用法】外用。每用少许，吹于患处。

【功能】解毒化腐、清热止痛。

【主治】咽喉红肿，溃烂疼痛，单双乳娥（扁桃腺炎）。

【附记】引自《全国中药成药处方集》。屡用效佳。又《和剂局方》珠黄散，组成与本方同，但剂量有异。即牛黄 3 克，珍珠 9 克。用治喉痈，效佳。

23. 板蓝根冲剂

【组成】板蓝根 4800 克，淀粉 1056 克，糖粉 1152 克，菠萝香精油 14.1 克。

【制法】颗粒。将板蓝根碎成小段，用热浸法提取 2 次。第一次加水 5 倍量，第二次加水 3 倍量，煮沸后马上停火，保持 60℃～90℃（温度），各浸渍 1 小时。以 120 目筛滤取药液，合并药液，浓缩为稠膏约 1200 克，放冷。取淀粉（先过 100 目筛）置搅拌机内，加入完全放冷的板蓝根稠膏，随加随搅，将糖粉（先过 80 目筛）分 3 次加入，再将菠萝香精油用适量酒精稀释，喷洒入内，充分搅拌均匀，过 10 目筛后，混合均匀，立刻在颗粒机上，用 14～16 目筛，制成颗粒，晾干，或低温干燥（60℃以下）1 小时，并翻动 3～4 次，然后再过 10 目筛，分装（每包

10克）备用。

【用法】口服。每次成人服半包（儿童减半），每4小时服1次，温开水冲服。

【功能】清热解毒、凉血消肿。

【主治】扁桃腺炎，流行性腮炎以及预防和治疗小儿麻疹。

【附记】引自中国中医科学院中药研究所《中药制剂手册》。屡用效佳。

24. 珠黄散（二）

【组成】人中白3克，马勃粉15克，青黛3克，儿茶3克，玄明粉1.5克，硼砂3克，薄荷1.5克，黄连1.5克，牛黄0.9克，珍珠粉0.9克，上梅片0.9克。

【制法】散剂。上药共研极细末，和匀，贮瓶备用，勿令泄气。

【用法】外用。每取本散少许，吹入患处，每隔1～2小时吹1次。

【功能】苦寒泄热、祛腐除脓。

【主治】风热乳娥。

【附记】引自《中医耳鼻喉科学》。屡用效佳。

25. 辰硝散

【组成】朱砂23克，板蓝根96克，山豆根96克，茯苓96克（去皮），牙硝96克（枯），桔梗160克，蛤粉256克，炒甘草80克，金箔20张，生脑子6.5克，冰片3克。

【制法】散剂。上药共研极细末，和匀，贮瓶备用，勿令泄气。

【用法】外用。每取本散少许，吹入咽喉患处，每日吹2～3次。

【功能】清热解毒、消肿利咽。

【主治】急、慢性扁桃体炎（单、双乳娥）。

【附记】引自程爵棠《百病中医诸窍疗法》。程爵棠方。屡用效佳。

26. 珠黄指甲散

【组成】珍珠0.6克，牛黄0.6克，人指甲1.2克，西瓜霜12克，青果炭2.5克，黄柏6克，冰片0.15克。

【制法】散剂。上药共研极细末，和匀，贮瓶备用，勿令泄气。

【用法】外用。每用少许，吹入咽喉患处，每日吹3次。

【功能】清热解毒、消肿祛腐。

【主治】喉娥腐烂。

【附记】引自程爵棠《百病中医诸窍疗法》。耿鉴庭方。多年应用，效果颇佳。

27. 治双单喉娥方

【组成】火硝4.5克，硼砂1.5克，雄黄0.3克，冰片0.03克。

【制法】散剂。上药共研极细末，和匀，贮瓶备用，勿令泄气。

【用法】外用。每用本散少许，吹入患侧鼻孔中，或加吹喉核上（患部）。待痰涎吐后，病即减轻或痊愈。

【功能】解毒消肿、涌吐痰涎。

【主治】乳娥（扁桃体炎）。

【附记】引自清代尤存隐《尤氏喉科》。屡用神效，通常用药1～2次即可见效。

28. 捷妙丹

【组成】牙皂角30克（切碎），丝瓜子36克，冰片少许（约0.5克）。

【制法】散剂。先将前2味药用新土瓦炙干后，研成细末，再入冰片同研极细，和匀，贮瓶备用，勿令泄气。

【用法】外用。每用本散少许，吹入鼻孔中（左侧病吹右鼻，右侧病吹左鼻，双侧病者，双鼻并吹，或交替吹之）。每日吹3次。

【功能】除上焦热毒、疗喉娥。

【主治】急性扁桃体炎。

【附记】引自清代郑梅涧《熏楼玉钥》。通常用药1次，最多3次即可见效。坚持用药，必获痊愈。笔者临床验证，一般用药1～2次即可见效，疗效显著。

29. 二味散

【组成】巴豆、细辛各等分。

【制法】散剂。上药共研极细末，和匀，以草纸将药粉（适量）卷成筒状，封好口，扎紧，备用。

【用法】外用。用时取药筒1支用火点燃一头，置于患者口、鼻前，令烟气随呼吸进入咽喉部，至上半身微汗即止，不应，再用1次。

【功能】镇痛解热、祛痰利咽。

【主治】急性扁桃体炎。

【附记】引自《中国当代中医名人志》。于鹄枕方。临床屡用，疗效显著。

30. 消蛾膏

【组成】姜黄1片，红枣2枚（去核），巴豆3粒。

【制法】药膏。上药共捣烂如泥膏状，用本人唾液调和成膏，收贮备用。

【用法】外用。用时取上药泥膏适量，搓成2丸，用绢布包好，棉线扎紧，一丸手握之。一丸塞入鼻孔中（男左女右）。盖被出汗即愈。如不出汗，再如法治疗1次。

【功能】消肿止痛。

【主治】单蛾（扁桃体炎）。

【附记】引自清代《串雅外编》。效果良好。

31. 乳蛾散（一）

【组成】儿茶15克，青黛15克，柿霜15克，冰片1.5克，枯矾9克。

【制法】散剂。上药共研极细末，和匀，贮瓶备用，勿令泄气。

【用法】外用。先取板蓝根50克，生甘草5克。水煎至数沸，取药水分三用：一为含漱；二为内服；三为漱后用本药水调此散成糊状，涂于患处。每日涂3次。

【功能】清热消肿、活血止痛。

【主治】急性扁桃体炎或慢性急性发作。

【附记】引自程爵棠《百病中医熏洗熨擦疗法》。笔者祖传秘方。治疗57例，用药1～3日，痊愈48例，显效9例。总有效率达100%。

32. 乳娥散（二）

【组成】鹅不食草15克，酒黄柏9克，青黛9克，硼砂1.5克，朱砂3克，麝香6克，玄明粉6克。

【制法】散剂。上药共研极细末，和匀，贮瓶备用，勿令泄气。

【用法】外用。每用少许，吹入咽喉患处，每日吹3次。

【功能】清热解毒，消肿止痛。

【主治】咽喉单双乳娥。

【附记】引自陕西省卫生厅《陕西中医验方选编》。屡用效佳。3次即愈。或用燕窝土60克，雄黄9克。共研细末，吹喉内，或以酒调为糊状，贴颈部，用纱布裹之，干则换之。用治单双乳娥，效佳。

33. 消肿止痛散

【组成】硼砂15克，明雄黄3克，赤石脂6克（夏暑用9克），朱砂3克，儿茶1.5克，血竭1.5克，冰片0.4克，薄荷霜0.1克。

【制法】散剂。先将前6味药共研细末，再加冰片、薄荷霜同研极细末，和匀，贮瓶备用，勿令泄气。

【用法】外用。每用本散少许，吹撒咽喉患处，日吹3～4次。

【功能】清热解毒、通络散结、消肿止痛、化腐生肌。

【主治】咽喉、扁桃体、齿龈等部位红肿疼痛。

【附记】引自程爵棠《百病中医诸窍疗法》。马同文祖传验方。治疗317例（其中急性咽喉炎160例，急性扁桃体炎107例，牙龈红肿痛者50例）。用药2～10天。结果痊愈240例，好转64例，无效3例，痊愈率为75.7%，总有效率为95.90%。本方经蔡福养教授临床配用30余年，均获满意疗效。

34. 辰砂青黛散（膏）

【组成】朱砂30克，青黛24克，山豆根15克，甘草12克，野菊花根120克。

【制法】药膏。先将山豆根、甘草共研细末，入青黛（去杂质），朱砂（水飞）共研极细末。再将野菊花根捣烂取汁1酒杯，或用鸡蛋清入药粉调和成稀糊膏状，贮瓶备用。

【用法】外用。用鹅翎毛蘸药膏涂于喉间患处，逐痰随出，喉证（闭）自开，随涂随流涎，致流尽痰涎自愈。

【功能】清热泻火、除风热、解疫毒、凉血止血、消肿散结。

【主治】喉痛、喉风、喉蛾等一切咽喉疾病。

【附记】引自程爵棠《百病中医熏洗熨擦疗法》。屡用效佳。以上各证若能配用对证汤剂内服，内外并治，则奏效尤捷。

35. 硼黛散

【组成】净硼砂9克，延胡索9克，橄榄炭6克，青黛6克，龙脑冰片3克。

【制法】散剂。上药共研极细末，和匀，贮瓶备用，勿令泄气。

【用法】外用。每以吹管取适量药粉对准患处吹之。每日早中晚各吹1次。

【功能】清热解毒、消肿止痛、防腐生肌。

【主治】喉娥（扁桃体炎）溃后证。

【附记】引自查少农《中草药外治验方选》。屡用效佳。

36. 朱矾散

【组成】朱砂1克，珍珠1克，冰片1克，枯矾1克，青黛1克，儿茶9克，龙骨9克，硼砂1.5克，赤石脂3克。

【制法】散剂。上药共研极细末，和匀，贮瓶备用，勿令泄气。

【用法】外用。每用少许，吹入咽喉患处，每日吹3次。

【功能】清热解毒、消肿止痛、收敛固涩、活血防腐。

【主治】急性扁桃体炎。

【附记】引自程爵棠《百病中医诸窍疗法》。屡用效佳。

37. 吹喉散

【组成】明矾（每50克，加入巴豆9克，同炒枯，去巴豆）、硝石、白芷、薄荷、甘草、蒲黄、冰片、浙贝母、百草霜各等分。

【制法】散剂。上药共研极细末，和匀，贮瓶备用。勿令泄气。

【用法】外用。每用本散少许，吹入咽喉患处，每日吹3次。

【功能】祛风敛疮、活血散结。

【主治】慢性单、双乳娥。

【附记】引自程爵棠《百病中医诸窍疗法》。张明珍方。屡用效佳。

38. 吹口药方

【组成】硼砂5克，顶腰黄3克，煅人中白0.5～1克，白芷0.5～1克，百寿志梅片0.1克，薄荷末0.1克。

【制法】散剂。上药共研极细末，和匀，贮瓶备用，勿令泄气。

【用法】外用。每取本散少许，吹入咽喉患处，一日吹3次。

【功能】解毒防腐、消肿止痛。

【主治】急、慢性咽喉炎，急、慢性扁桃体炎。

【加减】若咽喉肿甚者，重用白芷；腐肉重者，重用煅人中白；风热盛者，重用薄荷至1克。

【附记】引自《中国当代中医名人志》。诸炳德方。屡用效佳。

39. 壁钱散

【组成】壁钱7枚，人指甲5个，冰片6克。

【制法】散剂。先将前2味药用文火焙焦，压为细末，再入冰片同研细和匀，贮瓶备用，勿令泄气。

【用法】外用。每用本散少许吹入咽喉患处，每日吹2次。

【功能】消肿止痛。

【主治】急性扁桃体炎，咽喉炎。

【附记】引自程爵棠《百病中医诸窍疗法》。治疗急性扁桃体炎69例，治愈67例，无效2例。治咽喉炎14例，治愈13例，无效1例，总治愈率为96.38%。

40. 7011胶囊

【组成】一枝黄花 2500 克，甘草 250 克，白毛夏枯草 3500 克。

【制法】胶囊。先取一枝黄花全草（切碎）、甘草加水煮沸，共煎 2 次，每次煎 2 小时，过滤合并滤液，再浓缩至 1000～1200 毫升。另取白毛夏枯草 2500 克，加水煮沸后约半小时（因此药不耐高热），过滤取全液（在 1000 毫升左右），将上两药液混合（约在 2000～2200 毫升），再取白毛夏枯草 1000 克烘干，研成细末，药液与药粉混合均匀，再烘干，磨成细粉，装入胶囊，每粒重 0.45 克。分装备用。

【用法】口服。每次服 2 粒，每日服 4 次，温开水送服。小儿酌减。

【功能】疏风散热、解毒消肿。

【主治】上感，急性扁桃体炎，咽喉炎，急、慢性支气管炎，急、慢性肠炎，慢性阑尾炎等。

【附记】引自曹春林《中药制剂汇编》。临床屡用，效果均佳。

41. 清喉消炎冲剂

【组成】岗梅根 30 克，地胆头 30 克，大青叶 18 克，甘草 9 克，蔗糖适量。

【制法】颗粒。将岗梅根、大青叶、地胆头、甘草，加入清水煎煮 3 次，每次各煮 2 小时，过滤去渣，合并滤液，加热浓缩成流浸膏状，加入 95％乙醇适量，使含醇量达 70％，静置 24 小时，滤取上层清液，回收乙醇，浓缩成浸膏状，加入适量蔗糖粉，混合均匀，制粒，干燥，过筛即得。分装备用，每袋15克。

【用法】口服。每次服1袋，每日服1～2次，温开水冲服。

【功能】消炎解毒。

【主治】急、慢性扁桃体炎，咽喉炎，喉痛，声沙及伤风感冒等。

【附记】引自曹春林《中药制剂汇编》。本方治急性扁桃体炎，急性咽炎，急性喉炎，慢性扁桃体炎，慢性咽炎，慢性喉炎，慢性咽喉炎等46例，结果有效40例，无效6例。有效率为87%。

42. 清喉消炎片

【组成】山豆根150克，板蓝根100克，牛蒡子50克，玄参50克，绵枣25克，桔梗30克，甘草25克，薄荷20克，没药25克，皂角25克。

【制法】片剂。以上10味分别粉碎。按处方取净粉混匀。另取淀粉适量，加水加热制成糊状，将药粉加入混合，制成颗粒，压制成片，每片重0.5克。贮瓶备用。

【用法】口服。每次服4～6片，每日服3次，温开水送服，小儿酌减。

【功能】清热解毒。

【主治】咽喉肿痛，扁桃体炎。

【附记】引自曹春林《中药制剂汇编》。屡用效佳。

43. 化脓性扁桃体炎冲剂

【组成】板蓝根1800克，金银花1200克，射干900克，牛蒡子900克，马尾连900克，大黄600克，石膏3000克。

【制法】颗粒。取各药加水煮提2次，第一次2小时，第二次1.5小时，药液过滤，合并滤液，浓缩成膏，加95%乙醇3倍量，静置过夜，取上清液，回收乙醇，浓缩，在70℃左右烘干，将干膏粉碎，过100目筛，和适量糖粉（100目）用95%乙醇为湿润剂制粒，晾干。分装成100袋，备用。

【用法】口服。每日服1袋，分3次服用，用温开水冲服。

【功能】清热解毒、抗菌消炎、通便。

【主治】小儿化脓性扁桃体炎。

【附记】引自曹春林《中药制剂汇编》。屡用效佳。方中马尾连可用三颗针代替。本品为可溶性颗粒剂。经过醇沉法精制，便于儿童服用。

44. 山甲片

【组成】山豆根500克，鬼针草500克。

【制法】片剂。将上药粉碎过筛，取200克细粉备用，余渣加水煎煮2次，第一次加5倍量水煮沸1小时，第二次加3倍量水，煮沸0.5小时。过滤，合并滤液，浓缩成稀膏，加入上述细粉，混合均匀，制成颗粒低温干燥，加适量滑石粉，混匀，压片即得。每片重0.5克。贮瓶备用。

【用法】口服。每次服2片，每日服3次，温开水冲服。

【功能】清热解毒、消炎止痛。

【主治】扁桃体炎及咽喉炎。

【附记】引自曹春林《中药制剂汇编》。屡用效佳。

45. 咽炎糖浆

【组成】生地黄180克，黄芩320克，连翘320克，麦冬250

克，玄参250克，糖浆500克。

【制法】 糖浆。将上药分别切片或研成细粉置容器中，用45%乙醇适量拌匀，加盖放置过夜；待充分湿润膨胀后，移入渗漉器中，加45%乙醇，高出药面约5厘米，浸渍24小时后进行渗漉，控制流速15～40毫升/分钟，随时补充乙醇，使药面保持2～3厘米的乙醇，收集渗漉液约8000毫升，回收乙醇，并于水浴上浓缩至500毫升，加入糖浆；用纱布过滤，加水至1000毫升，混匀，贮瓶备用，100℃灭菌30分钟，即得。

【用法】 口服。1～3岁每次服5毫升，3～7岁每次服10毫升，成人每次服20毫升。每日服3次。

【功能】 抗菌消炎。

【主治】 急性扁桃体炎，咽喉炎，白喉等。

【附记】 引自曹春林《中药制剂汇编》。屡用效佳。

46. 五福化毒丹

【组成】 连翘60克，玄参60克，甘草60克，牛蒡子50克(炒)，赤芍50克，生地黄50克，桔梗50克，黄连25克，芒硝5克，犀角10克，青黛20克。

【制法】 蜜丸。上药共研细末，和匀，炼蜜为丸，每丸重3克，分装备用。

【用法】 口服。每次服1丸，每日服2次，用薄荷煎汤或温开水送服。周岁以内小儿酌减。

【功能】 清热解毒。

【主治】 由热毒蕴积或感受时疫瘟毒所致之咽喉肿痛，口舌生疮，痄腮红肿，及疹后余毒不净，多发疮疖，烦躁便秘等病。可用于急性扁桃体炎，口腔炎，流行性腮腺炎，疮疖肿毒等症。

【附记】 引自明代龚廷贤《寿世保元》。屡用神效。

47. 虎梅浸膏片

【组成】 虎杖16.5公斤，乌梅8.5公斤，淀粉4.5公斤，糖粉1公斤，硬脂酸镁100克。

【制法】 片剂。先将前2味药加水煎煮3次，滤汁去渣，合并滤液，加热浓缩成流浸膏状，再入淀粉、糖粉，搅拌均匀，制成颗粒，干燥，整粒，加硬脂酸镁，和匀，压制成片。每片重0.5克。贮瓶备用。

【用法】 口服。每次服4片，每日服4次，温开水送服。可根据年龄和病情进行适当加减。

【功能】 清热解毒、生津消炎。

【主治】 急性扁桃体炎。

【附记】 引自《集验中成药》。屡用效佳。

48. 人中白散

【组成】 人中白、鸡内金、挂金灯子、青黛、鹿角灰、蒲黄、薄荷、白芷、冰片、甘草各等分。

【制法】 散剂。上药共研极细末，和匀，贮瓶备用，勿令泄气。

【用法】 外用。每用少许，吹入咽喉患处，每日吹3次。

【功能】 清热解毒、活血化积、祛风通窍。

【主治】 重舌，喉娥，喉菌，牙灭，舌根痈。

【附记】 引自清代沈金鳌《沈氏尊生书》。屡用皆效。

49. 银翘散

【组成】 连翘8克，金银花8克，栀子5克，黄芩5克，生地黄6克，玄参8克，麦冬8克，芦根8克，蝉蜕5克，板蓝根8克，大黄3克，射干5克，淡竹叶3克。

【制法】散剂。上药共研细末，和匀，贮瓶备用。

【用法】口服。每次服6～9克，每日服3次，温开水冲服。

【功能】清热解毒、辛凉解表、通脉泄热、消肿利咽。

【主治】急、慢性扁桃体炎。

【附记】引自《集验中成药》。屡用效佳。

50. 灵仙丸

【组成】威灵仙60克（根及根茎），黄花30克，板蓝根60克。

【制法】水丸。上药共研细末，和匀，水泛为丸，如梧桐子大，晒干，贮瓶备用。

【用法】口服。每次服6～9克，每日服3次，温开水送服。

【功能】清热解毒、消肿利咽。

【主治】急性扁桃体炎，急性咽炎。咳嗽痰稠，酒毒烦渴等症。

【附记】引自《程氏医学笔记》。屡用效佳。

51. 银石口服液

【组成】银花20克，石膏20克，蒲公英15克，射干9克，黄芩9克，玄参9克，白芷9克，紫花地丁9克，野菊花9克，山豆根9克，牛蒡子9克，蔓荆子9克，地骨皮9克，薄荷6克（后入）。

【制法】浓缩液。上药加水煎煮3次，滤汁去渣，合并滤液，加热浓缩成口服液。每毫升内含生药2克。贮瓶备用。

【用法】口服。每次服20毫升，每日服3次。

【功能】疏风清热、解毒消肿。

【主治】急性扁桃体炎。

【附记】引自《集验百病良方》。屡用效佳。

52. 明石散

【组成】玄明粉15克，朴硝15克，硼砂15克，寒水石9克，人中白6克，青黛3克，胆矾6克，冰片6克。

【制法】散剂。上药共研极细末，和匀，贮瓶备用，勿令泄气。

【用法】外用。用时取药粉适量，以注射用水调匀成糊状，涂敷患部，日涂数次。

【功能】消炎防腐、解毒消肿。

【主治】急性扁桃体炎或慢性急性发作。

【附记】引自《程氏医学笔记》。屡用屡验，效佳。

53. 儿茶散

【组成】儿茶15克，柿霜15克，枯矾10克，冰片1克。

【制法】散剂。上药共研极细末，和匀，贮瓶备用，勿令泄气。

【用法】外用。每取本散少许，吹入患处，每日吹数次。

【功能】消炎收敛、活血利咽。

【主治】急性扁桃体炎。

【附记】引自《集验中成药》。屡用效佳。

54. 儿茶青黛散

【组成】儿茶5克，青黛5克，黄连5克，冰片3克，焦指甲 2 克。

【制法】散剂。上药共研极细末，和匀，贮瓶备用，勿令泄气。

【用法】外用。每取本散少许，吹入患处，每日吹数次。

【功能】消炎活血、解毒利咽。

【主治】急性扁桃体炎。

【附记】引自《程氏医学笔记》。屡用屡验，效佳。

55. 硼砂冰片散

【组成】硼砂 5 克，朱砂 5 克，玄明粉 5 克，冰片 9 克，人中白 3 克。

【制法】散剂。上药共研极细末，和匀，贮瓶备用，勿令泄气。

【用法】外用。每取本散少许，吹入咽喉患处，每日吹数次。

【功能】清热防腐、解毒利咽。

【主治】急、慢性扁桃体炎。

【附记】引自《集验中成药》。屡用效佳。

56. 硼砂牛黄散

【组成】硼砂 15 克，琥珀 6 克，人工牛黄 1 克，煅珍珠 7 个，焙蜘蛛 7 只。

【制法】散剂。上药共研极细末，和匀，贮瓶备用。

【用法】外用。每用本散少许，吹入咽喉患处，日吹 3～5 次。

【功能】活血防腐、解毒利咽。

【主治】急、慢性扁桃体炎。

【附记】引自《程氏医学笔记》。屡用效佳。

57. 桃红参术丸

【组成】 黄芪、党参、白术、桃仁、红花、柴胡、黄芩、黄连、升麻、炙甘草各等分。

【制法】 蜜丸。上药共研细末，和匀，炼蜜为丸，每丸重9克，分装备用。

【用法】 口服。每次服1丸，每日服3次，白开水化服。

【功能】 益气健脾、清热活血。

【主治】 慢性扁桃体炎。

【附记】 引自《程氏医学笔记》。屡用效佳。

58. 牛黄解毒片

【组成】 生大黄2400克，黄芩1800克，桔梗1200克，雄黄600克，甘草600克，冰片300克，牛黄60克。

【制法】 片剂。上药依法加工，制成片剂，每片约含生药2.5分。贮瓶备用。

【用法】 口服。每次服2片，日服2次，温开水送服。

【功能】 清热解毒。

【主治】 扁桃体炎，咽喉炎，齿龈炎，口舌糜烂，大便秘结等病症。

【附记】 引自叶显纯《常用中成药》。屡用效佳。若脾胃虚弱，大便稀薄者，应该慎用。

59. 银黄片

【组成】 金银花（提取物）、黄芩素（比例为5∶4）。

【制法】片剂。上药依法加工，制成片剂。贮瓶备用。

【用法】口服。每次服 2 片，每日服 3～4 次，温开水送服。

【功能】清热解毒。

【主治】上呼吸道感染，急性扁桃体炎，急性咽炎，肺炎，疮疖脓肿，丹毒等病症。

【附记】引自叶显纯《常用中成药》。屡用效佳。

60. 乳娥口服液

【组成】荆芥 6 克，薄荷 10 克，生石膏 18 克，知母 6 克，炒栀子 6 克，桔梗 6 克，牛蒡子 6 克，石斛 6 克，玄参 10 克，天花粉 10 克，马勃 1.5～3 克。

【制法】浓缩液。上药加水煎煮 3 次，滤汁去渣，合并滤液，加热浓缩成口服液。每毫升内含生药 2 克。贮瓶备用。

【用法】口服。每次服 10～20 毫升，日服 3 次。

【功能】祛风清热、养阴散结。

【主治】小儿乳娥高热。

【加减】若扁桃体紫赤者，加丹皮 10 克，赤芍 6 克；已化脓者，加蒲公英 6 克，紫花地丁 6 克或银花 10 克，连翘 10 克；咽肿痛剧者，加山豆根 5 克或锦灯笼 6 克；音哑者，加凤凰衣 6 克或蝉蜕 6 克，木蝴蝶 6 克；只肿不红者，加夏枯草 6 克，橘叶 5 克；大便秘结者，加瓜蒌 10 克，玄明粉 6 克（冲服），或生大黄 1.5～3 克（用开水泡兑服）；余热不尽有低热者，加玉竹 10 克。

【附记】引自《名医治验良方》。宋祚民方。临床屡用，屡建殊功。

61. 珠冰散

【组成】珍珠 1 克，冰片 1 克，黄连 3 克，山豆根 3 克，桔梗2.5克，薄荷2.5克，甘蜜琥珀2.5克，生硼砂2.5克，青黛2.5克，蒲黄2.5克，生甘草2.5克。

【制法】散剂。上药共研极细末，和匀，贮瓶备用，勿令泄气。

【用法】外用。每用少许（按年龄、病情酌定，一般约0.1克）吹入咽喉内，每日吹6次。

【功能】清热解毒、散瘀消肿。

【主治】急、慢性乳娥。

【附记】引自程爵棠《百病中医诸窍疗法》。屡用效佳。一般用药2～4天可愈。

62. 消肿祛腐散

【组成】雄黄0.6克，薄荷0.6克，黄柏0.6克，甘草0.6克，蒲黄0.6克，煅人中白0.6克，冰片0.6克，硼砂4.6克，白芷0.3克，枯矾0.3克。

【制法】散剂。上药分研细末，称准和匀，再研极细过筛，贮瓶备用，勿令泄气。

【用法】外用。每用少许，吹入患部，每2小时吹1次，吹药后半小时内不宜喝开水。

【功能】清热解毒、消肿祛腐。

【主治】咽喉肿痛，腐烂扁桃体炎，扁桃体周围脓肿等。

【附记】引自朱详成《咽炎与扁桃体炎》。屡用效佳。

（二）喉　痹

喉痹，又称“喉闭”。此系狭义喉痹。包括现代医学的急、慢性咽炎，喉炎，咽喉炎，咽峡炎等病在内，是临床常见多发咽喉病。病有急性与慢性之分，证有寒热虚实之辨，治当详察。

病 因

急性喉痹多因风、热（火）、寒、疫等因相因为患；慢性多由急性迁延失治转化而成，或因素体虚弱，阴阳失调，从而导致阴阳气血偏虚或偏亢所致。亦可因复感新邪而呈急性发作。

症 状

咽喉一侧或两侧红肿疼痛，发音困难，吞咽不利。多伴有发热恶寒，头痛，咳嗽，脉浮数等，多为急性喉痹；或因咽喉微红肿，干痛，或干痒不适，或微痛而有烧灼感，或咽中似有异物梗塞，多为慢性喉痹。而且病程长，而反复发作。

治疗方药

1. 喉症散（一）

【组成】青黛120克，生石膏120克，象牙硝90克，人中白90克，玄明粉90克，青果炭90克，天花粉60克，硼砂60克，炉甘石9克，冰片0.9克。

【制法】散剂。上药共研极细末，和匀，贮瓶备用，勿令泄气。

【用法】外用。取药粉少许，吹入患处，每日吹3次。每次0.3克，小儿减半。

【功能】清火、解毒。

【主治】咽喉红肿（喉痹），单、双侧乳娥，口腔腐碎，牙龈肿痛等症。

【附记】引自叶显纯《常用中成药》。验方。

2. 青黛散（一）

【组成】黄柏9克，青黛9克，薄荷6克，煅人中白60克，儿茶30克，冰片1.5克（或加硼砂、甘草、黄柏改用黄连）。

【制法】散剂。上药共研极细末，和匀，贮瓶备用，勿令泄气。

【用法】外用。每取药粉少许，吹入患处，每日吹2～4次。

【功能】清热解毒、止痛消肿。

【主治】咽喉肿痛，单双乳娥，口腔发炎，牙龈肿痛等症。

【附记】

3. 加味稀涎散

【组成】皂角刺3克，白矾6克，藜芦9克。

【制法】散剂。上药共研细末，和匀，贮瓶备用。

【用法】口服。每次取本散1.5～3克，用土牛膝根15～30克煎水，一次送服。或用土牛膝根30克，煎水顿服。效果亦佳。

【功能】涌吐风痰。

【主治】一切风痰喉证，症见咽喉肿痛。

【附记】引自程爵棠《中医喉科精义》。笔者加味方。本方系笔者根据《张氏医通》稀涎散加藜芦而成。尤其是配用土牛膝根送水送服，其涌吐之力颇著。但本散只能顿服1次，最多2次，即能涌吐，待吐出痰涎后再随证更方调治。宜中病即止，不可过剂。

4. 雄黄解毒丸

【组成】明雄黄30克，川郁金10克，巴豆肉4粒（去油）。

【制法】醋丸。上药共研细末，用米醋和丸如绿豆大，入瓷瓶收藏备用。

【用法】口服。一次服0.5～1克，温开水送服。以通便为度。若1小时后大便未通，再服1.5克，若药后大便泄泻不止，即连服米粥或浓米汤半碗即止，勿虑。

【功能】通便泄火。

【主治】一切咽喉危急重证，证兼大便秘者均可用之。

【附记】引自清代吴谦《医宗金鉴》。本方为喉科常用救急之方，对证后先用之，立获便通证减之效。本方仅可一次性服用；最多两次。中病即止，不可过剂。一旦大便通后即随证改用汤剂治之。

5. 开关神玄散

【组成】蜈蚣6克（焙），胆矾3克，全蝎3克（焙），僵蚕3克，蝉蜕3克，川乌尖3克，蟾酥9克，穿山甲9克，制乳香1.5克。

【制法】散剂。上药共研细末，和匀过筛，贮瓶备用。

【用法】口服。多服3～9克（小儿酌定，一般为0.3～0.5克），用葱头和烧酒捣烂送服，以出汗为度。如口噤不能开者，应撬开灌服。忌口。

【功能】通络开关、熄风止痉。

【主治】一切危重喉症。症见喉闭，口噤者，多有起死回生之功。

【附记】引自明代龚廷贤《万病回春》。屡用神效。

6. 通用消肿散

【组成】白芷 0.1 克，硼砂 3 克，腰黄 0.6 克，大梅片 0.6 克，薄荷 0.15 克，甘草 0.15 克，黄柏 0.15 克。

【制法】散剂。诸药洗净，阴干，分研极细末，分别过 130 目筛，称准和匀贮瓶备用。勿令泄气。

【用法】外用。每用少许，吹入患处，每小时吹 1 次。

【功能】清热解毒、消肿止痛。

【主治】急性喉痹（急性咽炎，过敏性咽炎），乳娥。

【加减】红肿甚者，加雄黄；痛甚者，重用白芷；痰甚加胆南星。

【附记】引自程爵棠《中医喉科精义》。黄冕群方。屡用效佳。本方对于一般急性喉病之轻，中证疗效甚好，尤以咽喉已见溃疡之象。颇为适宜。

7. 养阴生肌散

【组成】生石膏 3 克，川黄柏 0.6 克，儿茶 0.3 克，明雄黄 0.6 克，青黛 0.9 克，薄荷 0.3 克，龙胆 0.3 克，蒲黄 0.6 克，甘草 0.6 克，大梅片 0.9 克。

【制法】散剂。将诸药分别洗净，阴干，研为细末，分别过 120 目筛，和匀，贮瓶备用，勿令泄气。

【用法】外用。每次取本散少许，吹入患处，每 2 小时吹 1 次。

【功能】养阴清热、解毒利咽。

【主治】咽喉，口腔诸病，证属阴虚者均可用之。

【附记】引自程爵棠《中医喉科精义》。屡用效佳，忌食辛辣、油炸之物。

8. 解毒开咽散

【组成】飞青黛5克，煅人中白5克，飞雄黄3克，硼砂1.5克，川贝母5克，天竺黄5克，僵蚕5克（焙干），枯矾3克，猪牙皂角3克，胆矾3克，细辛3克，上梅片3克，麝香0.3克。

【制法】散剂。上药除麝香、梅片外，余药共研极细末，过120目筛后，再加入麝香、梅片研匀，贮瓶备用，勿泄气。或用人乳汁和丸，每丸重2克，收贮备用，勿泄气。

【用法】外用。每次取本散少许，吹入患处，不应再吹1次。病重者，则兼内服丸药（本方），每次服3～6克，小儿每服0.3～0.5克，用土牛膝煎汤送服。若口噤不开，则撬牙灌服。忌口。或用丸药1粒放在舌面上含化，徐徐咽下。

【功能】疏风化痰、清热解毒、消肿开咽。

【主治】喉痹，喉风，乳娥，喉闭，喉痛，喉痧等病症。症见咽喉肿胀，堵塞，汤水难下，喉鸣，甚则牙关紧闭，口噤难言者均可用之。

【附记】引自程爵棠《中医喉科精义》。笔者祖传喉科秘方。本方疗效卓著，无论外吹内服均可。诚为喉科救急之良方。

9. 珠 黄 散

【组成】熟石膏25克，雄黄6克，煅人中白10克，硼砂15克（炒），冰片3克，珍珠粉3克。

【制法】散剂。上药除冰片外，余药共研极细末，入冰片研匀，贮瓶备用，勿令泄气。

【用法】外用。每取本散少许，吹入患处，每日2～4次。

【功能】解毒收敛、消炎止痛。

【主治】喉痛，喉痈，喉风，喉痹等均可用之。

【附记】引自程爵棠《中医喉科精义》。验方。屡用皆效。

10. 咽喉一字散

【组成】雄黄6克（生研），蝎尾7枚，明矾3克（生研），藜芦3克。

【制法】散剂。上药共研极细末，和匀，贮瓶备用。

【用法】外用。每取一字许吹鼻中即喷嚏而吐出顽痰，喉闭即开，立差。

【功能】涌吐顽痰、开闭利咽。

【主治】喉闭，气塞不通欲死者。

【附记】引自宋代朱佐《类编朱氏集验医方》。屡用神效。

11. 珠黄青吹口散

【组成】薄荷3克，石膏3克，水飞人中白3克，西瓜霜3克，硼砂3克，天竺黄3克，黄连0.21克，生甘草0.21克，飞青黛0.21克，珍珠粉0.9克，泽黄0.6克，上梅片0.31克。

【制法】散剂。上药共研极细末，和匀，贮瓶备用，勿令泄气。

【用法】外用。每取本散少许，吹入患处，日吹2～3次。

【功能】清热解毒、涤痰利咽。

【主治】烂喉痛，喉癣，乳娥，喉痛，喉风，喉痹等均可用之。

【附记】引自上海中医研究所《张赞臣临床经验选编》。本方疗效颇佳。凡热毒壅盛，痰涎结滞之证均宜。

12. 冰麝散（一）

【组成】黄柏 3 克，黄连 3 克，甘草 1.5 克，鹿角霜 3 克（慢性用 15 克），玄明粉 3 克，明矾 1.5 克，硼砂 1.5 克，冰片 1.2 克，麝香 0.3 克。急性加青黛 6 克。

【制法】散剂。先将黄柏、黄连、甘草研为细末，再入余药共研为极细末，过筛，再研和匀，贮瓶备用，勿令泄气。

【用法】外用。每取本散少许，吹入患部，日吹数次。

【功能】清热解毒、消肿利咽。

【主治】急、慢性喉痹，乳娥等病均可用之。

【附记】引自朱祥成《咽炎与扁桃体炎》。屡用效佳。

13. 咽喉万应丹

【组成】飞青黛 15 克，鸡内金 3 克，牛胆硝 9 克，栀子仁 9 克，黄连 9 克，生黄芩 9 克，真熊胆 3 克，煅人中白 15 克，大红绒灰 3 克，西牛黄 3 克，雄黄 3 克，青梅干 15 克，硼砂 9 克，枯矾 6 克，儿茶 9 克，铜青 6 克，珍珠粉 0.3 克，麝香 1.5 克，大梅片 2.1 克。

【制法】散剂。①制青梅法：大青梅 500 斤（去核）略捣碎，入枯矾、食盐各 15 克，拌和再和蜒蜡（不拘多少）层层间之，24 小时晒干，收 2 尽汁，再焙干，煅灰存性，即成青梅干。临床时按剂量加入。②制胆硝法：冬月纳入朴硝在黑牛胆内，挂在风前 120 日，去皮用硝，即成牛胆硝，临用时按剂量加入。③以上各药（除麝香、冰片外）共研极细末，再加入麝香、冰片再研和匀，瓷瓶收贮备用，内以乌金纸塞紧瓶口，勿令泄气。

【用法】外用。每取本散少许，吹入患处，日夜徐徐吹之。务令流尽痰涎自愈。

【功能】清热解毒、祛腐利咽。

【主治】一切咽喉及口舌红肿并穿腮，腐臭延烂等病症，其验神速。

【附记】引自清代郑梅涧《重楼玉钥》。屡用神效。本方适应范围广泛。无论急性或慢性，虚证实证，只要证属火毒为患者均可用之。疗效颇佳。若患处腐臭，宜先用蒸馏水洗净，或用猪牙皂角、柏子仁和捣，加水煎去渣，用药汁洗患部，待洗净后，再依本方青梅干去之，加滴乳香（去净油）6克，研末，和匀，吹之，用之多效。本方为喉科常用吹喉方剂。

14. 冰麝散（二）

【组成】川麝香0.3克，天然冰片6克，皂荚20克，明矾10克，蜈蚣2条（去头足），山豆根25克。

【制法】散剂。上药各研为极细末，混合同研和匀，贮瓶备用，勿令泄气。

【用法】外用。用喷喉器将适量的药末喷入各患处，轻症1日1次，重症早、晚各1次。

【功能】清热解毒、消肿止痛。

【主治】喉痹，咽喉肿痛，单双乳娥。

【附记】引自《中国当代中医名人志》。谭洪照方。屡用特效。

15. 七宝散

【组成】僵蚕10个，全蝎10个，硼砂3克，雄黄3克，明矾 3 克，胆矾 3 克，猪牙皂 3 克。

【制法】散剂。上药共研极细末，和匀，贮瓶备用。

【用法】外用。每用少许，吹入咽喉患处，日吹 2 次。

【功能】祛风通窍、解毒消肿。

【主治】喉闭，缠喉风。

【附记】引自中国中医科学院《蒲辅周医疗经验》。屡用特效。本方与雄黄解毒丸均治急喉闭，我在农村行医时用之有效。喉症初起，切勿过用苦寒凉药，总宜开泄血通为治。

16. 硼硝散

【组成】硼砂 30 克，硝石 15 克，紫荆皮 2 克，大梅片 2 克，麝香 2 克。

【制法】散剂。上药共研极细末，和匀，贮瓶备用，勿令泄气。

【用法】外用。每用少许，吹入咽喉患处，日吹 2～3 次。

【功能】清热解毒、消肿止痛。

【主治】喉痹（热毒所致者）。

【附记】引自程爵棠《百病中医诸窍疗法》。李元馨祖传秘方。屡用效佳。

17. 虚喉吹药

【组成】儿茶 9 克，川贝母 9 克，牡蛎粉 2.4 克，西月珀 18 克，漂人中白 15 克，蒲公英 9 克，西牛黄 6 克，上梅片 1.8 克，麝香 0.9 克。

【制法】散剂。上药各研极细末，过筛，混合同研和匀，贮瓶备用，勿令泄气。

【用法】外用。每取本散少许，吹入咽喉患处，每日吹数次。

【功能】活血消炎、软坚散结、消肿止痛。

【主治】喉痹，喉瘤，喉癣等症，由阴虚火旺所致者。

【附记】引自张山雷《疡科纲要》。屡用效佳。

18. 通用咽喉散

【组成】牛黄0.6克，冰片1克，珍珠粉1克，琥珀1克，硼砂1克，血竭3克，真象皮3克，龙骨3克，儿茶3克，乳香3克，没药3克，五倍子30克（焙黄）。

【制法】散剂。先将珍珠用坩锅微煅，五倍子焙黄，再将各药共研极细末，过筛和匀，贮瓶收藏备用，勿令泄气。

【用法】外用。用吹药器或竹管取药末少许（每次取药末0.9～1.2克），吹入患部，约5～10分钟后，令患者漱口，一日可吹撒2～3次。其量可按伪膜大小增减。若早期用之，效果更佳。因为及早消灭局部细菌，即可制止产生外毒素，病必自愈。

【功能】消炎止痛、收敛利咽。

【主治】咽喉一切炎症，无论虚实或急、慢性均可用之。同时，对于口腔慢性炎症、牙漏等亦适用。

【附记】引自陕西省卫生厅《陕西中医验方选编》。吴湛如方。屡用屡效，疗效颇佳。笔者应用，依本方加水飞青黛6～9克（急用9克），验之临床，疗效尤佳。

19. 喉症散（二）

【组成】青黛、川黄连、薄荷、僵蚕、芒硝、火硝、硼砂、明矾各等份。

【制法】散剂。上药共研细末，用腊月猪胆汁调药粉仍装入猪胆内，扎口，放入瓷罐内，于大寒季节时将瓷罐埋入地下2尺深，到立春第二日取出，将药胆挂在屋檐下风干。用时剖开猪胆取出药粉，加冰片1.5克，再研末和匀，贮瓶备用，勿令泄气。

【用法】外用。每次取药末少许，吹入咽喉患处，每小时吹药2次。吹药后，或吐或泻，病即减轻，吹至愈为止。或用少许药末含化，徐徐咽下，其效亦佳。

【功能】清热解毒、消肿利咽。

【主治】各种喉症。

【附记】引自陕西省卫生厅《陕西中医验方选编》。宋世福世传秘方。屡用特效。原书编者按："此方系78岁老中医宋克福世传秘方，其治验不胜枚举，实为喉科良药。"笔者证之临床，信然。为喉科常用吹喉药之良方。

20. 喉闭塞鼻枣散

【组成】蟾酥2.1克，细辛1.2克，朱砂0.9克，麝香0.75克，冰片0.75克，猪牙皂1.2克，半夏0.9克，辛夷1.2克，巴豆1.2克（去油），牛黄0.6克，雄黄1.2克。

【制法】散剂。上药共研细末，和匀，贮瓶备用，勿令泄气。

【用法】外用。用红枣1枚，切破一头，去核，将药末少许纳入枣肉，用线扎封枣口，塞入鼻孔内（左痛塞右鼻，右痛塞左鼻）。若小孩鼻小，枣不能塞，或用棉花裹药粉少许，扎塞亦可，但不能令药靠内，以免造成肿烂之患。若喉闭势重者，用两枣将两鼻齐塞。

【功能】消炎解毒、通窍开闭。

【主治】鼻塞喉闭，气息不通，命在垂危者，有起死回生之功。

【附记】引自程爵棠《中医喉科精义》。孙纯一方。屡用特效。孙氏云："本方较之用升龙丹、紫金丹、开关散各法不能得嚏百无一生者，不若此枣一塞，痰气渐松，人事转醒沟多神效。"笔者应用，亦见此功，信然。

21. 加味冰片散

【组成】冰片 3 克，硼砂 15 克，雄黄 6 克，炙川黄柏 9 克，靛花 6 克，炙甘草 9 克，鸡内金 3 克（烧存性），煅人中白 125 克，黄连 6 克，玄明粉 6 克，铜青 1.5 克，蒲黄 9 克，儿茶 9 克，青黛 9 克，天竺黄 9 克，明矾 6 克。

【制法】散剂。先将明矾用猪胆汁和匀，阴干即成。除冰片外，各药共研极细末，再入冰片，再研，过筛和匀，贮瓶备用，勿令泄气。

【用法】外用。每次取药末少许，吹入患处，日吹 3～4 次。

【功能】清热解毒、防腐利咽。

【主治】各种喉症，如喉痹，缠喉风，走马喉风，喉疔及悬痈，喉疮，牙痛，木舌，重舌，莲花舌等均可用之。

【附记】引自程爵棠《中医喉科精义》。本方系笔者根据清代《医学心悟》冰片散加儿茶、青黛、天竺黄、胆矾而成。验之临床，疗效尤佳。一方加牛黄 3 克，熊胆 3 克，珍珠 3 克，儿茶 2.4 克，麝香 0.9 克。

22. 金锁匙

【组成】火硝 45 克，硼砂 15 克，僵蚕 3 克（麸炒），雄黄 6 克，冰片 0.75 克。

【制法】散剂。先将火硝、冰片、雄黄分别研（火硝与雄黄切勿同研）为细粉，硼砂、僵蚕共轧为细粉，过 80～100 目筛，再将冰片置于乳钵内，依次与硼砂等细粉，火硝细粉陆续配研，最后掺入雄黄细粉，和匀过筛，贮瓶备用，勿令泄气。

【用法】外用。每用少许，吹入喉内（患处）。

【功能】清热祛痰、消肿止痛。

【主治】咽喉肿痛，喉痹，喉风，痰壅气闭，呼吸困难。

【附记】引自《全国中药成药处方集》外科正宗方。屡用屡验，效佳。

23. 喉症散（三）

【组成】朱砂 3 克，雄黄 6 克，金果榄 30 克，人指甲 6 克（滑石烫），黄连 3 克，冰片 15 克，西瓜霜 9 克，硼砂 3 克，熊胆 3 克，玄明粉 15 克。

【制法】散剂。先将雄黄、熊胆、西瓜霜、冰片、朱砂分别研为极细粉，余药金果榄等 5 味共轧为细粉，和匀过 80～100 目筛。再取朱砂细粉，置乳钵内，依次与西瓜霜细粉、冰片细粉、雄黄细粉、熊胆细粉研匀，再与金果榄等 5 味药细粉用套色法，陆续配研，和匀过筛。贮瓶备用，勿令泄气。

【用法】外用。每用少许，吹于患处。

【功能】消肿止痛。

【主治】咽喉红肿，喉痹疼痛，单双乳娥，饮食难下。

【附记】引自《北京市中药成方选集》。经验方。屡用效佳。忌食烟酒、辛辣、油腻之物。

24. 通关散（一）

【组成】枯矾 5 克，僵蚕 5 克，生南星 5 克，藜芦 5 克，全蝎 20 个（焙）。

【制法】散剂。上药共研极细末，过筛和匀，贮瓶备用，勿泄气。

【用法】外用。以小管挑少许药粉，吹入鼻中。

【功能】吐痰通喉。

【主治】喉痹。

【附记】引自明代朱棣《普济方》。屡用效捷。

25. 琼玉膏

【组成】大生地 1000 克，云茯苓 180 克，人参 90 克，白蜜 500 克。

【制法】膏滋。先将大生地熬汁去渣，和匀蜜炼稠。人参、茯苓研细末，加入汁内搅匀，瓷缸收贮，3 天后去火气后即可服用。

【用法】口服。每次服 1～2 汤匙，每日服 3 次，温开水调服。

【功能】益气健脾、凉血补血、润燥。

【主治】血虚喉痹。阴血亏损，心火上炎，所致咽喉干燥，微痛，午后较甚，并见面色萎黄，唇淡无华，皮肤枯燥，脉细弱，苔薄白。

【加减】同时配用四物汤加首乌、阿胶、胡麻、麦冬。每日 1 剂，水煎服。

【附记】引自湖南中医学院第二附属医院《言庚孚医疗经验集》。琼玉膏出自《洪氏集验方》。屡用效佳。

26. 熊麝散

【组成】熊胆 15 克，麝香 9 克，牛黄 12 克，冰片 3.6 克，硼砂 24 克，寒水石 30 克，朱砂 6 克，玄丹 18 克（灯心灰），雄黄 6 克。

【制法】散剂。上药共研为极细末，和匀，贮瓶备用，勿令泄气。

【用法】外用。每次用少许（约 0.3 克），吹入喉间患处。日吹 2～3 次。

【功能】清热解毒、消肿止痛。

【主治】喉痹及一切险恶喉症。

【附记】引自陕西省卫生厅《陕西省中医验方选编》。孙润清方。屡用效佳。

27. 麝香散

【组成】麝香 0.3 克，冰片 0.9 克，硼砂 0.9 克，血竭 0.6 克，熊胆 0.6 克，青黛 1.2 克。

【制法】散剂。上药共研为极细末，和匀，贮瓶备用，勿令泄气。

【用法】外用。每用少许，吹入喉间（患处），即吐涎沫。

【功能】消肿止痛。

【主治】各种喉症。

【附记】引自陕西省卫生厅《陕西中医验方选编》。钱景华方。屡用效佳。此方也可以治中耳炎。

28. 解毒口服液

【组成】桔梗 15 克，生甘草 4.5 克，马勃 9 克，银花 18 克，生石膏 18 克，贝母 6 克，蝉蜕 3 克。

【制法】浓缩液。上药加水煎煮 3 次，滤汁去渣，合并滤液，加热浓缩成口服液。每毫升内含生药2克。贮瓶备用。

【用法】口服。每次服20毫升，每日服2次，5天为1疗程。

【功能】清火解毒、疏风化痰、消肿利咽。

【主治】急性喉痹，喉娥，喉痛。

【加减】伴有寒热头痛者，加薄荷9克（后入），连翘9克；高热者，加栀子9克，大青叶15克；血热，舌绛者，加丹皮9克，玄参9克；便秘者，加大黄6克；有湿热，苔黄滑者，加佩兰9克，薏苡仁12克；阴亏，舌红无津，脉细数者，加生地黄12克，麦冬12克，石斛12克；声嘶者，加玉蝴蝶3克，胖大海9克。

【附记】引自《名医治验良方》。彭述宪方。屡用效佳。一般服药1疗程内可愈。

29. 朴硝散

【组成】朴硝、黄丹各等分。

【制法】散剂。上药共研极细末，和匀，贮瓶备用。

【用法】外用。每用本散1.5克，吹入咽喉患处。

【功能】消炎散结止痛。

【主治】喉痹，重舌。

【附记】引自明代朱棣《普济方》。屡用有效。

30. 石钟鸣

【组成】西瓜霜90克，煅人中白18克，雄黄18克，朱砂36克，犀角3克，牛黄3克，珍珠3克（豆腐制），冰片9克，麝香1.5克。

【制法】散剂。上药分别研为细末，过100～120目筛。先将朱砂细粉置入乳钵内，依次入雄黄、麝香、牛黄、珍珠、犀角、人中白、西瓜霜等味细粉，陆续配研，和匀过筛，分装入1分瓶内备用，勿令泄气。

【用法】外用。每用药末1分（约0.3克），吹入喉间患处。

【功能】清热解毒、消肿止痛。

【主治】由内热引起的咽喉肿痛，喉痹，白喉，单双乳娥，糜烂流涎，饮食难咽等症。

【附记】引自中国中医科学院中药研究所《中药制剂手册》。屡用效佳。

31. 绛雪丹

【组成】硇砂3克，明矾3克，马牙硝0.3克，硝石120克，黄丹15克，新巴豆6枚，蛇蜕1条。

【制法】散剂。用粗瓷碗一个，先煨令热，下前四味，次下黄丹，再下巴豆（先将巴豆打破，逐个旋下，候焰尽又下1个），入蛇蜕1条，自然烧化，以砂矾成汁，候冷结硬，共研极细末，贮瓶备用，勿泄气。

【用法】外用。每用少许，吹入咽喉（患处）。

【功能】通窍开闭。

【主治】喉闭。

【附记】引自汉代华佗《华佗神医秘传》。屡用神效。

32. 矾皂散

【组成】猪牙皂、白矾、黄连各等分。

【制法】散剂。上药共研极细末，和匀，贮瓶备用。

【用法】外用。每用药粉 1.5 克，吹入喉中（患处）。少顷，吐出脓血，立愈。

【功能】清热、通窍、开闭。

【主治】急性喉痹。

【附记】引自《华佗神医秘传》。屡用神效。

33. 乌皂散

【组成】草乌 15 克，皂荚（角）15 克，麝香少许（约 0.15 克）。

【制法】散剂。先将草乌、皂角共研极细末，然后加入麝香同研，和匀，贮瓶备用，勿令泄气。

【用法】外用。每用本散少许吹入鼻中，用时用药粉擦牙。用药后口噤自开。

【功能】通窍开闭。

【主治】喉痹口噤。

【附记】引自《华佗神医秘方》。屡用神效。

34. 一字散

【组成】雄黄 3 克（另研），蝎尾 7 只，明矾 3 克（生研），藜芦 3 克，猪牙皂角 1 枚。

【制法】散剂。上药共研极细末，和匀，贮瓶备用，勿令泄气。

【用法】外用。每取药末少许，吹入鼻中。不应，再吹 1 次。

【功能】涌吐痰涎、消肿开闭。

【主治】喉闭，气塞不通。

【附记】引自郑显庭《丸散膏丹集成》。《尤氏喉科》搐鼻取痰一字散，即本方。临证用之，效果良好，一般用药1～2次，多可“转危为安”。是喉科临床常用救急之良方。

35. 开关神应散

【组成】 盆硝12克（研细），僵蚕2.4克（微炒），青黛2.4克，蒲黄1.5克，麝香0.3克，甘草2.4克，马勃0.9克，片脑0.3克（龙脑冰片）。

【制法】 散剂。上药各为细末，称足，同研极细末，和匀，贮瓶备用，勿令泄气。

【用法】 口服。每用药4.5克，以新吸水小半盏，调和，细细呷咽，如是喉痹，即破出血，便愈，如不是喉痹，自然消散，若是舌胀，用药1.5克，以指蘸药，擦在舌上，下咽津垂，如是小儿，3克作为四五服，亦如前法用，并不计时候。

【功能】 清热解毒、消肿开闭。

【主治】 不测急慢喉痹，肿塞不通。

【附记】 引自明代龚廷贤《寿世保元》。屡用神效。

36. 牛黄散

【组成】 牛黄6克，硼砂3克，雄黄0.9克。

【制法】 散剂。上药共研极细末，和匀，贮瓶备用。

【用法】 外用。每用一分五厘（约0.45克），吹入喉内（患处）。

【功能】 清热防腐、消肿止痛。

【主治】 喉痹肿痛，汤水不下，死在须臾，用此一吹即活。

【附记】 引自明代龚廷贤《寿世保元》。屡用神效，一吹即愈。

37. 清上丸

【组成】 熊胆 0.3 克，雄黄 1.5 克，硼砂 3 克，薄荷叶 15 克，青盐 1.5 克，胆矾少许。

【制法】 水丸。上药共研细末，和匀，糖水（炼化白糖）泛为丸，如芡实大，贮瓶备用。

【用法】 口服。于卧时，舌压 1 丸，自化入喉，神效。

【功能】 疏风清热、消肿利咽。

【主治】 喉中热毒肿痛，喉闭，乳娥等症。

【附记】 引自明代龚廷贤《寿世保元》。屡用神效。

38. 冰梅丸

【组成】 大南星 35 枚（鲜者），大半夏 35 枚（鲜者），皂角 120 克，明矾 120 克，好白盐 120 克，桔梗 60 克（去芦），防风 120 克，朴硝 120 克，甘草 30 克。

【制法】 水丸。上药七分熟，大梅子 100 个。先将硝盐水浸一周时，然后将各药研碎，入水拌匀，方将梅子置于水中。其水淹过梅子三指为度。浸 7 日后，取出晒干，又入水中浸透晒干。俟药水干为度。方将梅子入瓷罐内封密，如霜衣白愈佳。

【用法】 含服。用薄棉裹梅子 1 枚，噙在口中，含津液徐徐咽下，痰出即愈。每一梅足可治 3 人，不可轻弃。

【功能】 逐痰开闭。

【主治】 喉痹十八种俱效。

【附记】 引自明代龚廷贤《万病回春》。屡用神效。

39. 青黛散（二）

【组成】青黛 3 克，冰片 2 克，焦人指甲 2 克。

【制法】散剂。上药共研极细末，和匀，贮瓶备用，勿令泄气。

【用法】外用。每用少许，吹入喉内患处，每日吹 3 次。

【功能】清热消肿止痛。

【主治】急性喉痹。

【附记】引自《程氏医学笔记》。屡用效佳。

40. 人中白散

【组成】人中白 9 克，枯矾 0.6 克，冰片 0.2 克，硼砂 0.2 克。

【制法】散剂。上药共研极细末，和匀，贮瓶备用，勿令泄气。

【用法】外用。每取少许，吹入喉内患处，每日吹 3 次。

【功能】清热解毒、收敛防腐、消肿止痛。

【主治】急性喉痹。

【附记】引自《程氏医学笔记》。屡用效佳。

41. 参地口服液

【组成】生地黄 15 克，玄参 15 克，麦冬 15 克，桔梗 15 克，银花 15 克，胖大海 9 克，甘草 6 克。

【制法】浓缩液。上药加水煎煮 3 次，滤汁去渣，合并滤液，加热浓缩成口服液。每毫升内含生药 2 克。贮瓶备用。

【用法】口服。每次服20毫升，每日服2次，5天为1疗程。

【功能】滋阴清热、生津利咽。

【主治】慢性喉痹（阴虚火旺型）。

【附记】引自《集验百病良方》。屡用效佳。

42. 银菊口服液

【组成】银花9克，菊花9克，玄参9克，马勃3克，甘草3克，木蝴蝶1.5克。

【制法】浓缩液。上药加水煎煮3次，滤汁去渣，合并滤液，加热浓缩成口服液。每毫升内含生药2克。贮瓶备用。

【用法】口服。每次服10～20毫升，每日服2次。5天为1疗程。

【功能】清热解毒、消肿利咽。

【主治】急性喉痹。

【附记】引自《程氏医学笔记》。屡用效佳。

43. 利咽片

【组成】玄参30克，乌梅20克，天花粉20克，瓜蒌皮20克，射干9克，硼砂9克，川贝母6克，玄明粉6克，人工牛黄0.2克，麝香0.1克，糖适量。

【制法】片剂。上药共研细末，和匀，依法制成含片，贮瓶备用。

【用法】含服。每次服1片放入口中含化，日含数次。

【功能】滋阴泻火、润燥利咽。

【主治】慢性喉痹。

【附记】引自《集验中成药》。屡用效佳。

44. 乳没儿茶散

【组成】 乳香6克，没药6克，儿茶6克，人中白5克，川黄连3克，龙骨3克，象皮3克，马勃1克，硼砂1克，青黛1克，冰片0.5克。

【制法】 散剂。上药共研极细末，和匀，贮瓶备用，勿令泄气。

【用法】 外用。每用少许，吹入喉内（患处），日吹数次。

【功能】 活血解毒、防腐生肌、消肿利咽。

【主治】 慢性喉痹。

【附记】 引自《集验中成药》。多年应用，效果颇佳。

45. 青黛黄石散

【组成】 黄连9克，黄柏9克，滑石9克，牙硝9克，硼砂9克，青黛6克，儿茶6克，甘草6克，寒水石6克，枯矾3克，冰片3克。

【制法】 散剂。上药共研极细末，和匀，贮瓶备用，勿令泄气。

【用法】 外用。每取少许，吹入患处，日吹数次。

【功能】 清热收敛、消肿止痛。

【主治】 急性喉痹。

【附记】 引自《程氏医学笔记》。屡用效佳。

46. 四黄散

【组成】 石膏20克，大黄10克，黄芩10克，桔梗10克，雄黄5克，冰片3克，甘草3克，人工牛黄3克。

【制法】散剂。上药共研极细末，和匀，贮瓶备用，勿令泄气。

【用法】外用。每取药粉少许，吹入患处，日吹数次。

【功能】清热解毒、消肿止痛。

【主治】急性喉痹。

【附记】引自《集验中成药》。临床屡用，效果甚佳。

47. 七锭散

【组成】紫金锭30克（中成药），三七15克，青黛9克，冰片1.5克。

【制法】散剂。上药共研为极细末，和匀，贮瓶备用。勿令泄气。

【用法】外用。用时每取此散15克，以陈醋调敷喉结上方，并保持湿润，隔日换药1次。

【功能】清热解毒、活血消肿。

【主治】喉痹。

【附记】引自《临床验方集》。程爵棠师传秘方。临床验证效佳。

48. 玄明粉散

【组成】玄明粉30克，西瓜霜10克，煅人中白10克，硼砂10克，青黛3克，黄连粉0.3克，冰片0.3克。

【制法】散剂。上药共研极细末，和匀，贮瓶备用，勿令泄气。

【用法】外用。每用少许，吹入患处（咽喉部），日吹数次。

【功能】消肿止痛。

【主治】喉痹。

【附记】引自《程氏医学笔记》。屡用屡验，效佳。忌食辛辣、油炸之食物，戒烟酒，节房事。

49. 硼砂散

【组成】硼砂 30 克，石膏 30 克，薄荷脑 1.5 克，胆矾 1.5 克，甘草 0.6 克，僵蚕 1.5 克（炒），冰片 0.3 克，皂角 1.5 克（炙烟尽）。

【制法】散剂。上药共研极细末，和匀，贮瓶备用，勿令泄气。

【用法】外用。每用少许，吹入喉间患部，日吹 3 次。

【功能】清热消肿止痛。

【主治】喉痹。

【附记】引自陕西省卫生厅《陕西中医验方选编》。阮晓初方。屡用效佳。

50. 玉液上清丸

【组成】薄荷 420 克，桔梗 135 克，柿霜 150 克，川百药煎 15 克，砂仁 135 克，甘草 105 克，白硼砂 6 克，福建青黛 9 克，川芎 84 克，防风 54 克，冰片 6 克，玄明粉 6 克。

【制法】蜜丸。上药共研细末，和匀，炼蜜为丸，如芡实大，阴干，贮瓶备用。

【用法】口服。每服 1 丸，不拘时，噙化咽下。

【功能】疏风清热、生津化痰、消肿利咽。

【主治】风热上壅，头目不清，咽喉肿痛（喉痹），口舌生疮。进此一丸立愈。

【附记】引自清代尤存隐《尤氏喉科》。吴旸谷方。临床屡用，药后立愈，效佳。

51. 十宝丹

【组成】薄荷30克（一作60克），梅雪丹30克（前制梅矾也），儿茶60克（一作30克），牛黄3克（轻症不用），血竭9克，甘草15克，滴乳石12克，珍珠9克（口碎者方加），冰片12克（一作1.3克，另研），琥珀9克（口碎者方加）。

【制法】散剂。上药共研极细末，冰片另研，和匀，贮瓶备用，勿令泄气。

【用法】口服。每次服1～1.5克，日服2次，含服，慢慢咽下。或药后再取少许，吹入患处，日吹2～3次。

【功能】疏风清热、活血出涎、消肿止痛。

【主治】咽喉口腔一切炎症通用。

【附记】引自清代尤存隐《尤氏喉科》。屡用神效。方中梅雪丹出涎甚捷，为各禁方内俱可加，亦可单用。此秘法也。

52. 景岳代匙散

【组成】硼砂3克，石膏3克，薄荷1.5克，胆矾1.5克，粉甘草0.9克，僵蚕1.5克，冰片0.3克，皂角1.5克，西牛黄1.5克。

【制法】散剂。上药共研极细末，和匀，贮瓶备用，勿令泄气。

【用法】外用。每用少许，吹入喉间患处，日吹3次。

【功能】疏风清热、通窍开闭。

【主治】喉痹。

【附记】引自清代尤存隐《尤氏喉科》。原缺用法。笔者临证，拟为外用吹喉，验之临床，效果颇佳。

53. 严氏赤磨丹

【组成】真血竭15克，巴豆7粒（去壳），明矾30克。

【制法】散剂。上药打碎同入新砂锅内炼至矾枯为度，每30克加大梅片0.9克，硼砂6克。共研极细末，和匀，贮瓶备用，勿令泄气。

【用法】外用。用时先以茶水漱口，再取此散少许，吹入患处，日吹2～3次。

【功能】涌吐痰涎、消肿利咽。

【主治】一切喉痹，缠喉风，双单乳蛾，又喉恶症。

【附记】引自清代郑梅涧《重楼玉钥》。屡用神效。

54. 紫雪散

【组成】①犀角尖30克，石膏30克，升麻24克，羚羊角30克，玄参60克，甘草24克，寒水石30克，沉香15克，木香15克。②朴硝108克，朱砂9克，大梅片3克，金箔100张。

【制法】散剂。先将①组药用水五盏蒸煎至一盏（应先研细再煎为宜），将渣用绵滤去。再将汤煎滚，投入②组药中提净朴硝，文火慢煎，俟水气将尽欲凝结之时，倾入洁净瓷罐内，加下朱砂、大梅片、金箔（各项研细和匀），将药罐安入冷水盆中，候冷，凝如雪，候干，再研极细末，贮瓶备用。

【用法】口服。凡大人每用3克，小儿0.6克，10岁者1.5

克，徐徐咽之，即效。或用灯心草汤化服亦可。若咽喉肿痛等症，吹之亦效。

【功能】清热泻火、消肿止痛。

【主治】一切咽喉肿痛及重舌，重腭，舌疔等症。

【附记】引自清代郑梅涧《重楼玉钥》。屡用神效。

55. 熏药雄黄散

【组成】雄黄1.5克，巴豆5粒。

【制法】散剂。上药共研末，和匀，备用。

【用法】外用。每遇喉科急症，不可针药治者，用酒瓶装药（上为1次量），坐瓶嘴下，装火一炷焚之。候烟起将瓶嘴入一边鼻中，用纸覆瓶口熏之，立减。

【功能】消炎解毒、通窍开闭。

【主治】喉痹。

【附记】引自宋代朱佐《类编朱氏集验医方》。屡用皆效。

56. 通关散（二）

【组成】细辛、薄荷、猪牙皂角各等份。另一方减薄荷。

【制法】散剂。上药共研极细末，和匀，贮瓶备用。

【用法】外用。用纸捻蘸药末少许，点入鼻内，取嚏十余次即见效，然后改用汤剂治疗，以图根治。

【功能】通窍开闭。

【主治】咽喉闭塞，神昏，语言不出。

【附记】引自清代许克昌《外科证治全书》。取嚏则效，无嚏难疗。

57. 玉匙散（熏药）

【组成】巴豆适量。

【制法】散剂。先将巴豆压油于纸上，取油纸捻成条，再将压油后的巴豆，研细末，备用。

【用法】外用。一是将油纸条，点燃后吹灭，以烟熏鼻，一时口鼻流涎，牙关自开；二是取药末摊在纸上，搓成纸条，一头插入鼻中，另一头以火烘之，药气入鼻，吸气即通。任选一法，不应更换。

【功能】通窍开闭。

【主治】一切喉症，牙关紧闭，咽喉闭塞不通。

【附记】引自清代尤存隐《尤氏喉科》。屡用屡验，效佳。

58. 通 气 散

【组成】玄参 4.5 克，猪牙皂角 3 克，川芎 3 克，藜芦 1.5 克，羊踯躅花 0.9 克。另一方加细辛、草乌各 3 克。

【制法】散剂。上药共研极细末，和匀，贮瓶备用。

【用法】外用。用纸条蘸药末少许，点入鼻内，取嚏为度。每日 2 次。

【功能】解毒消肿、通气疗闭。

【主治】时毒咽喉，肿胀疼痛，语言不爽，咽喉不利。

【附记】引自明代王肯堂《证治准绳》。屡用有效。又《外科正宗》方，即本方减玄参加延胡索（延胡索 4.5 克，川芎 1.5 克，羊踯躅 1.5 克，藜芦 0.9 克，皂角 3 克）。主治及制用方法同上。

59. 开闭散

【组成】牙皂角、巴豆各等分。

【制法】散剂。上药共研细末，和匀，用米汤调药末刷于纸上，晒干，作成捻子，备用。

【用法】外用。用时取药捻子，一头点燃，吹灭后以药烟熏鼻。

【功能】通窍开闭。

【主治】十八种喉闭。

【附记】引自清代《串雅外编》。验之临床，每收良效。

60. 导痰小胃丹

【组成】芫花 15 克（醋拌过一宿，瓦黑内搅炒黑，勿焦），甘遂 15 克（湿面裹，长流水浸半月煮，晒干），大戟 15 克（长流水煮一时，再用水洗，晒干），大黄 45 克（湿纸裹煨，勿焦，切焙干，再以酒润炒熟，焙干），黄柏 90 克（炒），南星 105 克（白矾、皂角、姜汗，水煮 15 次），半夏 105 克（制同南星），红花 60 克，苍术 60 克（米泔，白矾、皂角，水浸一宿，炒），桃仁 30 克（白矾水浸半日，去皮尖，炒红色，酒蒸），杏仁 30 克（制同桃仁），陈皮 30 克（白矾泡半日，炒），枳实 30 克（制同陈皮），白术 30 克（土炒），白芥子 30 克（炒）。

【制法】糊丸。上药用竹沥、姜汁煮，晒干，研细末，神面糊为丸，如绿豆大，阴干，贮瓶备用。

【用法】口服。每次服 6～9 克（20～30 粒），淡姜汤送下，瘫痪不语，浓姜汤送下，痞块，头风，头痛，临床卧食后服。

【功能】逐水导痰，理气活血，温经通络，消肿止痛。

【主治】风痰，痞积，眩晕，喉痹，瘫痪，不语，头风，头痛。

【附记】引自清代沈金鳌《沈氏尊生书》。屡用神效。

61. 小灵丹

【组成】硼砂 6 克，朴硝 9 克，朱砂 4.5 克，乳香 0.9 克，没药 0.9 克。

【制法】散剂。上药共研极细末，和匀，贮瓶备用。

【用法】外用。每用少许，吹入患处，或用醋调外敷在喉结上方，每日 2 次。

【功能】驱毒防腐、消肿活血止痛。

【主治】疮后余毒遏在咽喉，肿痛，咽物不下。及一切余毒，牙齿破烂。

【附记】引自清代沈金鳌《沈氏尊生书》。屡用神效。

62. 均药散（一）

【组成】黄柏 30 克，郁金 30 克，硼砂 30 克，山豆根 30 克，麝香 30 克，青黛 30 克，儿茶 15 克，龙骨 15 克，人指甲 15 克，象牙末 15 克，冰片 15 克，朱砂 15 克，青鱼胆 15 克，川乌 15 克。

【制法】散剂。上药共研极细末，和匀，贮瓶备用，勿令泄气。

【用法】外用。每用少许，吹入患处。日吹 3 次。

【功能】清热解毒、消肿止痛。

【主治】通治咽喉诸症。

【加减】牙疳，加万年乾、珍珠、金银箔；喉疳，加明矾、血竭、草乌。

【附记】引自清代《喉科紫珍集》。屡用神效。

63. 均药散（二）

【组成】栀子21克（炒），薄荷叶30克，赤小豆30克，黄连30克，川升麻9克，鸡内金6克（炙黄）。或加大黄、蒲黄、明矾、玄明粉、雄黄。

【制法】散剂。上药共研极细末，和匀，贮瓶备用。

【用法】外用。每用少许，吹入患处，日吹3次。

【功能】疏风清热、活血止痛、消肿散结。

【主治】咽喉诸证。下刀后不消不溃而坚硬者。

【附记】引自清代《喉科紫珍集》。屡用神效。

64. 金　丹

【组成】枪硝5.4克（提过者），生蒲黄1.2克，僵蚕末0.3克（一作3克），猪牙皂角末0.3克（一作0.45克），冰片0.3克（临卧加入）。

【制法】散剂。上药共研极细末，和匀，贮瓶备用。

【用法】外用。每用少许，吹入患处，日吹3次。

【功能】活血散结、消肿止痛。

【主治】一切喉证。

【加减】证重者，加牛黄；喉肿及喉风，加僵蚕、牙皂；轻证只用硝与蒲黄；凡喉证及单双乳蛾，只用碧丹。其他重证，金碧兼之，须分先后多少，初起碧丹九金丹一吹五管；后碧丹八金丹二。再吹碧丹七金丹三。如证重者，碧丹金丹各半；用至三五次后，痰涎必上涌，然后金丹六碧丹四，将管直入喉中，重吹1次。随收出管，即吊出痰。或用金丹八碧丹二亦可。

【附记】引自清代顾世澄《疡医大全》和尤存隐《尤氏喉

科》。屡用神效。附碧丹：玉丹 0.9 克（制硝石），百草霜半茶匙（约 0.15 克），灯草灰 0.03 克，甘草末三茶匙（约 0.3 克），薄荷末 0.6 克，冰片 0.15 克（多加尤妙至 0.3 克止）。研匀，入小瓷瓶，塞紧勿令出药气。此药必须当时配制，若配过五日，则无效。遇阴雨一日亦无效。凡春夏宜薄荷多玉丹少，药配成青色；秋冬宜玉丹多薄荷少，药配成白色。此要诀也。先本加硼砂少许（0.45 克），如欲出痰，加皂角末少许（约 0.9 克左右）。配药时，须研好一味，然后再加一味同研，方始匀称，否则恐其不和。碧丹功能消痰、清热、解毒、驱风及消肿毒、除风热、开喉关，出涎痰最为神效。但喉证初起，不宜多用。

65. 防风散

【组成】 防风 30 克，羌活 15 克，僵蚕 15 克（炒），白药子 15 克（蜜炒），硼砂 15 克，荆芥 15 克，黄药子 15 克，大黄 15 克（湿纸包，煨令香熟），细辛 15 克，川芎 15 克，红内消 15 克，山豆根 15 克，郁金 15 克，甘草 15 克，牙硝 9 克，薄荷 240 克。

【制法】 散剂。上药共研细末，和匀过筛，贮瓶备用。

【用法】 口服。用薄荷汁同蜜少许调。每服一匙。不拘时服。虚者少用，实者多用。

【功能】 祛风散热、消肿止痛。

【主治】 咽喉疼痛（风热喉痹）。

【附记】 引自明代王肯堂《证治准绳》。屡用神效。

（三）咽　炎

咽炎，是指咽部黏膜、黏膜下组织和淋巴组织的感染性疾患。属中医“喉痹”范畴，在临床上较为常见。病有急性和慢性之分，证有虚实之辨。据临床观察；尤以慢性咽炎及虚证为多见。治当详察。

病因

多因嗜食辛热，过度饮酒，热毒蕴积脾胃，上蒸咽喉，且以上攻咽部为多。若急性期失治，迁延日久，反复发作，正气难复，阴液暗耗，虚火上炎，熏蒸咽部，以致本病遂生，即转化成慢性，若久久不愈，冷热失宜，屡受风邪，或过食膏粱厚味和辛辣之品，胃腑积热，上蒸咽喉，又可引起急性发作。

症状

咽喉红肿疼痛，吞咽困难，或微红，微肿，微痛，咽部不适，似有异物感，痒痛感。总之，急性咽炎，多属热毒实火为患，其证多实；慢性咽炎，属虚证，多由虚火而起。

治疗方药

1. 清咽甘露丸

【组成】生地黄100克，熟地黄50克，赤芍75克，白芍75克，天冬100克，麦冬75克，黄芩100克，玄参100克，枇杷叶100克，石斛75克，当归100克，生甘草25克。

【制法】蜜丸。上药共研为细末，和匀，炼蜜为丸，每丸重10克，分装备用。

【用法】口服。每次服1丸，每日服3次，温开水化服。1个月为1疗程。

【功能】养阴清热、活血化瘀。

【主治】慢性咽炎。

【附记】引自胡熙明《中国中医秘方大全》。薛春元方。应用124例，临床治愈（自觉症状消失，检查基本正常）23例；显效（自觉症状明显减轻，检查明显好转）64例；好转（自觉症状和检查均减轻）31例，无效6例。总有效率为95.16%。

2. 青莲冲剂

【组成】女贞子12克，墨旱莲12克，大青叶15克，玄参12克，延胡索6克，木蝴蝶3克。

【制法】颗粒。上药依法加工，制成颗粒剂。分装，每包30克备用。

【用法】口服。每次服1包，每日服2次，温开水冲服。7天为1疗程，最长不超过2疗程。

【功能】补肾滋阴、清热利咽。

【主治】咽部异物感，发痒，灼热，口干微痛，单纯性咽部炎症。

【附记】引自胡熙明《中国中医秘方大全》。顾丽水方。应用122例，显效（症状全部缓解，检查恢复正常）41例；有效（两个以上症状缓解，检查无改善）54例；无效27例。总有效率为77.9%。

3. 吹喉散（一）

【组成】①青黛3克，冰片2克，焦指甲2克，黄芩3克，石膏6克。②人中白9克，明矾0.6克，冰片0.2克，硼砂0.2克，射干9克，蒲公英6克。

【制法】散剂。上列二方，各共研极细末，和匀，贮瓶备用，勿令泄气。

【用法】外用。任选一方，每用少许，吹入咽喉患处，每日吹3次，直至治愈为止。

【功能】清热解毒、消肿利咽。

【主治】急性咽炎。

【附记】引自《程氏医学笔记》。屡用屡验，效佳。

4. 梅核散

【组成】炒苏子10克，桔梗10克，木香10克，桃仁10克，槐肉12克。

【制法】散剂。上药共研极细末，和匀，贮瓶备用。

【用法】口服。用时每取此散50克，加白糖500克熬化，加入药粉搅匀，倾在案板上，稍冷，手揉成条，用刀切成糖块。每于饭后取1块含入口中，徐徐咽下。每日服3次。

【功能】理气活血、清热降火。

【主治】梅核气（慢性咽炎），咽喉有异物感，咯之不出，吞咽不利（不下）。

【附记】引自《中国当代中医名人志》。李乐园方。屡用特效。

5. 喉痛散

【组成】露蜂房6克（蜜炙酥），金银花6克，赭石6克，生牡蛎6克，全蝎3克（酒喷后焙干），僵蚕3克（麸炒），川黄连3克。

【制法】散剂。上药共研细末，和匀，平分作10包封袋口备用。

【用法】口服。每次服1包，一日服2次。饭后2小时，用北沙参、生地黄、麦冬各9克煎水送服。

【功能】解毒降火、消肿止痛。

【主治】慢性咽炎。

【附记】引自程爵棠《百病中医膏散疗法》。魏钟川方。治疗16例，痊愈14例，有效1例，无效1例。用药最短2日，最长9日，一般均在4日痊愈。

6. 养阴清肺膏

【组成】生地黄300克，浙贝母120克，玄参240克，牡丹皮120克，麦冬180克，甘草60克，薄荷75克，白芍120克。

【制法】膏滋。上药加水煎煮4次，滤汁去渣，将残渣榨汁，合并煎出汁和榨出汁，用文火浓缩为清膏。每清膏300克，加炼净蜂蜜300克，合并入锅，加热微炼，搅拌均匀，收膏即成。贮瓶备用。

【用法】口服。每次服9～15克，日服3～6次，白开水冲服。

【功能】养阴清热润肺。

【主治】由燥热伤肺引起的咽喉肿痛，咳嗽变哑，口渴咽干及白喉等症。可用于慢性咽炎，喉炎，白喉等病症。

【附记】引自中国中医科学院中药研究所《中药制剂手册》。屡用效佳。

7. 五 宝 丹

【组成】滴乳石9克，琥珀6克，朱砂6克，珍珠1.5克，冰片0.6克，麦粉120克。

【制法】散剂。上药共研细末，与麦粉混合均匀，贮瓶备用。

【用法】口服。每次服 0.9 克，一日服 2 次，用土茯苓 9～15 克煎汤送服。

【功能】清热解毒、活血消肿。

【主治】毒火蕴结，口鼻糜烂，咽喉疼痛等症。

【附记】引自程爵棠《百病中医膏散疗法》。邹道人方。屡用皆效。

8. 吹喉散（二）

【组成】青黛 6 克，山豆根 10 克，玄明粉 10 克，硼砂 10 克，牛黄 3 克，胆矾 3 克，冰片 2 克。

【制法】散剂。上药各研极细末，再混合同研细和匀，贮瓶备用。

【用法】外用。每用少许，吹入患处，每日吹 3～4 次。

【功能】清热解毒、祛腐除痰、消肿止痛。

【主治】急性咽炎，急性扁桃体炎，咽部溃疡。

【附记】引自清代程永培校刊《咽喉经验秘传》。屡用效佳。

9. 百药煎丸

【组成】五倍子 500 克，清茶叶 50 克。

【制法】丸剂。上药加水煎煮 2～3 次取浓汁，加酵糟 200 克捣拌后盛入瓷缸中，盖好，发醇如发麦面状即成。并作丸如龙眼肉大，晒干，分装备用。

【用法】口服。每用 2 粒丸，放口中，含化慢咽，或泡汤含漱。一日 4 次。

【功能】清热生津、消肿止痛。

【主治】急、慢性咽炎，风热牙痛，肺热咳嗽等。

【附记】引自程爵棠《百病中医诸窍疗法》。涂世福方。治疗慢性咽炎（周围淋巴结生）32例，有效率为96%。对急性咽炎及风热牙痛，肺热咳嗽等亦有较好疗效。

10. 乌梅膏

【组成】乌梅30克，山豆根18克，桂枝18克，紫菀18克，白糖50克，蜂蜜250克。

【制法】膏滋。先将前4味药共研为细末，过筛和匀，再与白糖拌匀后，再将蜂蜜加热与上药调匀成膏即得。贮瓶备用。

【用法】口服。每次服0.5～1汤匙，每日服3次，白开水调服。

【功能】清热润肺利咽。

【主治】慢性咽炎。

【附记】引自《程氏医学笔记》。屡用效佳。

11. 开痦口服液

【组成】玄参10克，天冬10克，麦冬10克，僵蚕10克，诃子10克，泽泻10克，枳壳10克，橘核6克，橘络6克，地龙6克，贝母6克，蝉蜕12克，蜂乳3～5毫升。

【制法】浓缩液。上药除蜂乳外，余药加水煎煮3次，滤汁去渣，合并滤液，加热浓缩成口服液，再将蜂乳冲入和匀即得。每毫升内含生药2克。贮瓶备用。

【用法】口服。每次服20毫升，一日服2次。

【功能】养阴清肺、豁痰开痦。

【主治】喉痒咳嗽，咽部干燥，咽喉壁滤泡增生，伴低热，口渴欲饮，声嘶懒言。

【加减】喉痹咳嗽重者，选加密麻绒4～6克，杏仁10克，白前10克；若声带充血水肿为甚者，酌加胖大海6～10克，车前子10克，郁金10克，金粟榄10克；若声带呈结生肥厚或呈息肉，结节性改变者，选加牡蛎10克，昆布10克，炮甲3～5克（代），皂荚4～6克，三棱6克，葶苈子6～10克；若并发鼻咽部干燥性改变者，加知母10克，花粉10克。

【附记】引自《名医治验良方》。喻氏清方。应用84例，痊愈44例；显效22例；有效16例；无效2例。总有效率为97.6%。

12. 滋阴降火液

【组成】生地黄25克，熟地黄25克，生山药15克，女贞子12克，丹皮12克，茯苓12克，泽泻10克，制附片6克，肉桂3克，金沸草10克。

【制法】浓缩液。上药加水煎煮3次，滤汁去渣，合并滤液，加热浓缩成口服液。每毫升内含生药2克。贮瓶备用。

【用法】口服。每次服20毫升，每日服2～3次。

【功能】滋阴降火、引火归原。

【主治】慢性咽炎（阴虚火旺，虚火上浮型）。症见经常咽痛，热盛，有痰量少，每于“着凉”、“感冒”，均可使咽痛增剧，舌质嫩红，苔薄白，咽后壁淋巴滤泡增生，脉细数。

【附记】引自《名医治验良方》。王占玺方。屡用效佳。

13. 参梅含片

【组成】沙参100克，玄参100克，乌梅100克，生地黄100

克，天花粉100克，薄荷60克，生甘草30克。

【制法】片剂。上药除乌梅、甘草外，可用不同方法提炼，打成片剂，约150片，瓶贮待用。无明确失效期，但最好不超过1年。

【用法】口服。每次含1片，随它化为水液，慢慢吞咽。每天6～10片。

【功能】养阴生津、润咽止痛。

【主治】慢性咽炎及干燥综合征。

【附记】引自《名医治验良方》。干祖望方。屡用效佳。临床应用，可根据辨证论治和药食同源之理，在用药的同时，佐以食疗法来弥补：属肾亏者，可吃核桃，每天3个，临睡前生吃；肺虚者，可吃百合汤或白木耳；脾虚者，用山药粉与白术以1∶3比例煮粥吃，甜、咸均可；五志之火者，可吃绿豆粥或绿豆汤。

14. 清咽口服液

【组成】生地黄30克，玄参24克，麦冬30克，黄芩15克，板蓝根45克，白芍15克，丹皮15克，蝉蜕15克，薄荷6克，甘草6克，山豆根15克，桔梗9克，牛蒡子15克，浙贝母15克。

【制法】浓缩液。上药加水煎煮3次，滤汁去渣，合并滤液，加热浓缩成口服液。每毫升内含生药2克。贮瓶备用。

【用法】口服。每次服20毫升，病重者服40毫升，每日服2次。小儿或年老体弱者可酌减。

【功能】养阴清热、泻火解毒、消肿止痛。

【主治】急性咽炎，急性扁桃体炎。

【加减】若素体阴虚，起病急骤者，多属虚火上炎，可加肉桂2～3克以引火归原；若脾胃素虚，不耐寒凉者，亦可稍佐肉桂或干姜。

【附记】引自《名医治验良方》。吕同杰方。多年应用，疗效满意。

15. 清咽太平丸

【组成】犀角 60 克，川芎 60 克，防风 60 克，甘草 60 克，柿霜 60 克，薄荷 30 克，桔梗 90 克。

【制法】蜜丸。上药各研细末，混合同研和匀，贮瓶备用。

【用法】口服。每次服 1 丸，日服 2 次，白开水化服。

【功能】疏风清热利咽。

【主治】风热咽痛。

【附记】引自叶显纯《常用中成药》。验方。屡用效佳。

16. 解毒口服液

【组成】升麻 9 克，黄连 9 克，当归 12 克，生地黄 4 克，丹皮 9 克，生石膏 15 克，焦栀子 9 克，芦根 9 克，蒲公英 20 克，紫花地丁 20 克，山豆根 15 克，连翘 15 克，大黄 6 克。

【制法】浓缩液。上药加水煎煮 3 次，滤汁去渣，合并滤液，加热浓缩成口服液。每毫升内含生药 2 克。贮瓶备用。

【用法】口服。每次服 20 毫升，每日服 2 次。

【功能】清热解毒。

【主治】溃疡性咽峡炎。

【附记】引自《名医治验良方》。齐强方。屡用特效。本方是用清胃散加味而成，临床中治疗咽喉、口腔的胃火实证，如咽喉脓肿、扁桃体周围脓肿、牙龈脓肿等颇为效验。

17. 吴茱萸膏

【组成】吴茱萸 30 克，生附子 6 克，麝香 0.3 克。

【制法】药膏。上药共研极细末，用米醋调和成软膏状，贮瓶备用。

【用法】外用。每次取此药膏 20 克，外敷于双手心劳宫穴，外加包扎固定。每日换药 1 次，10 次为 1 疗程。或贴双足心涌泉穴和肚脐上。

【功能】导热下行、消肿止痛。

【主治】一切虚火喉痹（包括慢性咽炎，喉炎，咽喉炎等）。

【附记】引自程爵棠《手部疗法治百病》。屡用效佳。

18. 细 辛 膏

【组成】细辛 15 克，生附 15 克，生吴茱萸 15 克，大黄 6 克。

【制法】药膏。上药共研细末，和匀，用米醋调和成稠糊状，贮瓶备用。

【用法】外用。用时取药糊适量，敷于双足心涌泉穴上，外用纱布包扎固定，每日换药 1 次。

【功能】引热下行。

【主治】慢性咽炎。

【附记】引自程爵棠《穴位贴敷治百病》。屡用有效，久用效佳。

19. 冰 硼 散

【组成】玄明粉 15 克，硼砂 15 克（炒），朱砂 2 克，冰片

1克。

【制法】散剂。上药共研极细末，和匀，贮瓶备用，勿令泄气。

【用法】外用。每用少许，吹撒患处，每日吹2～3次。

【功能】清热解毒、祛腐止痛。

【主治】急性咽炎，急性扁桃体炎，咽部溃疡等症。

【附记】引自清代吴谦《医宗金鉴》。屡用神效。又《临证要方》冰硼散［净硼砂10克，琥珀1克，冰片0.5克（咽喉溃烂者，冰片用火烧过），海螵蛸1克（去硬壳）］。上药研为极细末，予少许撒于患处，每日数次。主治同上。

20. 慢咽散

【组成】金银花60克，蒲公英60克，板蓝根60克，乌梅60克，麦冬60克，甘草60克，桔梗60克，青果30克，木蝴蝶30克。

【制法】散剂。上药共轧为细末，和匀，贮瓶备用。

【用法】口服。每次服9克，每日服3次，用开水冲泡，代茶频频饮服。

【功能】清热养阴、消肿利咽。

【主治】慢性咽炎。

【附记】引自秦世云《临证要方》。此方系“安徽中医学院治慢性咽炎协定方”，余加减用于临床，效果颇佳。

21. 清热消炎片

【组成】蒲公英清膏100克，蒲公英细粉20克。

【制法】片剂。取蒲公英加水煎煮1.5小时，过滤，浓缩至比重1.2（90℃测定），加2.5倍乙醇，沉淀24小时，取上清液，减压，浓缩至比重1.4（90℃测定），即成清膏。另取蒲公英，研成细粉，过100目筛。按处方，将清膏和细粉，称准混合均匀，60℃减压干燥，制成颗粒，加适量辅料，混匀，压片，每片重约0.4克，外包糖衣，即得。贮瓶备用。

【用法】口服。每次服3片，每日服3～4次，温开水送服。

【功能】清热解毒。

【主治】感冒发烧，咽炎，急性扁桃体炎，热疖。

【附记】引自曹春林《中药制剂汇编》。屡用效佳。

22. 咽炎糖浆

【组成】生地黄180克，黄芩320克，连翘320克，麦冬250克，单糖浆500克，尼泊金乙酯0.5克，玄参250克。

【制法】糖浆。将药材分别研成细粉，用45%乙醇进行渗漉，控制流速15～40滴/分钟，收集渗漉液约4000毫升，回收乙醇并浓缩至500毫升，加入单糖浆及尼泊金的醇溶液，混匀，纱布滤过，加水至1000毫升，混匀，贮瓶备用，流通蒸汽灭菌30分钟即得。

【用法】口服。每次服20毫升，每日服3次，儿童用量酌减。

【功能】清热解毒、养阴。

【主治】发热咽痛，咳嗽声嘶，面唇青紫，白喉初期热毒偏盛患者。

【附记】引自《云南省农村中草药制剂规范》。屡用效佳。

23. 喉立清片

【组成】硼砂500克，寒水石500克，犀角屑60克（或水牛角屑），玄参150克，青木香60克，麝香适量，朱砂3克，甘草750克。

【制法】片剂。将上述各味药磨成细粉，加糖精、香精，混匀，压片，每片重0.5克，贮瓶备用。

【用法】口服。含化，每4小时1片。

【功能】清热解毒消肿。

【主治】慢性咽炎。

【附记】引自曹春林《中药制剂汇编》。屡用效佳。

24. 唇齿清胃丸

【组成】大黄500克，黄芩300克，黄柏300克，栀子300克，龙胆300克，生地黄300克，石膏300克，知母200克，防风200克，升麻100克，白芷100克，冰片10克，薄荷冰10克，陈皮200克。

【制法】蜜丸。上药除二冰外，余药共研细末，再加入二冰（冰片、薄荷冰）同研细和匀，炼蜜为丸，每丸重10克，分装备用。

【用法】口服。每次服1丸，日服1～2次，温开水化服。

【功能】清胃降火。

【主治】由胃火炽盛引起的牙龈肿痛，口干唇裂，咽痛，大便秘结。

【附记】引自《集验中成药》。验方。屡用效佳。忌食辛辣油炸之食物，戒烟酒。

25. 清热镇咳糖浆

【组成】葶苈子26克，矮地茶26克，鱼腥草44克，荆芥3

克，知母 62 克，前胡 35 克，板栗壳 44 克，海浮石 44 克。

【制法】 糖浆。上药加水煎煮 3 次，滤汁去渣，合并滤液，加热浓缩成糖浆状，比重 1.4（90℃测定），加入单糖浆适量和匀即得。贮瓶备用。

【用法】 口服。每次服 15～20 毫升，每日服 3 次。

【功能】 镇咳祛痰、消肿利咽。

【主治】 感冒咽炎，肺热咳嗽，痰黄而黏。

【附记】 引自《集验中成药》。验方。屡用效佳。

26. 噙化上清片

【组成】 薄荷粉 480 克，石膏 40 克，硼砂 30 克，甘草 60 克，薄荷油 20 克，白糖 15 克。

【制法】 片剂。先将前 4 味药共研细末，再与薄荷油、白糖同研和匀，制成颗粒，压制成片，每片重 0.5 克。贮瓶备用。

【用法】 口服。每次噙化 2 片，每日数次，徐徐咽下。

【功能】 清热散风、消肿止痛。

【主治】 由上焦风热引起的咽喉肿痛，口燥舌干，头目不清，口渴心烦，咽干声嘶，舌尖红，苔薄黄，脉浮数。可用于急、慢性咽炎，喉炎。

【附记】 引自《集验中成药》。屡用效佳。忌食辛辣食物。

27. 藁本三乌丸

【组成】 藁本 25 克，草乌叶 10 克，制草乌 10 克，草乌芽 10 克，细辛 10 克，旋覆花 10 克，丁香 10 克，石菖蒲 10 克，白头翁 10 克，兔心 10 克，制硫黄 10 克，拳参 15 克，野猪粪炭 15 克，山豆根 15 克，紫花地丁 15 克，红花 15 克，槲寄生 15 克，石膏15克，五灵脂15克，麦冬15克，白檀香15克，沉香15克，安息香15克，秦艽15克，差杷嗄蒿膏15克，翻白草15克，制木鳖子15克，白胶香30克，牛黄2.5克。

【制法】 糊丸。上药共研细末，和匀过筛，以面糊为小丸，每5丸重约1克，阴干，贮瓶备用。

【用法】 口服。每次服10～15丸，每日服2次，温开水送服。或遵医嘱。

【功能】 清瘟解表、散风除湿。

【主治】 风热感冒头痛，咽喉痛，时疫疹毒，湿热黄疸，舌红苔黄或黄腻，脉浮数或滑数。可用于急性咽炎，带状疱疹，急性黄疸型肝炎等。

【附记】 引自《集验中成药》。屡用效佳。孕妇慎用。

28. 射干膏

【组成】 射干120克，赤芍60克，羚羊角60克，木通60克，蔷薇根60克，升麻60克，生地黄60克（切焙），艾叶3克，猪脂500克。

【制法】 膏滋。上9味药将前8味细切，以食醋1000毫升浸一宿；用猪脂，微火煎，醋尽为止，去渣，收膏，贮瓶备用。

【用法】 口服。每服如杏仁许，吞咽干，细细咽之，日服2次。

【功能】 清热解毒、消肿利咽。

【主治】 咽炎（咽肿疼痛）。

【附记】 引自宋代《圣济总录》。屡用神效。

29. 青果膏

【组成】 鲜青果4800克，山豆根30克，麦冬120克，胖大海120克，天花粉120克，诃子120克，锦灯笼160克。

【制法】膏滋。上药加水煎煮3次，滤汁去渣，合并滤液，加热浓缩为清膏，每30克清膏兑炼蜜30克，搅匀收膏，贮瓶备用。

【用法】口服。每次服15克，一日服2次，白开水调和冲服。

【功能】清热利咽、生津止渴。

【主治】咽喉肿痛，音哑口燥舌干。可用于急、慢性咽炎，喉炎。

【附记】引自《全国中药成药处方集》。屡用效佳。

30. 复方女贞糖浆

【组成】女贞子180克，蒲公英180克，合欢皮240克，墨旱莲240克，陈皮90克，延胡索120克，蔗糖适量，冷开水适量。

【制法】糖浆。上药加水煎煮3次，滤汁去渣，合并滤液，加热浓缩成糖浆状至比重1.4（90℃测定），加入蔗糖溶化，加水至1000毫升即得。贮瓶备用。

【用法】口服。每次服25毫升，每日服2次。

【功能】消炎解毒。

【主治】慢性咽炎。

【附记】引自曹春林《中药制剂汇编》。治疗50例，均经西药治疗效果不好，服用本方后，总有效率为92%，其中治愈率12%。

31. 清咽散

【组成】蒲公英15克，牛蒡子9克，山豆根15克，连翘15

克，马勃6克，板蓝根15克，郁金9克，枳壳9克，桔梗6克，玄参18克，石斛15克，麦冬18克，甘草3克。

【制法】散剂。上药共研细末，过筛和匀，贮瓶备用。

【用法】口服。每次服9克，一日服3次，温开水冲服。

【功能】清热解毒、理气生津。

【主治】慢性咽炎（阴虚肝郁型）。症见咽部堵闷，有异物感，日久不愈，平素因情绪不舒或过食辛辣，病情加重，口咽干，咽部微痛，咽部黏膜充血变厚，舌质微红，苔薄黄，脉细数。

【附记】引自《名医治验良方》。孙一辰方。屡用效佳。

32. 参石消咽散

【组成】赭石12克，丹参20克，牛膝12克，郁金9克，瓜蒌15克，苏梗6克，桔梗6克，广陈皮9克，莱菔子9克，连翘12克，蒲公英15克，牛蒡子9克，麦冬9克，白芍9克，甘草3克。

【制法】散剂。上药共研细末，过筛和匀，贮瓶备用。

【用法】口服。每次服9克，一日服3次，温开水冲服。

【功能】理气、降逆、养阴、清热。

【主治】慢性咽炎（胸中气机不调型）。症见咽部疼痛，吞咽不利，且有异物感，恐得食道癌而忧虑，舌质正常，苔薄白，脉弦。

【附记】引自《名医治验良方》。孙一民方。屡用效佳。

33. 参麦百部丸

【组成】南沙参10克，桔梗10克，炙紫菀10克，款冬花10克，杏仁10克，枇杷叶10克，炙百部10克，麦冬15克，生甘草6克。

【制法】水丸。上药共研细末，过筛和匀，水泛为丸，如梧桐子大，晒干，贮瓶备用。

【用法】口服。每次服6～9克，每日服3次，温开水送服。

【功能】养肺阴、顺肺气、清虚火。

【主治】慢性单纯性咽炎所致刺激性咳嗽。症见咽痒，刺激性干咳，无痰，或少量黏液性痰。属肺阴不足，虚火上炎证。

【附记】引自《程氏医学笔记》。屡用效佳。若有复发，继续服用，同样有效。此方中化痰之药较多，故适宜于咽炎而伴痰多之证。

34. 复方二四丸

【组成】制半夏9克，陈皮12克，茯苓6克，甘草6克，川厚朴12克，苏梗12克，生地黄9克，玄参12克，沙参12克，制南星9克，石菖蒲12克，桔梗12克，僵蚕9克。

【制法】水丸。上药共研细末，过筛和匀，水泛为丸，如梧桐子大，晒干，贮瓶备用。

【用法】口服。每次服9克，每日服3次，温开水送服。

【功能】疏气化痰。

【主治】慢性咽炎。症见咽中似有异物堵塞，吞之不下，吐之不出等症。属中医七情郁结，痰滞咽中所致者。

【附记】引自《程氏医学笔记》。河北省石家庄市中医医院方。治疗72例，效果皆满意。本方用治咽喉神经官能症，也有佳效。

35. 儿茶散

【组成】儿茶120克，硼砂120克，柿霜130克，冰片56

克，蜂房 30 克，蚕壳 12 克。

【制法】散剂。先将蜂房、蚕壳烘干研细末，再兑入前 4 味药共研极细末，和匀，贮瓶备用，勿令泄气。

【用法】外用。用时取此散适量，以适量香油或甘油调和成糊状，贮瓶备用，当日配当日用完，最多不要超过 3 天。先将咽峡黏膜上的黏稠物用棉签拭去，再用棉签蘸上药糊涂擦患处。每日 2 次。2 日为 1 疗程。

【功能】清热祛腐、消肿利咽。

【主治】急性咽炎。

【附记】引自《程氏医学笔记》。戴世印方。治疗 552 例，均获显效，尤其婴幼儿及学龄前儿童疗效更佳。

36. 七味咽炎丸

【组成】生地黄 30 克，甘草 30 克，玄参 15 克，薄荷 15 克，山豆根 25 克，桔梗 10 克，冰片 1 克（研细）。

【制法】蜜丸。先将前六味药共研细末，兑入冰片同研和匀，炼蜜为丸，如桂圆大，阴干，贮瓶备用。

【用法】口服。每次服噙化 1～2 丸，每日 2 次。

【功能】清热养阴、消肿利咽。

【主治】慢性咽炎。

【附记】引自《程氏医学笔记》。贺伟峻方。治疗 31 例，痊愈 29 例，好转 2 例。

37. 射知糖浆

【组成】射干 250 克，金银花 250 克，玉竹 250 克，麦冬 250 克，知母 250 克，红糖 400 克。

【制法】糖浆。上药加水煎煮 3 次，滤汁去渣，合并滤液，加热浓缩成糖浆状，比重为 1.4（90℃测定），加入红糖溶化，加冷开水至 2500 毫升，贮瓶备用。

【用法】口服。每次服 10～15 毫升，每日服 3 次，10 天为 1 疗程。休息 3～5 日，再取 1 疗程。

【功能】清热解毒、养阴利咽。

【主治】慢性咽炎。

【附记】引自《程氏医学笔记》。杜姜玲方。治疗 113 例，显效 31 例，好转 60 例，无效 22 例。总有效率为 80.53%。

38. 九味咽喉膏

【组成】党参 180 克，阿胶 180 克，五味子 180 克，乌梅 180 克，款冬花 180 克，浙贝母 180 克，桔梗 180 克，桑白皮 180 克，罂粟壳 120 克。

【制法】膏滋。上药除阿胶外，余药加水煎煮 3 次，滤汁去渣，合并滤液，加热浓缩为清膏，再将阿胶加黄酒适量浸泡后隔水炖烊，加红糖 300 克，饴糖 100 克，一半冲入清膏内，至溶搅匀收膏即得，贮瓶备用。

【用法】口服。每次服 15～20 克，一日服 2 次，白开水调服。

【功能】清肺化痰、益气养阴。

【主治】慢性咽炎，慢性咽喉炎。

【附记】引自《程氏医学笔记》。王华明方。临床屡用，疗效满意。

39. 参杏蝴蝶丸

【组成】北沙参 12 克，麦冬 120 克，薄荷 6 克，僵蚕 6 克，玉蝴蝶9克，紫菀6克，桔梗4.5克，柿霜6克，诃子6克，络石藤6克，北杏仁6克，炙甘草6克。

【制法】蜜丸。制时可按此比例配制。上药除柿霜外，余药加水煎煮3次，过滤，浓缩收膏，入净糯米粉，调成湿干可以为丸时，和匀，炼蜜为丸，每丸重3克，阴干，贮瓶备用。

【用法】口服。每次2丸，每日2次，缓缓噙化，咽干，至愈为度。

【功能】疏风养阴、润肺利咽。

【主治】慢性咽炎。

【附记】引自《集验中成药》。俞瑜方。治疗200例，治愈90例，显效40例，好转50例，无效20例。总有效率为90%。服药期间，切勿食用辛热多煿炒之食品；语言歌唱不宜过久；多饮开水，勿使大便秘结；宜坚持服药。

40. 利 咽 丸

【组成】白术10克，云茯苓12克，陈皮10克，清半夏10克，香附10克，小茴香10克，乌药10克，桔梗10克，牛蒡子12克，射干10克，山豆根10克，知母10克，广木香6克，甘草3克。

【制法】水丸。上药共研细末，过筛和匀，水泛为丸，如梧桐子大，晒干，贮瓶备用。

【用法】口服。每次服9克，每日服2～3次，温开水送服。

【功能】健脾化痰、理气散寒、清热利咽。

【主治】慢性咽炎。

【加减】咽干甚者，去小茴香、木香，加佛手15克，天花粉12克；失眠者，加夜交藤30克；舌质红者，去小茴香、乌药；加丹皮15克；胃脘疼甚者，加延胡索12克。

【附记】引自《程氏医学笔记》。武鸿英方。治疗148例，痊愈112例；显效36例。总有效率达100%。

41. 双花散

【组成】金银花15克，杭菊花12克，甜桔梗10克，杭麦冬10克，京玄参10克，木蝴蝶3克，粉甘草6克，胖大海3枚。

【制法】散剂。先将前七味药共研细末，和匀，贮瓶备用。

【用法】口服。每次服9克，每日服3次，取胖大海泡水冲服此散，并代茶饮。

【功能】清热解毒、养阴利咽。

【主治】慢性咽炎。

【附记】引自《程氏医学笔记》。有人用本方治疗300例，其中临床治愈47例（自觉症状及咽喉壁淋巴滤泡完全消失）；显效208例（自觉症状完全消失，咽喉壁淋巴滤泡减少）；有效45例（自觉虚状基本消失，咽喉壁淋巴滤泡存在），总有效率达100%。

42. 清喉乌梅方

【组成】乌梅20个，天冬6克，岗梅根30克，土牛膝15克，淡竹叶9克，甘草9克，板蓝根5克，糖精适量。

【制法】丸剂。取岗梅根至板蓝根六味加水煎煮2次，每次煎2小时，过滤，合并滤液，浓缩成流浸膏状，然后将乌梅洗净，放入药液中煮沸，泡浸48小时，待将药液吸净后，将糖精溶于适量水中，倒入搅拌均匀，乌梅取出在70℃下烘至适当干湿度。每袋装10个，封口备用。

【用法】口服。每1小时含服1次，每次1粒，慢慢嚼碎，肉咽下。

【功能】抗菌消炎。

【主治】急、慢性咽炎，喉痛，声沙，热性咳嗽。

【附记】引自曹春林《中药制剂汇编》。屡用效佳。凡胃酸过多，胃溃疡者，不宜服用。

43. 滋阴八味丸

【组成】熟地黄 80 克，山萸肉 40 克，山药 40 克，泽泻 40 克，茯苓 30 克，丹皮 30 克，盐知母 30 克，盐黄柏 30 克。

【制法】蜜丸。上药共研细末，和匀，炼蜜为丸，每丸重 10 克，分装备用。

【用法】口服。每次服 1 丸，每日服 2 次，白开水化服。

【功能】滋阴益肾、壮水制火。

【主治】肾阴不足，虚火上炎之慢性咽炎，慢性扁桃体炎，咽部溃疡等症。

【附记】引自明代张介宾《景岳全书》。屡用屡验，效佳。

44. 大金丹

【组成】硇砂 9 克，雄黄 3 克，硼砂 3 克，川黄连 9 克，西牛黄 0.3 克，甘草 3 克，枯矾 1 克，黄精 9 克，淡秋石 3 克，制附子 4.5 克。

【制法】散剂。上药共研极细末，过 130 目筛，和匀，贮瓶备用，勿令泄气。

【用法】外用。每次取药末少许，吹入患处，每日吹 3～4 次。

【功能】养阴回阳、消炎利咽。

【主治】咽喉微红微肿微痛，或不红不肿，咽喉不适，证属虚火上炎者均可用之。

【附记】 引自程爵棠《中医喉科精义》。屡用效佳。

（四）喉　炎

喉炎属中医“喉痹”范畴，在临床上较为常见，与“喉瘖”相似。病有急性和慢性之分，证有虚、实之辨。治当详紧，且可与喉瘖互参。

病　因

喉为气道，归肺所主。实证多因肺有伏热，复感风热，风热相搏，上攻咽喉；或肝火偏旺，木火刑金，上攻咽喉所致。虚证或肝肾阴虚；或肺阴不足；或热灼阴津，虚火上冲，客于咽喉所致。急性期失治，迁延可转化成慢性；慢性期复感风热，又可诱发急性发作。总之，急性喉炎多因实火为患，慢性喉炎多因虚火而起。急性多属实证，慢性多属虚证，或虚中挟实。

症　状

喉部一侧或两侧红肿疼痛；或微红、微肿、微痛、痒痛不适，声音嘶哑。急性多伴有表证或头痛。

治疗方药

1. 射干散

【组成】 射干 15 克，人中白 6 克，焦指甲 5 克。

【制法】散剂。上药共研极细末，和匀，贮瓶备用。

【用法】外用。每次取此散少许，吹入喉部，每日吹数次。

【功能】解毒利咽。

【主治】急性喉炎。

【附记】引自程爵棠《单方验方治百病》。屡用效佳。

2. 海浮石散

【组成】海浮石 9 克，血余炭 9 克，诃子 9 克，青黛 1.5 克，硼砂 0.6 克，桔梗 3 克。

【制法】散剂。上药共研细末，和匀，贮瓶备用。

【用法】口服。每次服 6 克，每日服 2～3 次，用胖大海 2 枚泡水冲服。

【功能】宣肺化痰、消炎利咽。

【主治】慢性咽炎。

【附记】引自《临床验方集》。程爵棠师传秘方。临床验证效佳。

3. 银射口服液

【组成】银花 9 克，射干 9 克，杏仁 9 克，胖大海 9 克，桑叶 6 克，菊花 6 克，紫菀 6 克，蝉蜕 6 克，桔梗 6 克，甘草 6 克，凤凰衣 4.5 克，木蝴蝶 4.5 克。

【制法】浓缩液。上药加水煎煮 3 次，滤汁去渣，合并滤液，加热浓缩成口服液。每毫升内含生药 2 克。贮瓶备用。

【用法】口服。每次服 20 毫升，每日服 2 次。

【功能】清热润肺、宣肺利咽。

【主治】慢性喉炎。

【附记】引自《程氏医学笔记》。屡用效佳。

4. 双黄消炎片

【组成】刺黄连450公斤，黄芩150公斤。

【制法】片剂。取黄芩60公斤煮提三次，时间分别为三小时，一小时，半小时，过滤，合并滤液；刺黄连用48%乙醇提取。将以上药液及乙醇回收药液过滤沉淀，减压浓缩成膏。再取黄芩90公斤，粉碎为细粉，过100目筛混合均匀，与浓缩膏混匀制成软材，干燥，粉碎为细粉，用稀乙醇湿润，制成颗粒，干燥，整粒，加0.5%硬脂酸镁，混匀，压片，每片重0.4克。贮瓶备用。

【用法】口服。每次服3片，每日服3次，温开水送服。

【功能】清热消炎。

【主治】喉炎，肠炎，痢疾。

【附记】引自《北京市中成药规范》（第二册）。屡用效佳。

5. 胆喉片

【组成】地苦胆5000克，开喉箭5000克，滑石粉适量，硬脂酸镁适量。

【制法】片剂。将地苦胆洗净，切片，烘干，粉碎，过80目筛，取细粉2000克，备用。剩余粗末和开喉箭一起加水过药面约2小时，煎煮两次，第1次煮沸2小时，第2次煮沸1小时。纱布过滤，合并滤液，并浓缩至稠膏状，加入细粉混匀，烘干，粉碎过80目筛，以50%～60%乙醇按湿法制粒。将颗粒烘干，通过14～18目筛，再用80目筛筛出细粉，加入3%滑石粉和0.3%硬脂酸镁，拌匀后，轧片，每片重0.4克。贮瓶备用。

【用法】口服。每次服 4 片，每日服 3 次，温开水送下。

【功能】清热解毒。

【主治】喉炎，扁桃体炎。

【附记】引自曹春林《中药制剂汇编》。屡用效佳。

6. 喉症丸

【组成】板蓝根 315 克，胆汁 300 克，雄黄 34.5 克（飞），蟾酥 30 克，牛黄 22.5 克，玄明粉 15 克，生硼砂 15 克，百草霜 12 克，青黛 9 克，冰片 10.5 克。

【制法】水丸。上药共研细末，和匀，水泛为丸，如梧桐子大，晒干，贮瓶备用。

【用法】口服。每次小儿 3～10 岁服 3～5 丸，成人 5～10 丸；每日服 1 次，重者日服 2 次，温开水送服，或含化咽下。

【功能】清热解毒、消肿止痛。

【主治】咽喉红肿，疼痛音哑，单双乳蛾，饮食难下，舌红苔黄，脉滑数。可用于咽炎，喉炎，急性扁桃体炎，咽喉肿痛及一般疮疖等。

【附记】引自《集验中成药》。验方。屡用效佳。孕妇忌服，忌食辛辣食物。

7. 参斛膏

【组成】玄参 15 克，石斛 15 克，板蓝根 9 克，木蝴蝶 6 克，凤凰衣 6 克，诃子肉 6 克，桔梗 3 克，甘草 3 克。

【制法】药膏。上药共研细末，和匀，备用。

【用法】外用。用时每取药末适量，用凉开水适量调为稀糊状，外敷于双手心劳宫穴，太渊穴上，外加包扎固定，每日换药

1次。

【功能】滋阴降火、宣肺开音。

【主治】慢性喉炎（阴虚火旺型）。

【附记】引自程爵棠《手部疗法治百病》。屡用有效。

8. 清金膏

【组成】青黛1.5克，蛤壳1.5克，川贝母3克，天竺黄3克，珍珠0.15克（可用成药珍珠粉代），钩藤9克，竹叶9克，灯心二扎。

【制法】膏滋。先将前五味药共研细末，待用；再将后三味药加清水一碗半，煎存六分，煎2次，过滤，去渣，浓缩成清膏，再将药粉冲入搅匀成膏，收贮备用。

【用法】口服。上为1日剂量，分2～3次服之。

【功能】清心解毒、养阴清肺。

【主治】喉炎（麻疹后）。

【附记】引自李文亮《千家妙方》。何志雄方。屡用效佳。同时用本方治疗支气管痉挛咳嗽亦有良效。另外，本方去竹叶、灯心、珍珠，加桔梗、诃子、甘草治疗急、慢性咽喉炎，也可取得较为满意疗效。

9. 二蜕散

【组成】蛇蜕、蝉蜕各等分。

【制法】散剂。上药共研细末，和匀，贮瓶备用。

【用法】口服。每次服3～6克，日服2次，温开水冲服。

【功能】祛风消炎、消肿止痛。

【主治】急性喉炎。兼治口腔炎。

【附记】引自程爵棠《民间秘方治百病》。屡用效佳。

10. 巴矾散

【组成】明矾30克，巴豆霜10克。

【制法】散剂。上药共研细末，和匀，贮瓶备用。

【用法】口服。每次服1.5～3克，每日1～2次。温开水冲服。

【功能】除去结痰、催吐消肿。

【主治】急性喉炎，白喉之初期。

【附记】引自程爵棠《民间秘方治百病》。屡用效捷。

11. 桔梗散

【组成】桔梗、玄参、麦冬、橄榄、木蝴蝶各9克。

【制法】散剂。上药共研极细末，和匀，贮瓶备用。

【用法】口服。每次服9克，一日服3次，温开水冲服。或每日1剂，水煎服。

【功能】养阴清肺、宣肺利咽。

【主治】慢性喉炎。

【附记】引自程爵棠《单方验方治百病》。屡用效佳。本方原为汤剂，若病症较轻，或病重控制后，笔者改为散剂服用（如上法），验之临床，效果亦佳。

12. 苏叶散

【组成】苏叶30克，蝉蜕10克，香薷10克，白芷10克，射干5克，桔梗5克，甘草3克。

【制法】散剂。上药共研细末，和匀，贮瓶备用。

【用法】口服。每次服 9 克，每日服 3 次，温开水冲服。

【功能】祛风散寒、消炎利喉。

【主治】急性喉炎（风寒型）。

【附记】引自《程氏医学笔记》。屡用效佳。

13. 荆防散

【组成】荆芥 15 克，防风 12 克，桔梗 9 克，桂枝 12 克，牛蒡子 12 克，细辛 3 克，甘草 3 克。

【制法】散剂。上药共研细末，和匀，贮瓶备用。

【用法】口服。每次服 9 克，每日服 3 次，温开水冲服。

【功能】祛风散寒、宣肺利咽。

【主治】急性喉炎（风寒型）。

【附记】引自《程氏医学笔记》。屡用屡验，效佳。

14. 桑菊杏黄膏

【组成】桑叶 90 克，菊花 150 克，薄荷 90 克，杏仁 90 克，枇杷叶 90 克，黄连 100 克，黄柏 100 克，玄参 100 克，鱼腥草 150 克，射干 90 克，芦根 150 克，板蓝根 300 克，桔梗 60 克，甘草 30 克。

【制法】膏滋。上药加水煎煮 3 次，滤汁去渣，合并滤液，加热浓缩为清膏，再加蜂蜜 300 克搅匀收膏即得，贮瓶备用。

【用法】口服。每次服 15～30 克，每日服 2 次，白开水调服。

【功能】清热养阴、解毒利咽。

【主治】急性喉炎。

【附记】引自《临床验方集》。程爵棠方。多年应用，疗效尚属满意。

15. 双地膏

【组成】生地黄 300 克，熟地黄 300 克，知母 300 克，玄参 300 克，麦冬 300 克，川贝母 150 克，僵蚕 150 克，诃子 150 克，木蝴蝶 150 克，黄柏 300 克，桔梗 60 克，甘草 30 克。

【制法】膏滋。上药加水煎煮 3 次，滤汁去渣，合并滤液，加热浓缩为清膏，再加饴糖 300 克，拌匀收膏即得。贮瓶备用。

【用法】口服。每次服 15～30 克，日服 2 次，白开水调服。

【功能】滋阴降火、润肺开窍。

【主治】慢性喉炎。

【附记】引自《临床验方集》。程爵棠方。多年应用，疗效颇佳。

16. 参芍百合丸

【组成】白芍 9 克，珠儿参 9 克，川百合 9 克，桔梗 3 克，生甘草 2 克，广郁金 4.5 克，野蔷薇花 3 克，土炒白术 9 克，淮山药 9 克，制首乌 9 克，肥玉竹 9 克，采云曲 9 克。

【制法】水丸。上药共研细末，过筛和匀，水泛为丸，如梧桐子大，晒干，贮瓶备用。

【用法】口服。每次服 9 克，每日服 2 次，温开水送服。

【功能】益阴润肺、调和肝脾。

【主治】慢性喉炎（肺阴不足，肝脾不和型）。症见反复喉痛，声音嘶哑，咽干，咽痒咳嗽，咽部似有物梗阻，胸闷，纳呆，便溏，舌淡红，苔薄白，脉细滑。

【加减】肝旺者，加穞豆衣、蒺藜、杭菊花；心神不宁者，加茯神、远志、酸枣仁(炒)、淮小麦、五味子；肾亏者，加益智、山萸肉、制首乌。

【附记】引自《名医治验良方》。张赞臣方。屡用效佳。

(五) 咽喉炎

咽喉炎一般多属中医“喉痹”范畴。在临床上较为常见。其临床特点是：既是咽炎之吞咽困难，又是喉炎的声音嘶哑。且二者兼见。

病　因

致因甚多，总属火毒为患。然“火”有虚实。临床所见，急性多属实，火为患，慢性多由虚火而起。

症　状

咽喉一侧或两侧，红肿，疼痛或微红、微肿、微痛，痒痛不适。且伴有吞咽困难，声音嘶哑。

治疗方药

1. 消炎散

【组成】玄参 30 克，石斛 35 克，山豆根 16 克，黄芩 15 克，金银花 15 克，麦冬 15 克，菊花 15 克，青果 20 克，甘草 10 克。

【制法】散剂。上药共研细末，过筛和匀，按每份 6 克分包，贮瓶密封备用。

【用法】口服。用时取药1包，放入保温杯内，加蜂蜜2汤匙，清水冲泡，盖紧，15分钟后饮用。饮时先含在咽部片刻，然后徐徐咽下。每包药可泡3杯（后两杯可不加蜂蜜）。每日早中晚各1包。

【功能】清热解毒、养阴利咽。

【主治】咽喉炎。

【附记】引自程爵棠《民间秘方治百病》。屡用效佳。

2. 马勃硝石丸

【组成】马勃30克，火硝10克，砂糖20克。

【制法】水丸。先将前两味药共研细末，再入砂糖和匀，水泛为丸，如梧桐子大，晒干，贮瓶备用。

【用法】口服。每次服6克，一日服2次，温开水送服。

【功能】清热利咽。

【主治】重症咽喉炎。

【附记】引自程爵棠《民间秘方治百病》。屡用效佳。

3. 板蓝根口服液

【组成】板蓝根45克，咸酸藤30克，生地黄15克，金银花15克，甘草6克，薄荷6克（后入），桔梗9克。

【制法】浓缩液。上药加水煎煮3次，滤汁去渣，合并滤液，加热浓缩成口服液。每毫升内含生药2克。贮瓶备用。

【用法】口服。每次服20～30毫升，每日服3次，饭后服，儿童酌减。

【功能】清热解毒、消肿利咽。

【主治】咽喉炎。

【加减】阴虚者，去薄荷，加玄参30克；咽喉肿痛化脓者，加生石膏30克，并加注山熊胆汁4毫升，每日1次，连续1～3天。

【附记】引自《程氏医学笔记》。治疗875例，治愈844例，治愈率为96.46%。一般用药2～5天即可获得治愈。用药10天无效者31例。

4. 蒲公英口服液

【组成】蒲公英15克，山豆根15克，忍冬藤15克，赤芍15克，草河车15克，牛蒡子10克，桔梗10克，生甘草10克。

【制法】浓缩液。上药加水煎煮3次，滤汁去渣，合并滤液，加热浓缩成口服液。每毫升内含生药2克。贮瓶备用。

【用法】口服。每次服20毫升，每日服3次。8天为1疗程。

【功能】清热解毒、宣肺利咽。

【主治】咽喉炎。

【加减】若头痛鼻塞，咳嗽咽痒者，加荆芥、柴胡、杏仁、百部各10克；若咽喉肿痛，咽部有脓性或黏稠分泌物者，加连翘、大青叶、川黄柏、知母各10克；若咽部有明显的滤泡增生和肥厚者，加红花、桃仁、皂角、贝母各10克。

【附记】引自《程氏医学笔记》。治疗133例，治愈131例，有效2例。总有效率达100%。一般用药1～2个疗程即可收效。

5. 当归龙荟丸

【组成】当归30克（酒炙），龙胆30克，芦荟15克，栀子30克（炒），黄连30克（酒炙），黄柏30克（酒炙），黄芩30克（酒炙），大黄15克（酒炙），青黛15克，木香7.5克，麝香1.5克。

【制法】蜜丸。先将麝香研为细粉，与青黛（水丸，青黛留作挂衣用）和匀。再将当归等九味药轧成细粉，和匀，过80～100目筛。再将麝香、青黛细粉置乳钵内，加入当归等细粉15克左右研匀，再次加入药粉30克左右，研匀。如此，每次增量一倍，将所有药粉陆续加入，充分研匀，过筛。取炼蜜［每药粉300克，约用炼蜜（120℃）300克，和药时蜜温90℃］与上药粉搅拌均匀。揉成滋润药坨，分为小坨，搓条制丸，每丸重约9克，分装备用。或制成水丸（小丸），干燥后，用青黛挂衣，干燥，贮瓶备用。或制成糊丸；另取神曲72克，酌加清水加热制成稠糊，稍凉，和药为丸，如绿豆大，干燥，贮瓶备用。

【用法】口服。蜜丸：每次服1～2丸，日服2～3次，温开水送服。水丸、糊丸：每次服6～9克，日服2～3次，温开水送服。

【功能】清肝胆实热、通肠润便。

【主治】由肝胆实热引起的头疼，耳鸣，咽喉肿痛，大便秘结，小便黄少等症。

【附记】引自《全国中药成药处方集》、《景岳全书》方。屡用神效。孕妇和体虚、稀便者慎用。

6. 清咽利膈丸（一）

【组成】连翘960克，射干960克，玄参960克，栀子960克，防风960克，天花粉960克，荆芥穗960克，薄荷960克，牛蒡子960克（炒），甘草1440克，黄芩960克，桔梗1920克，熟大黄240克。

【制法】水丸。上药除牛蒡子外，余药连翘等十二味，轧为细粉，过80～100目筛。再将牛蒡子轧碎，陆续掺入细粉轧细，和匀过 60 目筛，和匀，用冷开水泛为小丸，晒干或低温干燥。贮瓶备用。

【用法】口服。每次服 9 克，日服 1～2 次，温开水送服。

【功能】清热利咽、消肿止痛。

【主治】由肺胃热盛引起的胸膈不利，咽喉肿痛，口苦舌干。

【附记】引自《全国中药成药处方集》。屡用效佳。孕妇忌服。

7. 清胃黄连丸

【组成】黄连 240 克，生地黄 240 克，桔梗 240 克，玄参 240 克，黄柏 600 克，牡丹皮 240 克，生石膏 240 克，知母 240 克，天花粉 240 克，甘草 120 克，连翘 240 克，赤芍 240 克，黄芩 600 克，栀子 600 克(姜水炒)。

【制法】水丸。上药除生地黄外，余药黄连等十三味，共轧为细粉，取部分细粉与生地黄同捣烂，晒干或低温干燥后，轧为细粉，再与上余细粉，和匀过 80～100 目筛。取上药粉，用冷开水泛为小丸，晒干或低温干燥。每 300 克干丸，另取滑石粉 66 克为衣，闯亮，晒干或低温烘干。贮瓶备用。

【用法】口服。每次服 9 克，每日服 2 次，温开水送服。

【功能】清胃解热、消肿止痛。

【主治】由胃肠热盛引起头目眩晕，口燥舌干，咽喉肿痛，齿龈腐烂，大便秘结等症。

【附记】引自《全国中药成药处方集》。屡用效佳。忌食辛辣之物。脾虚胃寒者忌用，孕妇慎用。

8. 黄连上清丸

【组成】黄连 240 克，栀子 1920 克，川芎 960 克，荆芥穗

1920克，防风960克，黄芩1920克，连翘1920克，桔梗1920克，黄柏960克，生石膏960克，菊花3840克，薄荷960克，大黄7680克，白芷1920克，甘草960克，旋覆花480克，蔓荆子1920克。

【制法】水丸。上药共轧为细粉，和匀过80～100目筛，用冷开水泛为小丸，晒干或低温干燥。贮瓶备用。

【用法】口服。每次服9克，每日服1～2次，温开水送服。

【功能】散风清热、清肠胃、助消化。

【主治】由肺胃热盛引起的头昏耳鸣，齿龈肿痛，口舌生疮，咽喉红肿，暴发火眼，溺赤便燥。

【附记】引自《天津市固有成方统一配本》。屡用效佳。孕妇忌服。

9. 甘露消毒丸

【组成】石菖蒲18克，黄芩30克，茵陈33克，豆蔻12克，木通15克，川贝母15克，薄荷12克，藿香12克，连翘12克，滑石45克，射干12克。

【制法】糊丸。上药共轧为细粉，和匀过80～100目筛。另取神曲细粉60克，加水适量，打成稠糊。与上药粉搅拌均匀，成滋润团块，搓成细条，拈为小丸，阴干，瓶贮备用。或取上药粉，用冷开水泛为小丸，晒干，或低温干燥。贮瓶备用。

【用法】口服。每次服6～9克，日服1～2丸，温开水送服。

【功能】芳香化浊、清热利湿。

【主治】由暑湿蕴结引起的发热体倦，胸闷腹胀，咽喉肿痛，口渴咽干，大便秘，小便赤，或呕吐泄泻以及痄腮，暑疟等症。

【附记】引自《全国中药成药处方集》（温热经纬）方。屡用效佳。

10. 青果膏

【组成】鲜青果4800克，白糖1200克。

【制法】膏滋。将鲜青果洗净，入铜锅内以适量清水煎煮，水量蒸发减少时，适当续水，煎煮2～3小时，将煎汁取出静置，续入清水再煎。如法二至三次，将残渣取出压榨，榨出汁和煎汁合并过滤，静置。再取清汁置铜锅内，加热熬炼，表面起有泡沫，随时捞出，汁转浓时，降低火力，同时用铜勺轻入锅底，不停搅动，防止焦化。炼成稠膏，取少许滴于能吸潮的纸上检视，以不渗纸为度。将白糖用清水化开过滤，熬至水气将尽，汁转浓时，与稠膏合并，搅和均匀，加热微炼，除去泡沫，过滤。贮瓶备用。

【用法】口服。每次服15～30克，日服1～2次，白开水调服。

【功能】清咽、止渴、化痰。

【主治】咽喉肿痛，口燥舌干，咳嗽有痰，心烦胸闷。

【附记】引自《全国中药成药处方集》。屡用效佳。

11. 玉屑散

【组成】薄荷15克，硼砂17.5克，雄黄15克，儿茶5克，冰片1.5克。

【制法】散剂。上药共研极细末，和匀，贮瓶备用，勿令泄气。

【用法】外用。每用少许，置舌上，或撒患处，每日8～9次。

【功能】清热解毒、祛腐生肌。

【主治】咽喉、舌、口、颈项破烂诸痛。

【附记】引自清代尤乘《尤氏喉科秘书》。屡用神效。

12. 冰黄散

【组成】冰片3克，黄柏3克，蒲黄3克，人中白3克，甘草0.5克，青黛1.5克，朴硝1.5克，硼砂1.5克，黄连5克，薄荷5克，枯矾1克。

【制法】散剂。上药各研极细末，混合均匀，贮瓶备用，勿令泄气。

【用法】外用。每用少许，吹撒患处，每日吹3～4次。

【功能】清热解毒、收湿敛疮、消肿止痛。

【主治】咽部红肿溃烂。

【附记】引自清代程永培校刊《咽喉经验秘传》。屡用神效。

13. 润喉散

【组成】地力粉30克，海浮石30克，国产冰片3克。

【制法】散剂。先将海浮石研成细末，与地力粉和匀，然后加入冰片缓慢研匀，至微细粉末，和匀，贮瓶备用，勿令泄气。

【用法】口服。每取此散少许，置舌上，口含待其津液徐徐而生，缓缓漱口，渐渐吞咽。使其药物与津液溶为一体，则疗效益增。急性咽炎、扁桃体炎，以润喉散加六神丸二粒同时含服，每小时1次，亚急性咽喉炎、扁桃体炎则以润喉散加六神丸一粒同时含服，每隔1～2小时1次；慢性咽喉炎以润喉散单独含服，每日3～5次。

【功能】清热生津、解毒消肿。

【主治】急、慢性咽喉炎，急性咽炎，扁桃体炎所致的咽喉肿痛，声音嘶哑等症。

【附记】引自《中国当代中医名人志》。杨国松方。屡用效佳。

14. 黄连上清片

【组成】黄连24克，黄芩24克，黄柏24克，栀子24克(炒)，菊花12克，当归12克，桔梗6克，葛根6克，薄荷6克，玄参6克，川芎6克，天花粉6克，姜黄18克，连翘18克，大黄36克。

【制法】片剂。取当归、薄荷、川芎、姜黄分别蒸馏提取挥发油，将母液配成70%乙醇以渗漉，弃渣，取液，回收乙醇浓缩成稠膏；黄芩、菊花、玄参、大黄以70%乙醇渗漉，取液，回收乙醇浓缩成稠膏，余渣留用；栀子、天花粉、黄连共研细粉，过120目筛，留取细粉30克；剩余粗粉和黄柏、桔梗、葛根、连翘及以上余渣以20%乙醇渗漉，减压低温浓缩至稠膏状，合并以上稠膏，与栀子、天花粉、黄连等粉共研，低温干燥，再研细粉，过80目筛，混合均匀，用乙醇按湿法制成颗粒，低温干燥，整粒，最后喷入挥发油，混匀，压片，每片重0.4克。贮瓶备用。

【用法】口服。每次服4～6片，每日服2次，温开水送服。

【功能】清热、泻火、解毒。

【主治】上焦积热、咽干喉痛、口舌生疮、目赤便秘。

【附记】引自《重庆市中药成方制剂标准》。屡用效佳。

15. 四季消炎喉片

【组成】野冬青0.125克(四季青)，糊精0.100克，薄荷脑

0.0005 克，糖粉 0.5 克，薄荷油 0.00075 克，硬脂酸镁 0.006 克（以上为每片含量）。

【制法】 片剂。取处方量的野冬青叶，加常水煎煮 2 次，合并滤液浓缩至稠厚状态，加糖粉及糊精按常法制成颗粒，干燥后，筛出部分细颗粒，拌入薄荷脑及薄荷油的乙醇溶液，预先制成油因粉，然后加入其他干颗粒及硬脂酸镁，在摇摆机上进行整粒，并充分拌匀，压片，每片重 0.4 克。贮瓶备用。

【用法】 口服。含于口内徐徐溶化，缓缓咽下，每小时 2 次，1 次含服 1～2 片，或遵医嘱。本品含用后，须立即饮水，使药液与炎症部位保持一定时间的接触。

【功能】 清热利咽。

【主治】 咽喉炎，扁桃体炎的辅助治疗及口腔消毒药。

【附记】 引自曹春林《中药制剂汇编》。上海黄河制药厂方。屡用有效。

16. 蒲土膏

【组成】 蒲公英、土牛膝各等分。

【制法】 膏滋。上药加水煎煮 2～3 次，合并滤液，浓缩至每 10 毫升药液含蒲公英、土牛膝（干品）各 15 克时，加适当防腐剂和糖精即成。贮瓶备用。

【用法】 口服。每次服 10 毫升，每日服 3 次。10 日为 1 疗程。

【功能】 清热解毒。

【主治】 咽喉肿痛。

【附记】 引自曹春林《中药制剂汇编》。观察 150 例，治愈 84.7%，进步 13.3%。

17. 喉炎片

【组成】射干100克（10号粉），山豆根500克，桔梗500克，甘草200克（10号粉），非那根1克（10号粉），薄荷油1毫升，糖精1克，辅料适量。

【制法】片剂。取山豆根、桔梗按煎煮法煎煮2次，合并煎煮液，过滤，浓缩，至稠膏状，加入上述药粉及淀粉适量和糖精，混合均匀过16目筛，制成颗粒，60℃以下烘干，放冷后将薄荷油喷洒颗粒上，密闭2小时，加入1%硬脂酸镁，混合均匀，压片，每片重0.2克。贮瓶备用。

【用法】口服。每次含化1片，日含化2～3次。

【功能】清肺利咽、消炎化痰。

【主治】急、慢性咽喉炎。

【附记】引自曹春林《中药制剂汇编》。屡用效佳。制药时注意：①薄荷油以95%乙醇稀释后应用。②糖精以适量蒸馏水溶解后应用。

18. 清热片

【组成】黄芩150克，滑石100克，黄柏100克，大黄100克，寒水石100克，栀子100克，知母100克，甘草100克，石膏100克，雄黄30克，冰片20克。

【制法】片剂。将雄黄研为细粉，过140目筛。黄芩、滑石、黄柏、大黄、寒水石、栀子、石膏共研细末，过120目筛，与雄黄细粉配研，研细，混合均匀。再将冰片研为细粉，过100目筛。又将知母、甘草酌予碎断，加水煎煮3次，分次过滤，合并滤液，浓缩成膏。然后将上述药粉（冰片细粉除外）与浓缩膏，混合均匀，制成颗粒，干燥，整粒，加入冰片细粉，加适量硬脂酸镁，混合均匀，压片，包衣，打光。基片重0.3克，糖衣片重0.45克，贮瓶备用。

【用法】口服。每次服4～6片，每日服2～3次，温开水送服。

【功能】泻火、清热、解毒。

【主治】由实热毒火引起的身热烦渴，头晕目赤，齿龈肿痛，咽喉肿痛，大便燥结。

【附记】引自《吉林省中成药暂行标准》。屡用效佳。

19. 银甘片

【组成】金银花1250克，橄核莲1500克（全草），黑面神叶1500克，广哥王根1000克，两面针根1000克，甘草650克。

【制法】片剂。将橄核莲、甘草、黑面神叶研成细粉，过100目筛，取出细粉400克备用。余下的粗粉及处方其他药物，置容器内加水过药面，浸润半小时后，加热煮沸3次，每次1小时，过滤，合并滤液浓缩至稠膏状，放冷，加入备用的细粉，混合均匀，制成颗粒，干燥，整粒，加入硬脂酸镁适量，混匀，压片，每片重0.4克。贮瓶备用。

【用法】口服。成人每次服3～4片，每日服3次，温开水送服。小儿酌减。

【功能】清热消炎。

【主治】咽喉炎，扁桃体炎。

【附记】引自曹春林《中药制剂汇编》。治疗急、慢性咽喉炎，扁桃体炎227例，治愈率为93.4%。

20. 银黄解毒片

【组成】石膏350克，大黄200克，黄芩150克，金银花100克，蒲公英100克，菊花100克，桔梗100克，黄柏100克，栀子75克，雄黄75克，荆芥穗50克，防风50克，白芷50克，生甘草50克，薄荷冰15克，冰片2克，牛黄1克。

【制法】片剂。先将冰片、薄荷冰研成细粉，过100目筛，备用。再将雄黄、牛黄分别研为细粉，过140目筛。将石膏、大黄、菊花、白芷共研细粉，过120目筛，与雄黄、牛黄细粉配研，研细，混合均匀。其余除荆芥外，黄芩等九味酌予碎断，加水煎煮3次，分次过滤，合并滤液，加热浓缩成稠膏。又将荆芥穗按水蒸气蒸馏法提取挥发油。然后将上述药粉（冰片、薄荷冰细粉除外）、浓缩膏，加适量的黄糊，混合均匀，制颗粒，干燥，整粒，加入冰片、薄荷冰细粉，荆芥穗油，混匀，应出颗粒900克，加硬脂酸镁适量，混合均匀，压片，每片重0.5克，贮瓶备用。

【用法】口服。每次服3～4片，每日服2～3次，温开水送服。

【功能】清热解毒。

【主治】温毒内热，头目眩晕，咽喉肿痛，牙龈肿痛，口舌生疮，大便秘结。

【附记】引自《吉林省中成药暂行标准》。屡用效佳。

21. 上清喉片

【组成】儿茶2160克，薄荷4320克，硼砂2160克，槟榔2160克，甘草1080克，乌梅1080克，冰片1080克，诃子或山豆根216克（二味可任选一味）。

【制法】片剂。先将冰片研为细粉，再取乌梅、诃子用小量水煎透，去核取肉，连汁与薄荷拌匀同研，晒干或低温干燥，再与儿茶、硼砂、槟榔、甘草共轧为细粉，和匀过80～100目筛。另取淀粉6000克，与上项细粉和匀，喷洒适量乙醇，搅拌成软材，过16～18目筛，制成颗粒，晾干或低温干燥后，整粒。再取合格颗粒掺入冰片细粉，再加入0.5%硬脂酸镁（165克），混合均匀，压片，每片重约0.4克。贮瓶备用。

【用法】口服。每次服6片，每日服3次，用温开水或清茶送服。

【功能】清热、消炎、利咽喉。

【主治】咽喉肿痛，声音嘶哑，口干唇燥等症。

【附记】引自中国中医科学院中药研究所《中药制剂手册》。屡用效佳。忌食辛辣刺激及生冷食物。

22. 双黄片

【组成】十大功劳1000克，黄芩666克，淀粉适量，硬脂酸镁适量。

【制法】片剂。取十大功劳根片，加适量水煎煮2次，每次1～2小时，过滤，合并滤液，浓缩成稠膏状。再取黄芩加水适量，煎煮2次，每次1～2小时，用四层纱布过滤，合并滤液，静置，再过滤，滤液加入饱和明矾水即析出沉淀物，静置，除去上层清液，过滤，低温干燥，即得黄芩提取物，研粉，过80目筛，与淀粉充分混合均匀。然后取十大功劳稠膏，加95%乙醇湿润，再加入上述药粉，混合均匀，制粒，低温干燥，加入润滑剂（硬脂酸镁），混匀，压片，每片重0.3克。贮瓶备用。

【用法】口服。每次服3～5片，每日服3次，温开水送下。

儿童酌减。

【功能】消炎、止痛、利咽。

【主治】痢疾，肠炎，咽喉炎等症。

【附记】引自曹春林《中药制剂汇编》。屡用效佳。

23. 双梅喉片

【组成】岗梅1500克，水杨梅1000克，薄荷油适量。

【制法】片剂。将岗梅和水杨梅切片，粉碎，加水过药面，浸泡2～3小时，煮沸2小时，过滤滤液，药渣再加水煎煮1次，合并两次滤液，浓缩至稠膏状，70℃烘干至发泡松散。将干浸膏粉碎过筛，加入适量糖浆，混匀，制成颗粒，稍干，喷入2.2克薄荷油及加入适量的硬脂酸镁，搅匀，压片，每片重0.3克和0.6克两种。贮瓶备用。

【用法】口服。每次含化1～2片，每日6～12片，缓慢咽下。

【功能】解毒消炎。

【主治】咽喉炎，扁桃体炎。

【附记】引自曹春林《中药制剂汇编》。屡用效佳。

24. 保喉片

【组成】连翘600克，甘草900克，麦冬300克，党参600克，百部3克，玄参600克，乌梅600克，黄芪300克，云故纸600克，诃子肉300克，僵蚕300克，桔梗600克，天花粉300克，蟾酥7.5克，冰片15克，薄荷油30克，薄荷脑9克，白糖5700克。

【制法】片剂。上药桔梗至白糖等7味单放。先取桔梗、天花粉共轧为细粉，取部分细粉与蟾酥共轧为细粉，再与其余细粉陆续配研，充分和匀，过 80～100 目筛。再取连翘至僵蚕等 11 味，用煮提法提取 2 次，第 1 次加水 8 倍量，第 2 次加水 6 倍量，各煮沸 2 小时，过滤，合并滤液，静置 24 小时，取上清液（沉淀物过滤合并）浓缩为稠膏约 1200 克。取桔梗等细粉与连翘等浓缩膏，搅匀，分成小块，晾干或低温干燥，加入白糖，共轧为细粉。再取上项细粉，喷洒适量清水，搅拌成软材，过 16～18 目筛，制成颗粒，干燥后整粒时，取薄荷油将冰片、薄荷脑溶解，喷洒于颗粒内，搅拌均匀，密闭 8 小时。取合格颗粒，加入 0.5%硬脂酸镁（约 30 克），混合均匀，压片，每片重 0.6 克。贮瓶备用。

【用法】口服。每次服 1～2 片，口含化服，日服 3～4 次。

【功能】生津止咳、润肺利咽、滋阴消炎。

【主治】由阴虚肺热引起的咽痛喉炎，声音嘶哑，咽干咳嗽等症。

【附记】引自中国中医科学院中药研究所《中药制剂手册》。161 医院方。屡用效佳。孕妇忌服。

25. 清热解毒丸（一）

【组成】蒲公英 3125 克，野菊花 375 克。

【制法】浓缩丸。将野菊花洗净，切碎，低温烘干，研成细粉，过 100 目筛，剩余的粗末及蒲公英加水过药面约 2 寸，煎煮两次（1.5 小时，1 小时），纱布过滤，合并滤液，浓缩成稠膏，加入细粉混匀，烘干，再粉碎过 100 目筛，以冷开水泛为小丸，贮瓶备用。

【用法】口服。每次服 8～12 粒，每日服 3 次，温开水送服。

【功能】清热消炎。

【主治】急性气管炎，扁桃体炎，咽喉炎，鼻炎等。

【附记】引自《贵州农村中草药制剂》。屡用效佳。

26. 半枝莲片

【组成】半枝莲 15000 克，硬脂酸镁适量。

【制法】片剂。取半枝莲洗净，切成短节，部分烘干，粉碎，过 80 目筛，取细粉 2000 克备用。剩余粗粉及余下药材加水过药面约 2 寸，煎煮 2 次，第一次煮沸 1.5 小时，第二次煮沸 1 小时，纱布过滤，合并滤液，并浓缩至 2000 毫升左右，加入细粉，搅拌均匀，按温法制粒，将颗粒烘干。通过 14～18 目筛，再用 80 目筛筛去细粉。加入 0.5％硬脂酸镁，拌匀后，压片，每片重 0.4 克。贮瓶备用。

【用法】口服。每次服 3～6 片，每日服 3 次，温开水送服。

【功能】抗菌消炎。

【主治】急性咽喉炎，急性支气管炎，支气管肺炎，急性肺脓疡，皮肤化脓性感染等。

【附记】引自《贵州农村中草药制剂》。屡用效佳。

27. 龙 胆 片

【组成】龙胆 7800 克，硬脂酸镁适量。

【制法】片剂。将龙胆洗净，切成短节，部分烘干，粉碎，过 80 目筛，取细粉 1900 克，备用。剩余粗粉及余下药材加水过药面约 2 寸，煎煮 2 次，第一次煮沸 2 小时，第二次煮沸 1.5 小时，纱布过滤，合并滤液，并浓缩至 2000 毫升左右，加入细粉，按湿法制粒，将颗粒烘干，过 14～18 目筛，再用 80 目筛去细粉，加入 0.5％硬脂酸镁，拌匀后，压片，每片重 0.4 克，贮瓶备用。

【用法】口服。每次服 4 片，每日服 3 次，温开水送服。

【功能】清热泻火。

【主治】目赤口干，咽喉肿痛。

【附记】引自《贵州农村中草药制剂》。屡用效佳。

28. 复方咽喉草片

【组成】咽喉草 500 克，板蓝根 500 克。

【制法】片剂。取板蓝根研成细粉。咽喉草加 50％乙醇回流 2 次，每次 3 小时，收集乙醇提液，纱布过滤，回收乙醇浓缩成膏，与板蓝根细粉混匀，制粒，烘干，加 0.1％硬脂酸镁拌匀，压片，每片重 0.3 克，包糖衣即得。贮瓶备用。

【用法】口服。每次服 4 片，一日服 3 次，温开水送服。

【功能】清热消炎止痛。

【主治】咽喉炎，扁桃体炎，腮腺炎。

【附记】引自《河南省药品标准》。屡用效佳。

29. 噙化上清片

【组成】甘草 10 克，石膏 10 克，硼砂 5 克，薄荷粉 400 克，薄荷油 5 克，白糖 1040 克。

【制法】片剂。取硼砂、石膏混合，制成细粉，与薄荷粉混匀。甘草用 1∶100 氨水 10 倍量渗漉，漉液浓缩至 4 毫升。细粉与白糖混匀，再与甘草浓缩液混匀，用 50％乙醇制粒，烘干，加 1％硬脂酸镁和薄荷油拌匀，压片，每片重 0.5 克，贮瓶备用。

【用法】口服。含化 1 次 1 片，每日 6～12 片。

【功能】清热散风。

【主治】上焦风热，咽喉肿痛，口燥舌干，头目不清，口渴心烦，咽干声哑。

【附记】引自《河南省药品标准》。屡用效佳。

30. 万应锭

【组成】香墨200克，胡黄连100克，黄连100克，儿茶100克，牛胆汁100克，熊胆20克，冰片6克，麝香5克，牛黄5克。

【制法】水丸。上药分研细末过筛，混合均匀，以冷开水泛为丸，每丸重0.15克。贮瓶备用。

【用法】口服。每次服2～4粒，日服1～2次。3岁以下小儿酌减，温开水送服。

【功能】清热祛暑、解毒止痛、通窍开窍。

【主治】由内热中暑引起之咽喉肿痛，口舌生疮，牙齿疼痛，吐血衄血，肠风便血，无名肿毒，小儿热证。

【附记】引自《中华人民共和国药典》1985年版。屡用效佳。孕妇慎服，小儿慢脾风忌用。本方还可用于痰火，喉闭，扁桃体炎，痘疹，中暑，痢疾，霍乱等症。又万应锭还有2个配方，其组成为：①抚顺方：香墨、儿茶、胡黄连、黄连、冰片、麝香、牛黄、熊胆。②济南方：乳香、没药、儿茶、香墨、胡黄连、麝香、冰片。二方功用基本相同。

31. 牛黄消炎丸

【组成】牛黄50克，大黄100克，雄黄100克，珍珠母100克，天花粉100克，青黛40克，蟾酥30克。

【制法】丸剂。上药依法加工，制成微丸，每粒重0.3克，贮瓶备用。

【用法】口服。每次服 10 粒，每日服 3 次，小儿酌减。外用：研末调敷患处。

【功能】清热解毒、消肿止痛。

【主治】咽喉肿痛，疔、痈、疖。

【附记】引自《中华人民共和国药典》1963 年版。屡用效佳。孕妇忌服。

32. 清凉润喉片

【组成】桉叶油 0.5 毫升，薄荷油 0.75 毫升，柠檬油 0.5 毫升，枸缘酸 0.75 克，蔗糖 402.5 克，辅料适量。

【制法】片剂。上药依法加工制成片剂。每片重 0.5 克。贮瓶备用。

【用法】口服。每次服 1～2 片，日服数次，含服。

【功能】抗菌消炎。

【主治】咽喉肿痛，扁桃体炎及口鼻生疮等症。

【附记】引自《集验中成药》。屡用效佳。

33. 清火栀麦片

【组成】穿心莲、栀子、麦冬各等分。

【制法】片剂。上药依法加工，制成片剂，包糖衣，每片重 0.3 克。贮瓶备用。

【用法】口服。每次服 2 片，每日服 2 次，温开水送服。

【功能】清火解毒、凉血消肿。

【主治】咽喉炎，急性扁桃体炎，牙痛，眼赤，心火旺盛，睡眠不佳。

【附记】引自《集验中成药》。屡用效佳。

34. 清火丸

【组成】桔梗160克，连翘160克，栀子80克(炒)，黄芩40克(炒)，薄荷60克，淡竹叶40克，生甘草80克。

【制法】蜜丸。上药共研细末，过筛和匀，炼蜜为丸，每丸重10克。分装备用。

【用法】口服。每次服1丸，每日服2次。温开水化服。

【功能】清热解毒。

【主治】咽喉肿痛，瘟毒发颐，两腮红肿，口舌生疮，肺热咳嗽，小便赤黄。

【附记】引自《程氏医学笔记》。屡用效佳。体虚感冒及脾胃虚弱者忌服。

35. 清热冲剂

【组成】一枝黄花适量。

【制法】颗粒。取上药20%研为细末备用，80%水煎3次，制为浸膏状，与细粉混匀，加适量淀粉（辅料）、糖、精糊，搅拌均匀，过16～18目筛制成颗粒，干燥后即得，贮瓶备用。

【用法】口服。每次服6克，每日服3次，温开水冲服。

【功能】疏风解毒、消肿利咽。

【主治】感冒，急性扁桃体炎，急性咽喉炎及疮疖肿毒。

【附记】引自《程氏医学笔记》。屡用效佳。

36. 清热解毒丸（二）

【组成】黄芩25克，黄柏25克，桔梗25克，板蓝根25克，龙胆25克，关木通25克，生地黄25克，玄参25克，薄荷25克，川芎15克，甘草10克，赤芍15克，石膏25克，红花15克，栀子25克，大黄10克，牛蒡子25克(炒)，雄黄10克。

【制法】蜜丸。上药共研细末，过80～100目筛，和匀，炼蜜为丸，每丸重6克，分装备用。

【用法】口服。每次服1丸，每日服2次，温开水送服。

【功能】清热解毒。

【主治】头痛目赤，咽喉肿痛，口鼻生疮，大便秘结。

【附记】引自《集验中成药》。屡用效佳。

37. 清热解毒片

【组成】桔梗100克，黄芩150克，甘草50克，大黄200克，石膏200克，雄黄50克，冰片25克。

【制法】片剂。上药依法加工，制成片剂，包糖衣，每片重0.7克，贮瓶备用。

【用法】口服。每次服2片，每日服2次，温开水送服。

【功能】清热解毒。

【主治】咽喉肿痛，牙痛，头痛目赤，口舌生疮，大便不通。

【附记】引自《程氏医学笔记》。屡用效佳。孕妇忌服。

38. 清咽抑火丸

【组成】山豆根200克，连翘150克，桔梗100克，栀子100克，黄芩100克，大黄100克，玄参100克，炒牛蒡子100克，芒硝100克，知母100克，防风100克，薄荷75克，黄柏50克，甘草50克。

【制法】蜜丸。上药共研细末，过筛和匀，炼蜜为丸，每丸重 10 克。分装备用。

【用法】口服。每次服 1 丸，每日服 2～3 次，温开水化服。

【功能】清热降火、止咳化痰。

【主治】郁火喉痛，肺火咳嗽，口舌糜烂。

【附记】引自《集验中成药》。屡用效佳。

39. 清咽片

【组成】桔梗 500 克，甘草 500 克，玄参 500 克，金银花 500 克，薄荷 300 克，黄芩 300 克，山豆根 150 克。

【制法】片剂。上药依法加工，制成片剂。每片重 0.5 克。贮瓶备用。

【用法】口服。每次服 4～6 片，每日服 3 次，温开水送服。

【功能】清热解毒、消肿止痛。

【主治】咽喉肿痛，口咽干燥。

【附记】引自《程氏医学笔记》。屡用效佳。

40. 清咽利膈丸（二）

【组成】连翘 64 克，射干 64 克，玄参 64 克，栀子 64 克，金银花 64 克，防风 64 克，天花粉 64 克，荆芥穗 64 克，薄荷 64 克，牛蒡子 64 克（炒），天竺黄 64 克，生甘草 96 克，黄芩 64 克，桔梗 128 克，枳壳 30 克，熟大黄 16 克，茯苓 30 克，木通 9 克。

【制法】水丸。上药共研细末，过筛和匀，用冷开水泛为丸，如梧桐子大，晒干，贮瓶备用。

【用法】口服。每次服 9 克，每日服 2 次，温开水送服。

【功能】清热利咽、消肿止痛。

【主治】胸膈不利，咽喉肿痛，口苦舌干，面赤腮肿，痰涎壅盛，大便秘结，小便赤黄。

【附记】引自《临床验方集》。程爵棠祖传秘方。屡用屡验，效佳。忌食辛辣刺激性食物，孕妇忌服。

41. 喉症丸

【组成】板蓝根 420 克，猪胆汁 400 克，雄黄 46 克，蟾酥 40 克（酒制），人工牛黄 30 克，硼砂 20 克，玄明粉 20 克，射干 50 克，百草霜 16 克，冰片 14 克，青黛 12 克。

【制法】水丸。上药共研细末，和匀，用冷开水泛为微小丸，每 224 粒重 1 克。贮瓶备用。

【用法】口服。3～10 岁每次服 3～5 粒，成人每次服 5～10 粒，日服 1 次，重者日服 2 次，含化或温开水送服。外用：将丸用凉开水化开研细，涂于红肿处，日涂数次。

【功能】清热解毒、消肿止痛。

【主治】由热毒壅盛所致之咽喉肿痛（包括急性咽炎，喉炎，咽喉炎，扁桃体炎，化脓性扁桃体炎），发热口渴，尿赤便干，或疮疖初起，红肿热痛，未破者，蜂窝组织炎等未溃破者，舌红苔薄黄，脉数。

【附记】引自《临床验方集》。屡用效佳。非实热证及孕妇忌服；疮疡已溃破者不可外敷。

42. 解毒消炎丸

【组成】丁香 450 克，蟾酥 200 克，雄黄 200 克（飞），朱砂 150 克（飞）。

【制法】水丸。上药共研细末，过筛，和匀，用冷开水泛为小丸，每50丸重约1克，晒干，贮瓶备用。

【用法】口服。每次服4～6丸，小儿2～3丸，每日服3次，饭后温开水送服。外用：用凉开水或陈醋化开，外敷疖肿处。

【功能】解毒消炎、消肿止痛。

【主治】痈疖疔疮，毒蛇咬伤，乳娥喉风，喉痛及一般咽喉肿痛。

【附记】引自《集验中成药》。屡用效佳。

43. 参菊口服液

【组成】丹参30克，茯苓30克，败酱草30克，板蓝根30克，野菊花10克，沙参10克，麦冬10克，青果3枚，生甘草5克。

【制法】浓缩液。上药加水煎煮3次，滤汁去渣，合并滤液，加热浓缩成口服液。每毫升内含生药2克。贮瓶备用。

【用法】口服。每次服20毫升，每日服2～3次，口含慢咽。5天为1疗程。

【功能】清热解毒、活血养阴。

【主治】咽喉炎。

【附记】引自《集验百病良方》。经治150例，治愈129例，显效10例，有效8例，无效3例。总有效率为98%。

44. 银参膏

【组成】金银花750克，玄参150克，夏枯草150克，板蓝根150克，知母100克，沙参100克，川黄柏100克，玉竹100克，桔梗100克，麦冬100克，玉蝴蝶100克，薄荷60克(后下)，生甘草60克。

【制法】膏滋。上药加水煎煮3次（其中薄荷3煎时下），滤汁去渣，合并滤液，加热浓缩为清膏，再加蜂蜜300克收膏即成。贮瓶备用。

【用法】口服。每次服15～30克，每日服2次，口含慢咽。1周为1疗程。

【功能】清热养阴、解毒利咽。

【主治】咽喉炎。

【附记】引自《程氏医学笔记》。治疗100例，治愈91例，显效7例，有效1例，无效1例。总有效率为99%。

45. 二矾硼甲散

【组成】明矾3克，枯矾3克，硼砂3克，碎指甲1.5克，冰片少许。

【制法】散剂。先将碎指甲洗净置土瓦上炙黄，再与其他3味药共研细末，加入冰片同研细和匀，贮瓶备用，勿令泄气。

【用法】外用。每用少许，吹入咽喉患处，每日吹2～3次。

【功能】消炎收敛、消肿止痛。

【主治】急、慢性咽喉炎，扁桃体炎，口腔炎。

【附记】引自程爵棠《百病中医诸窍疗法》。屡用效佳。

46. 二参含咽丸

【组成】南沙参120克，玄参120克，瓜蒌皮120克，瓜蒌仁120克，地骨皮120克，半枝莲120克，射干120克，净连翘120克，生地黄150克，生白芍150克，山慈菇150克，桔梗100克，藏青果100克，薄荷100克，生甘草100克，青黛60克。

【制法】蜜丸。上药共研极细末，和匀，炼蜜为丸，每丸重10克，一料制丸200丸，阴干，分装备用。

【用法】口服。每次服1粒口含化，慢慢咽下，每日含化4次。

【功能】养阴清热、利咽解毒。

【主治】慢性咽喉炎。

【附记】引自程爵棠《百病中医诸窍疗法》。蒋仰天方。屡用效佳。

47. 麝斑丸

【组成】斑蝥适量，麝香少许。

【制法】酒丸。上药按3∶1配制，共研细末，以黄酒或白酒少许调和成泥状，制成绿豆大的药丸，收贮备用，勿泄气。

【用法】外用。取丸分别敷贴于合谷、少商穴上，外加胶布固定。1～2小时后除去。若出现水疱，可按常规处理。

【功能】清热解毒、消炎止痛。

【主治】咽喉肿痛。

【附记】引自清代吴谦《医宗金鉴》。屡用效佳，多1次见效。方中取斑蝥1只，除去头，足、翅方可入药。本方有大毒，外敷可由皮肤吸收，对肾脏有强烈刺激，故肾病者不宜敷用。因本方发疱作用大，外敷时间以2小时以内为宜。

48. 芥冰膏

【组成】白芥子10克，冰片10克，肉桂5克，木香5克，干姜5克，吴茱萸5克，白胡椒5克，延胡索5克，细辛5克。

【制法】药膏。上药共研细末，用60％二甲基亚砜调成糊状，贮瓶备用。

【用法】外用。用时取药膏适量，分摊于特制硫酸纸上，然后贴敷于合谷、鱼际和天突穴上，外以胶布固定。每2日换药1次。直至痊愈为止。

【功能】温经散寒、理气止痛、消肿利咽。

【主治】咽喉肿痛。

【附记】引自程爵棠《手部疗法治百病》。屡用效佳。治疗期间忌食辛辣刺激性食物。

49. 导热消肿膏

【组成】生吴茱萸30克，生附子6克，麝香0.3克，大蒜汁、面粉各适量。

【制法】药膏。先将前二味药共研细末，再入麝香同研和匀，用面粉（适量）拌匀加入大蒜汁调匀，制成两个药饼备用。

【用法】外用。取药饼烘热，贴敷于双足心涌泉穴上，外用纱布覆盖，胶布固定，约3小时后脚心发热，则火气下行，病即自愈。

【功能】导热下行、消肿利咽。

【主治】咽喉肿痛。适用于急性咽喉炎，单纯性喉炎，咽炎以及慢性咽喉炎急性发作等。

【附记】引自程爵棠《穴位贴敷治百病》。屡用效佳。去药后若局部出现红赤，如有水疱，可按常规处理即可。

50. 咽喉丹

【组成】巴豆0.2克（去壳），朱砂0.5克。

【制法】散剂。将药放入乳钵内研磨成粉，备用。

【用法】外用。用时取药粉放入普通膏药中，贴在印堂穴与天突穴上。

【功能】消肿利咽。

【主治】咽喉炎。

【附记】引自《福建中医验方》。屡用效佳。

51. 参地消肿膏

【组成】鲜地黄 1200 克，人参 300 克（另研为末），白茯苓 300 克（另研为末），沉香 15 克（另研为末），琥珀 15 克（另研为末），川贝母 15 克（另研为末）。

【制法】膏滋。先将地黄切碎，加水煎煮 3 次，滤汁去渣，合并滤液，浓缩熬成稠膏，入人参末、茯苓末、川贝母，再入糖精 60 克，搅匀溶化，离火，再入琥珀末、沉香末和匀收膏。瓷罐收藏。

【用法】口服。于清晨、午前用温酒各服数匙，沸汤亦可。

【功能】益气活血、凉血清热、润肺止咳。

【主治】虚劳干咳，咽喉肿痛。

【附记】引自《程氏医学笔记》。屡用屡验，效佳。

52. 银翘解毒膏

【组成】马勃 18 克，连翘 60 克（去心），银花 60 克，葛根 60 克，大青叶 60 克，天花粉 60 克，玄参 48 克，薄荷叶 48 克，生栀子 30 克，赤芍 24 克，浙贝母 18 克，桑叶 18 克，枳壳 18 克（麸炒），黄芩 18 克，炒僵蚕 18 克，知母 18 克，黄柏 18 克，生石膏 120 克（打碎）。

【制法】膏滋。上药加水煎煮 3 次，滤汁去渣，合并滤液，加热浓缩熬炼为清膏，每清膏 240 克对蜜 500 克收稠膏，每膏 740 克对羚羊角粉 0.3 克，冰片 2.4 克，搅匀收膏即得。贮瓶备用。

【用法】 口服。每次服 15～30 克，每日服 2 次，白开水调服。

【功能】 散风清热、解表退烧、消肿利咽。

【主治】 咽喉疼痛，夏月感冒，憎寒壮热，四肢酸懒，头痛咳嗽，两腮赤肿。

【附记】 引自《全国中药成药处方集》。屡用效佳。

53. 石翘口服液

【组成】 石椒草 500 克，金银花 250 克，连翘 250 克，桔梗 150 克，苯甲酸钠 3 克，蔗糖适量。

【制法】 浓缩液。将上药洗净切碎，加水浸过药面，煎煮 1 小时，滤过，药渣再加水煮沸半小时，滤过，合并滤液，加热浓缩成口服液，趁热加入苯甲酸钠和蔗糖拌匀即成。每毫升内含生药 2 克。贮瓶备用。

【用法】 口服。每次服 15～20 毫升，每日服 3 次。

【功能】 清热解毒。

【主治】 咽喉炎，喉炎，扁桃体炎，腮腺炎等。

【附记】 引自《云南省农村中草药制剂规范》（第一集）。屡用效佳。

54. 玄石散

【组成】 玄参 30 克，石斛 35 克，山豆根 16 克，黄芩 15 克，金银花 15 克，麦冬 15 克，菊花 15 克，青果 20 克，甘草 10 克。

【制法】 散剂。上药共研细末，过筛，和匀，贮瓶备用（每包6克分装）。

【用法】 口服。用时取药1包（6克），放入保温杯内，加蜂蜜2汤匙，用沸水冲泡，盖紧，15分钟后饮用，饮时先含在咽喉片刻，然后徐徐咽下。每包药可泡3杯（后两杯可加蜂蜜），每日早、中、晚各服1包。

【功能】 清热泻火、养阴利咽。

【主治】 咽喉炎。

【附记】 引自程爵棠《名医百家集验高效良方》。李春杰方。治疗21例，全部治愈。一般急性2～3天，慢性5～7天可望获愈。

55. 解毒活血散

【组成】 野菊花20克，金银花10克，赤芍10克，红花3克，马勃3克，甘草3克，薄荷6克，桔梗6克，芦根15克，板蓝根15克，青黛5克，儿茶3克。

【制法】 散剂。上药共研细末，过筛和匀，贮瓶备用。

【用法】 口服。每次服6～9克，每日服3次，温开水冲服。

【功能】 清热解毒、活血利咽。

【主治】 咽喉炎。

【加减】 咽痛剧者，加土牛膝、石青果、射干、绿豆衣；声音重者，加血余炭、木蝴蝶、胖大海、地蝼蛄；便秘者，加麻仁、郁李仁、大黄、玄明粉；口干咽燥者，加麦冬、石斛、天花粉、扁豆；呛咳有痰，呕吐不爽者，加瓜蒌、沙参、浙贝母、蔓荆子；黏膜糜烂与溃疡形成者，外加锡类散或珠黄散吹喉。

【附记】 引自《程氏医学笔记》。陈兆政方。治疗150例，全部治愈。本方系笔者在原方基础上加板蓝根、青黛、儿茶而成。改汤剂为散剂，验之临床，效果颇佳。

56. 加味异功散

【组成】乳香5克，没药5克，血竭5克，全蝎5克，冰片5克，玄参5克，斑蝥16个，麝香1克，北豆根5克。

【制法】散剂。上药除麝香、冰片外，余药共研极细末，再入麝香、冰片同研细和匀，用生蜂蜜少许调和为丸如绿豆大，阴干，贮瓶备用。

【用法】外用。每取一丸用物揉搓发软，贴咽喉凹陷处（甲状软骨切口迹），再用胶布固定5～8小时后，取下药饼，以发泡为度。水泡用消毒针刺破后，盖以无菌纱布即可，不必敷药。

【功能】发泡泄毒、消肿利咽。

【主治】一切咽喉炎症，无论急性、慢性或虚证、实证均可用之。

【附记】引自程爵棠《中医喉科精义》。郑宝普加味方。本方系郑宝普氏根据《医学衷中参西录》异功散加北豆根而成。验之临床，效果颇佳。

（六）白　喉

白喉，古谓白缠喉，自后又有“时疫白喉”、“风热白喉”、“阴虚白喉”等之名，后人统称为“白喉”。此证甚多，唯小儿尤胜。其害甚速，且多传染。

病　因

致因虽多，总不离“阴虚，积热，风热，时毒（疫）”四大要素，且多兼挟，尤以风邪、时疫兼挟为多。

症　状

喉间红肿疼痛，或微痛，继则起白如腐，逐渐增大，蔓延，不易剥脱，呼吸不利，甚则伴有高热，面色苍白，神气呆滞，口臭，声嘶，痰喘等症。

治疗方药

1. 隆吉散

【组成】硼砂 12 克，麝香 3 克，乳香 6 克，雄黄 6 克，熊胆 6 克，黄柏 12 克（猪胆汁拌炒），牛黄 10 克，血竭 6 克，没药 6 克，大梅片 15 克，儿茶 6 克，山豆根 10 克，鸭咀壳 10 克，山慈菇 10 克，花蜘蛛 10 只。

【制法】散剂。方中乳香、没药、儿茶三味药均宜去净油，黄柏（去粗皮）、山慈菇（刮去粗皮）、山豆根（切片），皆用文火焙枯研末。花蜘蛛（捉到后用腊线缠住放铜瓢内，再以生明矾 60 克研末，堆放在蜘蛛身上，用瓷碗盖住，置炭火上慢慢煅之，等熔化成块稍枯，移至地上候冷取用，如无花蜘蛛再用壁钱亦可）。以上各药，分别精选真的，研成极细末，称准和匀，再研过筛，瓷瓶收贮备用，勿令泄气。本药愈陈愈好。

【用法】外用。每取少许，吹入患部，每日吹 1～2 次。

【功能】清热解毒、消肿利咽。

【主治】急喉风，时疫白喉，喉痹等均可用之。

【附记】引自程爵棠《中医喉科精义》。言庚孚家传验方。本方疗效显著。凡咽喉红肿疼痛，白腐满布均宜。为喉科外用之良方。

2. 巴豆朱砂膏

【组成】巴豆 0.5 克(去壳，研末)，朱砂 0.5 克。

【制法】药膏。上药依法加工制成一小膏药，备用。

【用法】外用。用时取小膏药贴于两眉之间 8～12 小时，视局部变红紫色并有小泡即去掉，不久小泡变为大泡可以挑破搽 1%龙胆紫。

【功能】解毒通窍、逐痰行水。

【主治】各种白喉。

【附记】引自胡熙明《中国中医秘方大全》。广东省揭阳县诃婆卫生院方。观察 59 例，伪膜脱落最快不到 1 天，最慢不到 8 天，退热日期最快 1 天，最慢 8 天。结果全部病例均治愈。本方对白喉初期或轻症白喉疗效较好，而于重症白喉尚需用他法配合治疗。

3. 清波吹喉散

【组成】五倍子 30 克，鼠妇 30 个(潮湿虫，用清水洗净)。

【制法】散剂。每 1 个五倍子装入鼠妇 6 个，用白面作薄饼包裹，放火上烧黄黑，去面皮，将鼠妇研为细面，贮瓶备用。

【用法】外用。每将药粉少许，吹入喉中烂处，咽下无妨。一日吹 3～4 次。

【功能】清热解毒、消炎止痛。

【主治】白喉。

【附记】引自李文亮《千家妙方》。马荫筠云："本方为家父马清波老中医所传，治疗白喉危重的小儿多例，证明确有卓效。"

4. 解白散

【组成】巴豆（连壳）、雄黄、桔梗、贝母、郁金各等份。

【制法】散剂。上药共研极细末，和匀过筛，贮瓶备用。

【用法】口服。用时每取本散1～2克，调糖水口服或鼻饲，每2小时1次，至呼吸改善后每4小时1次，直至喉梗阻症状完全消失。

【功能】清热解毒、宣肺化痰。

【主治】白喉喉梗阻。

【附记】引自《中国当代中医名人志》。禹纯璞方。屡用效佳。用药时应注意勿将药粉误入眼内。服药后常有呕吐、腹泻，不需停药。

5. 霜白冰黄散

【组成】西瓜霜12克，朱砂1克，雄黄1克，龙脑冰片1克，煅人中白3克。

【制法】散剂。上药共研极细末，和匀，贮瓶备用，勿令泄气。

【用法】外用。每次取出适量药粉，用吹管吹入喉中患处，每隔4小时吹1次。

【功能】解毒消肿、祛腐退白。

【主治】小儿白喉。

【附记】引自查少农《中草药外治验方选》。屡用特效。一般吹药后，患儿口中有痰流出，喉中白膜即逐渐脱落而愈。

6. 白喉散（一）

【组成】牛黄1克，珍珠1.5克，冰片1.5克，琥珀1.5克，硇砂1.5克，血竭5克，象皮5克，龙骨5克，儿茶5克，乳香5克，没药5克，五倍子50克。

【制法】散剂。上药分研极细末，再混合同研和匀，贮瓶备用，勿令泄气。

【用法】外用。每取本散少许，吹入咽喉患处，每日吹3次。

【功能】泻火解毒、祛腐退白。

【主治】白喉。

【附记】引自程爵棠《百病中医诸窍疗法》。屡用特效。

7. 吹喉散（一）

【组成】硼砂30克，雄黄6克，飞朱砂4.5克，上梅片3克，真麝香0.2克，西瓜霜2克。

【制法】散剂。先将硼砂、雄黄共研极细末，纸包摊开，隔土焙燥取出，再入朱砂、梅片、西瓜霜、麝香共研极细末，和匀，瓷瓶收贮备用，勿令泄气。

【用法】外用。每取此散少许（如黄豆大），吹入患处咽喉，每隔1～2小时吹1次。

【功能】祛腐解毒、消肿止痛。

【主治】白喉、喉痛、喉痹。

【附记】引自程爵棠《百病中医诸窍疗法》。张有芳家传秘方。屡用特效。本方对一切炎症性喉病用之均有良效。如病情较重，须配用内服对症汤剂，内外兼治，疗效尤佳。

8. 吹喉散（二）

【组成】硼砂 12 克，朱砂 12 克，青黛 9 克，玄明粉 6 克，人中白 6 克，上梅片 1.8 克，麝香 0.6 克，牛黄 0.6 克。

【制法】散剂。上药共研极细末，和匀，贮瓶备用，勿令泄气。

【用法】外用。每取此散少许，吹入喉中患处，轻症每 2 小时 1 次，重症每隔 20 分钟吹药 1 次，直至治愈为度。

【功能】清热解毒、消肿止痛、祛腐退白。

【主治】白喉，仅喉部红肿疼痛。

【附记】引自程爵棠《百病中医诸窍疗法》。王氏家传白喉秘方。临床屡用，均有良效。

9. 白喉散（二）

【组成】天花粉 60 克，象牙硝 9 克，生石膏 120 克，人中白 90 克，琥珀 12 克，青果粉 90 克，硼砂 60 克，青黛 120 克，玄明粉 90 克，上梅片 3 克，炉甘石 90 克。

【制法】散剂。上药共研极细末，和匀，贮瓶备用，勿令泄气。

【用法】外用。用时每取此散少许，吹入咽喉患处，每日吹 3 次。

【功能】清热解毒、祛腐利咽。

【主治】白喉。

【附记】引自上海市卫生局等《中医中药防治六病手册》。屡用效佳。临床应用，若同时配用对证汤剂内服，效果会更好。又用独蒜泥（大蒜一瓣，独子者最佳），捣烂如泥，取如豌豆大，敷经渠穴（大指伸直腕后约一寸处），男左女右，用瓦楞子壳或相类之物盖好，或用小膏药盖贴亦可。约5～6小时后，该处即起一小泡，用消毒过的针挑破，揩去毒水，即见功效。此系天虚我生陈栩同先生尊翁之方。

10. 白喉散（三）

【组成】牛黄0.6克，珍珠0.9克，上梅片0.9克，琥珀0.9克，藏硇砂0.9克，血竭3克，象皮3克，龙骨3克，儿茶3克，乳香3克，没药3克，五倍子30克（焙黄）。可加青黛5克。

【制法】散剂。上药分研极细末，称准，再混合均匀，用研极细过筛，贮瓶备用，勿令泄气。经一寒一暑，再加梅片0.3克，研匀成咖啡色之散剂备用。

【用法】散剂。用喷药器取此散少许，喷入扁桃体部，约15分钟后，再令患者漱口，每日吹2～3次，每次用药2～3回，每回药量视病情增减。

【功能】解毒杀菌、活血消肿止痛。

【主治】白喉。

【附记】引自程爵棠《百病中医诸窍疗法》。屡用特效。一般用药2～6天伪膜即消失，细菌培养转为阴性，多数病人在3～4天即恢复正常而愈。曾治疗18例，痊愈15例，无效2例，死亡1例，治愈率达80%以上。通过多年临床实践证明：本方还可治疗各种咽喉病及牙疳，口疮。只将方中前5味药各减一半，其配制法相同。效果亦佳。

11. 吹喉散（三）

【组成】僵蚕、胆矾、枯矾、青黛、川黄连、朱砂、甘草粉各 3 克。

【制法】 散剂。上药共研极细末，和匀，贮瓶备用，勿令泄气。

【用法】 外用。用纸片一张卷成一个小管子，一端剪平，另一端剪成斜面，挑入小量药散，多次吹喷咽喉部，每日吹 3～4 次，直到患者呕吐、流鼻涕为止。

【功能】 清热解毒、消肿化膜。

【主治】 白喉。

【加减】 同时吹药后配合口服白田乌草（鲜品全株）60 克，用凉开水洗净，捣碎绞汁，加等量蜂蜜作一次量置瓶内备用。每于饭后服 1 次，如病情严重，即刻服 1 次，夜半再加 1 次。

【附记】 引自《中国当代中医名人志》。吴光烈方。屡用效佳。白田乌草，学名鳢肠草，俗名对面乌，墨头草，墨烟草，旱莲草，莲子草，节节乌，墨菜等。属菊科的一年生草本植物。功能消炎解毒，为治白喉佳品。

12. 利喉散

【组成】 巴豆霜 10 克，明雄黄 15 克（水飞），猪牙皂末 2.5 克。

【制法】 散剂。先将明雄黄与猪牙皂末二味合研为极细末，虚无声为度，然后再将巴豆霜加入混研 1～2 小时即成。贮瓶备用。

【用法】 口服。一般用量，每次服 0.6～0.8 克，取适量开水送服。服后即用自制"杏桔水"作喉头喷雾吸入。每次 40 毫升，每隔 1 小时 1 次。候呼吸完全缓解后，即停喷雾吸入。服药后，须进行严密观察视其在 1～2 小时中是否发生吐泻，如未吐泻，则续服与否，可根据患儿体质与呼吸情况决定。如服药 1 次后，呼吸即迅速缓解，但仍必须继续严密观察 6～12 小时，喉间仍有少许阻塞症状者，可反复再用，至呼吸完全平稳为止。临床具体用量和使用次数，可根据喉阻塞症状之轻重，年龄之大小，体质之强弱，适当增加剂量与次数。总之，在临床使用时，必须细心掌握，灵活应用，方可获效。如患儿已呈现极度心力衰竭，或中毒现象特殊严重者，则须慎重使用。

【功能】促使吐泻、解毒排毒。

【主治】喉阻塞，系白喉患儿最常见的一种危险合并症。每因呼吸极度困难，窒息而死，现代医学多采用气管切开术。

【附记】引自程爵棠《百病中医诸窍疗法》。杨少仙家传秘方。临床屡用，多获良效。①制巴豆霜时，不要用油墨色的巴豆；同时亦不能将巴豆油去除太净，否则疗效较差。②“杏桔水”处方：桔梗 240 克，杏仁泥 120 克。上 2 味共加水 5000 毫升，煎至 4000 毫升，过滤去渣后，再加入“复方安息酊”40 毫升，调和均匀后，即可使用。③喉症牙关紧闭，可用巴豆 30 克(去壳)，以纸包巴豆，外用笔杆研出油在纸上，用油纸作燃条，点燃，以烟熏入鼻中，鼻涕流出，牙关即开（刘济民介绍祖传三代秘方）。

13. 青果散

【组成】青果炭 3 克，硼砂 3 克，冰片 0.9 克，壁钱 1.5 克(烧灰存性)。

【制法】散剂。上药共研极细末，和匀，贮瓶备用。

【用法】外用。以竹管盛药粉少许，吹于患处（咽喉），每日吹 2～3 次。

【功能】消炎、祛腐、退白。

【主治】白喉。喉内起白膜，恶寒发热，头身疼痛。

【加减】同时配用内服汤剂，药用麻黄 6 克，杏仁 9 克，石膏 15 克，甘草 3 克，连翘 12 克，金银花 15 克，紫花地丁 15 克。水煎服，每日 1 剂。功能清热散寒，解毒消肿。

【附记】引自陕西省卫生厅《陕西中医验方选编》。田正荣方。屡用效佳。又用青蛙胆 1 个，凉水送下，连服数个即愈。用治白喉，效佳。

14. 白喉口服液

【组成】①玄参 10 克，金银花 10 克，冬桑叶 10 克，小木通 3 克，淡竹茹 6 克，薄荷 3 克，川贝母 10 克（不能用浙贝代），生甘草 3 克，枇杷叶 10 克（去毛包）。②龙胆 4 克，玄参 24 克，白芍 10 克，马兜铃 10 克，板蓝根 10 克，瓜蒌 10 克，大生地 30 克，生栀子 6 克，川黄柏 5 克，生甘草 3 克，生石膏 15 克。

【制法】浓缩液。上列两方，各加水煎煮 3 次，滤汁去渣，加热浓缩成口服液。每毫升内含生药 2 克。贮瓶备用。

【用法】口服。方①每次服 20 毫升，一日服 2 次。方②每次服 30 毫升，一日服 3 次。

【功能】①清热养阴、润肺利咽。②清热泻火、滋阴利咽。

【主治】白喉（初起用方①，危重用方②）。

【附记】引自《裘吉生验方选编》（内部资料）。屡用效佳。

15. 白喉散（四）

【组成】牛黄 0.6 克，珍珠 0.9 克，上梅片 0.9 克，琥珀 0.9 克，硇砂 0.9 克，血竭 3 克，象皮 3 克，龙骨 3 克，儿茶 3 克，乳香 3 克，没药 3 克。

【制法】散剂。上药共研极细末（呈咖啡色含细微颗粒之粉末），和匀，贮瓶备用，勿令泄气。

【用法】外用。用吹粉器撒于咽及扁桃体有伪膜处，5～10分钟含漱口，一日吹2～3次。剂量视伪膜大小而增减。

【功能】清热解毒、活血祛腐。

【主治】白喉。

【附记】引自《程氏医学笔记》。吴湛如祖传秘方。屡用效佳。

16. 蜘蛛散

【组成】蜘蛛0.3克（焙干），人指甲0.3克（滑石泡），血余炭0.36克，珍珠0.03克（煅），冰片0.9克，麝香0.3克。

【制法】散剂。上药共研极细末，和匀，贮瓶备用，勿令泄气。

【用法】外用。每用少许，吹布患处，每2小时吹1次。

【功能】活血解毒、消炎利咽。

【主治】白喉，单双乳蛾，喉痈，口舌生疮，疼痛堵塞，饮食难进。

【附记】引自《程氏医学笔记》。河北某大夫祖传秘方。屡用特效。

17. 白喉膏

【组成】人参6克，石菖蒲6克，鲜生地30克，玄参15克，麦冬15克，黑附子15克，五味子15克。

【制法】膏滋。将药料置锅内，加水使高出药面二寸（约6公分），加热约1小时，倒出煎液，残渣再加水煎煮2次，合并滤液，过滤，再把残渣压榨，合并滤液与榨出液，置锅内，徐徐蒸发浓缩，要保持文火，使滤液微沸，不断搅拌，并捞出液面上泡沫和杂质，滤液浓缩到适宜程度，加入砂糖继续加热，使混合均匀，收到即得，贮瓶备用。

【用法】口服。每次服 6～9 毫升，一日服 2 次，白开水调服。

【功能】补气益阴、生津养阴。

【主治】白喉性心肌炎。

【附记】引自曹春林《中药制剂汇编》。屡用效佳。

18. 清喉口服液

【组成】生地黄 180 克，麦冬 160 克，玄参 260 克，黄芩 315 克，连翘 315 克。

【制法】浓缩液。上药加水煎煮 3 次，滤汁去渣，合并滤液，加热浓缩成口服液。每毫升内含生药 2 克。贮瓶备用。

【用法】口服。首次服 20 毫升，以后每次 10～15 毫升，每日服 4 次。小儿酌减。

【功能】养咽清咽、抗菌消炎。

【主治】局限性白喉，轻度中毒型白喉，急性咽炎，急性扁桃体炎。

【附记】引自《程氏医学笔记》。屡用效佳。

19. 白喉散（五）

【组成】天花粉 90 克，条牙硝 120 克，生石膏 120 克（甘草水飞），人中白 90 克，琥珀 12 克，青果粉 90 克，硼砂 90 克（煅），青黛 120 克，牛黄 1.8 克，玄明粉 90 克，冰片 0.9 克，炉甘石 6 克。

【制法】散剂。上药共研极细末，和匀，贮瓶备用，勿令泄气。

【用法】外用。用吹药器取此散适量，喷入咽喉患处，每日3次。重者每2小时吹1次。

【功能】清热养阴、祛腐生新。

【主治】白喉。

【附记】引自上海中医药大学《中医外科临床手册》。屡用效佳。

20. 抗白喉口服液

【组成】土牛膝150克，鹅不食草50克，岗梅150克，薄荷50克，黄藤100克。

【制法】浓缩液。鹅不食草和薄荷含芳香、挥发性成分，可先用蒸馏法收集蒸馏液100毫升备用。再将蒸馏后的药渣和其余各药加水煎煮两次，每次煮沸1小时，合并两次滤液，加热浓缩至900毫升，放冷，加入上述蒸馏液，拌匀，加水使含量达1000毫升搅匀即得。贮瓶备用。

【用法】口服。每次服30毫升，每日服3次。

【功能】清热解毒。

【主治】白喉，急、慢性咽喉炎。

【附记】引自曹春林《中药制剂汇编》。屡用效佳。

21. 白喉凤衣散

【组成】青果炭6克，黄柏3克，川贝母3克，冰片1.5克，儿茶3克，薄荷叶3克，凤凰衣1.5克。

【制法】散剂。上药共研极细末，和匀，贮瓶备用，勿令泄气。

【用法】外用。每用少许，吹入咽喉患处，每日吹3次。

【功能】疏风清热、润肺利咽。

【主治】白喉。

【附记】引自郑显庭《丸散膏丹集成》。屡用效佳。

22. 养阴清肺膏

【组成】大生地30克，麦冬18克（去心），杭白芍12克（炒，一作杭白菊），贝母12克（去心），牡丹皮12克，薄荷7.5克，玄参24克，生甘草6克。

【制法】膏滋。上系汤量，熬膏准此酌加。上药加水煎煮3次，滤汁去渣，合并滤液，加热浓缩为清膏，再加白糖、饴糖各适量至溶，搅匀收膏即成。贮瓶备用。

【用法】口服。每次服15～20克，日服2次，白开水调服。

【功能】养阴清肺、凉血利咽。

【主治】阴虚白喉。

【加减】胸下胀闷者，加神曲、山楂各6克（炒焦）；大便燥结数日不通者，加清宁丸、玄明粉各6克；小便短赤者，加木通3克，泽泻、知母各6克；燥渴者，加天冬、马兜铃各9克；面赤身热，或舌苔黄色者，加银花12克，连翘6克；喉间肿甚者，加石膏12克（煅）。此为汤剂之加减量，熬膏则依所加各药为引，水煎调服。

【附记】引自郑显纯《丸散膏丹集成》。验方。此为治白喉大中至正之药。不可妄拟增减。初起发热，照方服，其热自除。即白甚者，仍须守方。如发斑疹，系药见功，始终服此至愈，而至重者，每日3剂，轻者2剂。忌妄用表散。如有脾泄之症，治宜兼顾脾土，酌为加减。

23. 吹喉散（四）

【组成】三黄散 90 克，真珍珠粉 6 克，青黛 1.5 克，冰片 6 克，硼砂 4.5 克，麝香 3 克，明矾 6 克，玄明粉 10 克，鹿角霜 15 克，雄黄 30 克，甘草 6 克。

【制法】散剂。上药共研极细末，过筛和匀，贮瓶备用，勿令泄气。

【用法】外用。用喷雾器取药粉少许，吹入咽喉患处，日吹多次。

【功能】清热解毒、祛腐退白。

【主治】小儿白喉。

【加减】同时配用养阴清肺汤口服。药用生地黄 9 克，薄荷 3 克，麦冬 9 克，甘草 3 克，白芍 9 克，银花 15 克，丹皮 9 克，连翘 15 克，玄参 9 克，蒲公英 18 克，川贝母 9 克，板蓝根 9 克。每日 1～2 剂，水煎，分数次温服。加减：健胃，加南山楂、神曲、砂仁；强心加吉林参、黄芪、六神丸；呕吐加半夏、枳壳、竹茹。

【附记】引自胡熙明《中国中医秘方大全》。林守诠方。治疗 52 例，治愈（临床症状减轻，局部白膜消退，咽培养转阴性）48 例；治愈率达 94.30%，临床症状减轻最短为 1 天，最长为 10 天，大多在 3～4 天消退，平均 3.8 天；白膜开始消退最快 1 天，最慢 7 天，平均 3.2 天；完全消退最快 3 天，最慢 22 天，平均 7.2 天。

24. 牛膝丸

【组成】土牛膝、丝瓜络各 5000 克。

【制法】醋丸。上药共研细末，过筛和匀，以陈醋糊为丸，如梧桐子大，阴干，贮瓶备用。

【用法】口服。每次服10～15粒，日服2次，温开水送服。

【功能】清热解毒、活血利咽。

【主治】小儿白喉。

【加减】同时配合内服汤剂。①白喉初起有表证者，方用桑叶6克，木通4.5克，银花6克，竹叶4.5克，川贝母9克，生地黄9克，薄荷3克，甘草3克，枇杷叶4.5克，玄参9克。每日1剂，水煎服。②白膜出现后，无表证者，则用生地黄30克，白术12克，甘草6克，麦冬6克，丹皮9克，薄荷3克，川贝母12克，玄参24克，土牛膝30克，丝瓜络15克。每日1剂，水煎服。

【附记】引自胡熙明《中国中医秘方大全》。周光优方。治疗38例，其中，追踪30例，除1例无效外，余皆在4～10天治愈。治愈率为97％。

25. 霜冰散

【组成】鲜万年青根1块（约10克），酸醋15毫升，百草霜2份，冰片1份。

【制法】散剂。将酸醋置粗瓷碗内用鲜万年青根磨之，磨至药汁黏手为度，备用。另将百草霜、冰片共研为极细末，和匀，贮瓶备用，勿令泄气。

【用法】外用。术者用压舌板暴露咽喉，用1根筷子剖开一端，缚上洁净纱布1块，蘸取磨好的药汁将咽喉假膜拭擦至全部脱去并吐出（吐出之黏液及假膜越多越好）。再用小竹筒将药末吹至咽喉，闭口2分钟。每半小时至1小时用药1次，直至痊愈。

【功能】清热解毒。

【主治】白喉。

【附记】引自《程氏医学笔记》。胡辅庆方。屡用效佳。一般用药3次后，诸症均有不同程度好转；用药5次后能吞咽食物；用药1天后诸症基本消失。用药3天即可痊愈。

26. 清肺口服液

【组成】生地黄30克，麦冬10克，川贝母10克，丹皮10克，白芍12克，银花12克，玄参24克，薄荷5克(后入)。

【制法】浓缩液。上药加水煎煮3次，滤汁去渣，合并滤液，加热浓缩成口服液。每毫升内含生药2克。贮瓶备用。

【用法】口服。每次服20～30毫升，每日服3～6次。小儿酌减。

【功能】养阴清肺。

【主治】白喉。

【加减】大便不通者，加清宁丸6克；小便不利者，加木通10克；燥渴者，加知母、天冬各10克，马兜铃3克；喉间肿甚者，加生石膏12克。

【附记】引自《名医治验良方》。周执中方。屡用效佳。白喉乃阴虚水不济火所致。呈现火极似水之征象。咽喉左右白膜如粉皮，用布拭其膜不去者，方是真白喉。用本方治疗，并随证加减，效果更佳。

（七）梅核气

梅核气，古谓“炙脔”，又称喉梗阻。与现代医学之“咽喉神经官能症”、“过敏性或慢性咽炎”、“食道痉挛”等病相似。是喉科临床常见多发病，尤以妇女为多见。

病　因

多因肝气不舒，痰气交结，壅滞咽喉所致。

症　状

自觉咽喉间似有异物梗塞，状如梅核，咽之不下，咯之不出，咽喉不红、不肿、不痛，饮食尚可顺利下咽等症。

治疗方药

1. 梅核气含化丸

【组成】净硼砂 20 克，乌梅肉 9 克，柿霜 9 克，青盐 10 克。

【制法】蜜丸。上药共研细末，和匀，炼蜜为丸，如樱桃大，阴干，分装备用。

【用法】口服。每次口含 1 丸，随时含化，缓缓咽下，每日 6～7 丸。

【功能】疏肝解郁。

【主治】咽喉部神经官能症。

【附记】引自李文亮《千家妙方》。曹炳章方。名医徐荣斋临床验证、实践体会，只要是适应证，效果确实可靠。曾应用于4名患者。均收良效。

2. 梅核禽化片

【组成】冰片 3 克，安息香 3 克，沉香 10 克，川贝母 30 克，桔梗30克，陈皮20克，豆蔻仁20克。

【制法】片剂。先将后5味药加水煎熬成，浓缩干，再兑入冰片、安息香（研末），与适量甘蔗糖和匀制粒，压为异型片，每片重0.5克，贮瓶备用。

【用法】口服。每次口含1片，缓缓咽干，每日4～6片。

【功能】行气开郁、除痰利咽。

【主治】梅核气，无论各种证型均可用之，尤以痰气交结型为宜。

【附记】引自程爵棠《中医喉科精义》。赵建琪方。本片为口内噙化之用，屡用效佳。一般轻证单噙此片即可。重证配合汤剂服之，其效尤著。赵氏用本方经治33例，痊愈22例，好转7例，无效4例。

3. 梅核气散

【组成】鳜鱼头1个（半斤重以上），白苏子30克，玫瑰花6克，陈佛手6克，龙脑冰片3克。

【制法】散剂。先将鳜鱼头放在新瓦片上，置木炭火上煅至干脆，待冷后研成极细粉，次将白苏子、玫瑰花、佛手烘脆，为研细末，混合均匀，再入冰片同研极细末，和匀，贮瓶备用，勿令泄气。

【用法】外用。每用少许，吹入咽喉内，每日早、中、晚各吹1次。

【功能】降逆散瘀、消炎化瘀。

【主治】梅核气（咽感异常症）。

【附记】引自查少农《中草药外治验方选》。屡用效佳。通常连续治疗3～5天可愈，效佳。

4. 香苏散

【组成】制香附30克，清半夏30克，白苏子30克，冰片1.5克（后入）。

【制法】散剂。上药共研极细末，和匀，贮瓶备用，勿令泄气。

【用法】外用。每用少许，吹入鼻中，再取适量吹入咽喉处，每日吹3次。

【功能】理气化痰、降逆通窍。

【主治】梅核气（痰气交结型）。

【附记】引自程爵棠《百病中医诸窍疗法》。程爵棠方。临床屡用，均有良效。

5. 药豆丸

【组成】硼砂15克，大豆适量。

【制法】豆丸。先用温水将大豆（约1小把）浸泡膨胀，然后煮熟，取出，加入硼砂粉，并不断搅拌，使大豆表面挂匀硼砂粉为度。贮瓶备用。

【用法】口服。用时，每次咀嚼熟豆4～5粒，嚼烂后，徐徐咽下，每日服3次，5～7天为1疗程。

【功能】祛腐解毒、顺气利咽。

【主治】梅核气。

【附记】引自《程氏医学笔记》。民间验方。有人用本方治疗梅核气30例，均治1～2个疗程而获愈。经随访未见复发。多数患者服药后无任何不良反应，仅个别患者口吐痰涎。

6. 柴苏口服液

【组成】柴胡10克，苏梗15克，青皮15克，川厚朴15克，制香附15克，白苏子15克，郁金15克，半夏18克，茯苓18克，防风15克，生地黄20克，白芍20克，罂粟壳3克，炙甘草9克。

【制法】浓缩液。上药加水煎煮3次，滤汁去渣，合并滤液，加热浓缩成口服液。每毫升内含生药2克。贮瓶备用。

【用法】口服。每次服15～30毫升，每日服3～6次。1周为1疗程。

【功能】理气化痰、降逆养阴。

【主治】梅核气。

【附记】引自《集验百病良方》。屡用效佳。

7. 梅核气膏

【组成】党参300克，黄芪300克，生地黄300克，茯苓200克，白芍200克，前胡200克，麦冬200克，川厚朴150克，川贝母150克，陈皮150克，半夏150克，大枣300枚，炙甘草150克。

【制法】膏滋。上药加水煎煮3次，滤汁去渣，合并滤液，加热浓缩为清膏，再加蜂蜜300克，饴糖150克搅匀收膏即成。贮瓶备用。

【用法】口服。每次服15～30克，每日服2～4次，白开水调服。小儿酌减。10日为1疗程。

【功能】益气养阴、理气化痰。

【主治】梅核气。

【附记】引自《程氏医学笔记》。经治 150 例，服药 1～3 个疗程后，治愈 108 例，显效 25 例，有效 12 例，无效 5 例。总有效率为 96.67％。

8. 加味二陈散

【组成】半夏 15 克，茯苓 15 克，青皮 10 克，制香附 10 克，柴胡 10 克，苏梗 10 克，白苏子 12 克，川厚朴 10 克，郁金 10 克，炙甘草 6 克，川贝母 10 克，白芍 15 克。

【制法】散剂。上药共研细末，和匀，贮瓶备用。

【用法】口服。每次服 9 克，每日服 3～6 次，温开水冲服。

【功能】理气化痰、降逆利咽。

【主治】咽神经官能症。

【附记】引自《临床验方集》。程爵棠师传秘方。多年应用，效果甚佳。

9. 理气清热膏

【组成】柴胡 100 克，郁金 100 克，合欢皮 150 克，香附 60 克，苍术 60 克，川芎 30 克，神曲 60 克，栀子 150 克，藏青果 150 克，连翘 100 克，甘草 30 克。

【制法】膏滋。上药加水煎煮 3 次，滤汁去渣，合并滤液，加热浓缩为清膏，再加蜂蜜 300 克，收膏即成。贮瓶备用。

【用法】口服。每次服 15～30 克，每日服 2 次，白开水调服。

【功能】理气化痰、清热利咽。

【主治】梅核气（痰气郁结偏热型）。偏热者除咽中似有梅核堵塞的自我感觉外，尚有内热口燥，心烦不安，脾气急躁等症状。

【加减】胸闷痰多者，加贝母 60 克，苏子 90 克，瓜蒌 150 克，旋覆花 150 克；小便黄赤者，去苍术，加车前子 150 克，木通 50 克。

【附记】引自汪文娟《中医膏方指南》。屡用效佳。

10. 理气散寒膏

【组成】半夏 100 克，川厚朴 100 克，茯苓 150 克，苏叶 100 克，苍术 100 克，佛手 90 克，八月札 90 克，陈皮 100 克，枳壳 150 克，桔梗 60 克，甘草 60 克。

【制法】膏滋。上药加水煎煮 3 次，滤汁去渣，合并滤液，加热浓缩为清膏，再加蜂蜜 300 克收膏即成。贮瓶备用。

【用法】口服。每次服 15～30 克，每日服 2 次，白开水调服。

【功能】理气化痰、散寒利咽。

【主治】梅核气（痰气郁结偏寒型）。还可兼见胸闷腹胀，食欲不振，大便溏薄，口不渴等症状。

【加减】胁肋胀痛者，加郁金 90 克，延胡索 100 克；失眠多梦者，加合欢皮 200 克，远志 100 克。

【附记】引自汪文娟《中医膏方指南》。屡用效佳。同时还应注意保持心情舒畅，解除顾虑，积极配合治疗，参加娱乐活动，转移注意力；忌食辛辣，生冷食物，有利于提高治疗效果。

11. 通咽口服液

【组成】旋覆花 9 克（包），半夏 9 克，射干 9 克，佛手 9 克，赭石30克（捣碎），牡蛎30克（捣碎），云茯苓15克，桔梗6克，麦冬12克，玄参12克，生姜3克。

【制法】浓缩液。上药加水煎煮3次，滤汁去渣，合并滤液，加热浓缩成口服液。每毫升内含生药2克。贮瓶备用。

【用法】口服。每次服20毫升，每日服3次。7日为1疗程。

【功能】降气除痰、养阴利咽。

【主治】梅核气。

【加减】口苦，苔黄，脉弦数者，加全瓜蒌15克，竹茹9克，黄芩9克；呕恶，痰多，胸脘痞闷者，加制南星9克，白矾1克（研冲）；口干，舌质紫暗有瘀斑或瘀点，脉涩者，加郁金9克，降香9克，桃仁12克。

【附记】引自《程氏医学笔记》。刘建国方。治疗47例，治愈41例，有效6例，总有效率达100%，其中痊愈率为87.23%。

12. 梅核气丸

【组成】香附12克，青皮12克，陈皮12克，木香12克，郁金9克，乌药9克，苏梗12克，厚朴花9克，制半夏9克，山豆根9克，射干9克，甘草3克。

【制法】蜜丸。上药共研细末，和匀，炼蜜为丸，每丸重10克。分装备用。

【用法】口服。每次服1丸（证重者2丸），每日服3次，白开水化服。

【功能】行气化瘀、清咽利膈。

【主治】咽喉部神经官能症。

【加减】同时配合针刺治疗，取穴天突、天容、合谷（双）。

【附记】引自《名医治验良方》。高文武方。用本方并配合针刺疗法，已治疗20例此类病症患者，疗效甚为理想。

13. 利 咽 丸

【组成】赭石30克，炒葶苈6克，桔梗10克，板蓝根30克，青果10克，炙桑皮12克，苏子10克，香附12克，玄参15克，甘草6克。

【制法】水丸。上药共研细末，和匀，水泛为丸，如梧桐子大，晒干，贮瓶备用。

【用法】口服。每次服9克，每日服3次，温开水送服。

【功能】疏肝降逆、化痰利咽。

【主治】咽喉部神经官能症。

【加减】咽痛甚者，加牛蒡子15克，黄芩10克；胸闷胁痛者，加丹参30克，炒五灵脂9克。

【附记】引自《名医治验良方》。黄永灵方。临床凡遇此病，首先向患者解释本病的病因病理，让患者放下包袱，去除烦忧。速投以本方，每每收效迅速。

14. 利气解郁散

【组成】柴胡10克，旋覆花10克，青皮10克，乌药10克，甘草10克，陈皮15克，香附15克，厚朴15克，郁金15克，丹参15克，当归15克，川芎15克，夜交藤15克，合欢皮15克，炒酸枣仁20克。

【制法】散剂。上药共研细末，和匀过筛，贮瓶备用。

【用法】口服。每次服9克（重者15克），每日服3次，温开水冲服。

【功能】利气化痰、养血安神。

【主治】梅核气（咽神经官能症，气滞痰郁型）。

【附记】引自《名医治验良方》。关兴晏方。屡用效佳。

15. 消梅核散

【组成】半夏 10 克，厚朴 10 克，柴胡 10 克，香附 10 克，红花 10 克，白芥子 10 克，桔梗 6 克，陈皮 6 克，甘草 6 克，升麻 4 克。

【制法】散剂。上药共研细末，和匀，贮瓶备用。

【用法】口服。每次服 9～15 克，每日服 3 次，白开水冲服。

【功能】疏肝解郁、理气化痰。

【主治】梅核气（咽异感症）。

【附记】引自《名医治验良方》。刘长天方。本方原为汤剂，今改为散剂验之临床，效果亦佳。经治 30 例，治愈 21 例，显效 5 例，有效 2 例，无效 2 例。总有效率为 93.33%，其中治愈率为 70%。

16. 苏梗消梅丸

【组成】苏梗 9 克，柴胡 9 克，郁金 9 克，川朴 9 克，青皮 9 克，陈皮 9 克，半夏 9 克，豆蔻仁 3 克，川楝子 9 克，延胡索 9 克，木香 6 克，云茯苓 12 克。

【制法】蜜丸。上药共研细末，和匀，炼蜜为丸，如梧桐子大，阴干，贮瓶备用。

【用法】口服。每次服 9 克，每日服 3 次，温开水送服。

【功能】疏肝理气、健脾化痰。

【主治】梅核气。

【附记】 引自《程氏医学笔记》。上海中医药大学附属龙华医院方。笔者用本方，治疗45例，痊愈（自觉症状完全消失）31例，有效（自觉症状明显减轻）10例，无效4例。总有效率为91.11%。

（八）喉　风

喉风，此所指狭义喉风，与现代医学的“急性会厌炎”、“急性喉梗塞”、“急、慢性咽喉炎”和“急、慢性扁桃体周围炎”等病相似。根据临床表现不同，又有多种喉风之名，如兼有吞咽困难，汤水不入，名“紧喉风”；或颈项前后漫肿，如蛇缠绕，甚则肿连胸前，名“缠喉风”；如暴发暴死者，名“走马喉风”；如兼溃疡，名“烂喉风”等。是喉科常见多发病之一。

病　因

多因风热搏结于外，火毒炽盛于内，而致肺失清肃，火动痰生，痰火邪毒，壅滞咽喉所致。或因药物或食物过敏。或由其他咽喉病发展转化而成。

症　状

咽喉一侧或两侧突然肿胀作痛，吞咽不利，经过数小时后诸症加剧，或牙关拘急，神志不清，或呼吸困难，二便艰涩。又不同喉风病作，其兼症亦异。治当详察。

治疗方药

1. 白降雪散

【组成】熟石膏 46 克，硼砂 6 克，焰硝 1.6 克，胆矾 1.6 克，玄明粉 1 克，冰片 0.6 克。

【制法】散剂。上药共研极细末，过筛和匀，贮瓶备用。

【用法】外用。每取此药粉少许，以小笔管吹入咽喉内，每日吹 3 次。

【功能】清热、消肿、止痛。

【主治】紧喉风。凡因肝肺火盛，复感风热所致咽喉肿痛，面赤腮肿，声音难出，汤水不下。

【附记】引自清代吴谦《医宗金鉴》。屡用神效。

2. 开闭散丸

【组成】雄黄 3 克，郁金 15 克，巴豆 3 克（去油），冰片 0.5 克，麝香 0.5 克。

【制法】丸、散剂。上药共研极细末，过筛和匀，或醋糊为丸，如麻子大，贮瓶备用。

【用法】口服。丸剂每次服 1.5 克，用清茶送下。如口噤喉闭，可取药粉少许吹入咽喉内，一会儿吐痰立解，未吐再服。

【功能】解毒通窍、吐痰开闭。

【主治】缠喉风，即喉闭。先胸膈气紧，突然咽喉肿痛，手足厥冷，气不通畅。

【附记】引自陕西省卫生厅《陕西中医验选编》。屡用效捷。

3. 喉风散（一）

【组成】挂金灯 30 克，寒水石 30 克，皂角 15 克，冰片 1.5 克。

【制法】散剂。上药共研极细末，和匀，贮瓶备用，勿令泄气。

【用法】外用。一方三用。①每取本散少许，吹入鼻中；②再取本散少许，吹入咽喉（患处）。③同时取本散 3～5 克纳脐中，或用口唾调敷脐中，外以纱布覆盖，胶布固定。每日各用药 1 次。

【功能】清热解毒、消肿止痛、通窍开闭。

【主治】喉风，喉痹。

【附记】引自程爵棠《百病中医鼻脐疗法》。笔者经验方。多年使用，效果甚佳。

4. 白降吹喉丹

【组成】雄黄 5 克，硼砂 3 克，焰硝 3 克，胆矾 1 克，冰片 0.3 克，玄明粉 3 克。

【制法】散剂。上药共研极细末，和匀，贮瓶备用，勿令泄气。

【用法】外用。每取少许，吹入咽喉内，每日吹 3 次。

【功能】解毒防腐、消肿止痛。

【主治】紧喉风，呼吸困难。

【附记】引自程爵棠《百病中医诸窍疗法》。尹显明方。屡用皆效。

5. 华佗危病方

【组成】巴豆7枚（三生四熟，生者去壳研细，熟者去壳炒研细，去油存性），雄黄6～9克，郁金6～9克。

【制法】散剂。上药共研极细末，和匀，贮瓶备用。

【用法】外用。若口噤咽塞，取此散少许吹入喉中，或布包煎水鼻饲。病轻者亦可取此散1.5～2克入口细咀入咽。

【功能】通窍绦痰、解毒破瘀。

【主治】缠喉风，急性喉痹，白喉（包括现代医学的急性扁桃腺炎，扁桃腺周围脓肿，急性咽炎及咽部脓肿者）。猝然昏倒，失音不语，或牙关紧闭，不省人事。

【附记】引自清代《串雅外编》选注。屡用神效。又《普济本事方》、《太平惠民和剂局方》的解毒雄黄丸就是用巴豆、雄黄、郁金三种组成。主治同上。据古代医籍记载，采用巴豆或以巴豆为主的复方治疗上述各种病变引起的喉梗阻获得很好效果。如福州市传染病院用生熟巴豆散（生熟巴豆各半，去油为细末）治疗白喉及白喉引起的喉梗阻症116例，除9例因白喉伪膜延至喉气管下位，一侧喉管因分泌物过度黏稠，治疗无效外，其余病例经用药后全部解除喉梗阻症状，有效率达91.4%。福建省中医研究所白喉防治小组采用巴豆、雄黄、郁金等药组成的“解白散”，治疗白喉引起的喉梗阻症，观察28例，效果满意。

6. 喉风散（二）

【组成】梅矾30克，生甘草9克，薄荷30克，珍珠1.8克，麝香少许（约0.5克），儿茶15克（嫩红者佳），明雄黄6克（或蒲黄），琥珀1.8克，僵蚕1.3克（自死者，去头足，炙）。

【制法】散剂。上药共研极细末，和匀，贮瓶备用，勿令泄气。

【用法】外用。每取此散少许，吹入咽喉内，每日吹3次。

【功能】清热解毒、通窍止痛。

【主治】缠喉风，塞喉风一切急症。

【附记】引自清代尤存隐《尤氏喉科》。临床屡用，多获良效。

7. 良药散

【组成】寒水石30克，朱砂1克，冰片1克，甘草3克。

【制法】散剂。先将寒水石、朱砂各水飞研为极细末，然后入冰片、甘草粉共研极细末，和匀，贮瓶备用，勿令泄气。

【用法】外用。每取本散少许，以吹药器或芦管吹入咽喉患处，每隔3小时吹1次。

【功能】清热解毒、祛腐生新。

【主治】一切喉风，焮红肿痛，腐烂，或牙龈肿痛。

【加减】诸喉风急症，一般可单独使用本方，亦可以此方为基础，随症加减：如喉风焮红肿痛甚者，加风化硝适量，以泄热软坚：喉风红肿，痰涎壅塞不通者，加生川乌细末少许以软坚逐痰；喉风红肿腐烂者，加鹿角霜细末，以祛腐止烂；烂喉风，腐肉已脱新生将生者，加煅人中白细末，以生肌收敛。

【附记】引自《老中医经验汇编》（第一集）。嘉兴中医院杭芝轩方。屡用效佳。

8. 金液丹

【组成】犀黄1.5克，腰黄6克，硼砂6克，玄明粉9克，冰片 1.5 克。

【制法】散剂。取已经炮制过的玄明粉、硼砂及诸药各研极细末，和匀再研，密闭收贮，放置阴凉干燥处，勿令泄气。

【用法】外用。每用少许，吹入咽喉患处，一天吹 4～5 次。

【功能】清火解毒、祛腐生新、消肿止痛。

【主治】急、慢性咽喉疾患，如烂喉风，烂喉蛾，缠喉风及阴虚喉痹，喉疳等。

【附记】引自《老中医经验汇编》(第一集)。屡用效佳。

9. 拔 毒 膏

【组成】斑蝥虫一味，不拘多少。

【制法】散剂。用纸包住斑蝥虫，放在石灰内使之干燥，研成细末，贮瓶备用。

【用法】外用。用小型普通油膏药两块，烘热分开，再用斑蝥虫粉，用冷开水调成糊状，每膏药中心放药糊少许（如绿豆大）。令患者仰头，将准备好的膏药贴颌下软骨两旁，分开寸许，贴上之后，用手指按平，使之安稳，以局部起水疱即撕下。水疮用消毒针刺破出水，外涂紫药水即可。

【功能】发泡泄毒。

【主治】急性喉痹，喉风，时疫白喉等均可用之。

【附记】引自程爵棠《中医喉科精义》。言庚孚方。屡用效佳。

10. 蒜绳膏药

【组成】大蒜 10 瓣，烂麻绳一寸。

【制法】药膏。上药共捣烂如泥膏状，备用。

【用法】外用。取膏外敷颏中商骨两旁。以发泡为度。余如拔毒膏之法。

【功能】发泡泄毒。

【主治】急喉风。

【附记】引自程爵棠《中医喉科精义》。屡用效佳。

11. 二 圣 散

【组成】鸭嘴胆矾 6 克，僵蚕 15 克（去丝嘴）。

【制法】散剂。上药共研极细末，和匀，贮瓶备用。

【用法】外用。每取本散少许，以竹管吹入喉中，立验。

【功能】祛风清热、消肿止痛。

【主治】缠喉风，急喉痹。

【附记】引自宋代严用和《济生方》。屡用神效。

12. 白 矾 散

【组成】明矾 9 克，巴豆 3 枚（去壳，分作六瓣）。

【制法】散剂。将明矾及巴豆于铫内，慢火熬化为水，候干，去巴豆取矾，研为细末。贮瓶备用。

【用法】外用。每用少许，以芦管吹入喉中。

【功能】消肿止痛。

【主治】缠喉风，急喉痹。

【附记】引自宋代严用和《济生续方》。屡用神效。笔者应用：不去巴豆，即候干烘研极细末，如上法用之，效佳。

13. 牛黄清心丸

【组成】胆南星 30 克（酒制者），麝香 1.5 克，珍珠 1.5 克，冰片 1.5 克，黄连 6 克，防风 3 克，荆芥 6 克，五倍子 3 克，桔梗 3 克，玄参 9 克，茯神 3 克，天竺黄 6 克，明雄黄 6 克，当归 3 克，犀角末 6 克，朱砂 6 克（水飞）。

【制法】 水丸。上药共研细末，和匀，另取甘草 120 克煮汁熬膏，入药粉调和为丸，如龙眼大，朱砂为衣，日中晒干，入瓷瓶中，紧塞，勿走气。

【用法】 口服。临服薄荷汤化下一丸。日服 1～2 次。

【功能】 清热解毒、祛风化痰、消肿止痛。

【主治】 缠喉风。

【附记】 引自清代程国彭《医学心悟》。屡用神效。一般应先服解毒雄黄丸，通后（得吐而通）可服牛黄清心丸。

14. 冰片散

【组成】 冰片 3 克，硼砂 15 克，明雄黄 6 克，黄柏 9 克（蜜炙），靛花 6 克，甘草 9 克（炙），鸡内金 3 克（即鸡肫皮，烧存性），煅人中白 15 克，川黄连 6 克，玄明粉 6 克，铜青 1.5 克（煅），蒲黄 9 克（炒）。一方加牛黄、熊胆、珍珠各 3 克，儿茶 2.4 克，麝香 0.9 克。

【制法】 散剂。上药共研极细末，和匀，贮瓶备用，勿令泄气。

【用法】 外用。每用少许，吹入咽喉患处，日吹 3 次。走马喉风，悬痈，兜腮痈，喉疮，先用小刀点出血，淡盐汤洗之，再吹冰片散。

【功能】 清热解毒、防腐利咽。

【主治】 走马喉风，缠舌喉风，双单乳蛾，喉疔，悬痈，兜腮痈，喉疮等症。

【附记】 引自清代程国彭《医学心悟》。屡用皆效。

15. 矾冰散

【组成】冰片 0.3 克，火硝 0.9 克，胆矾 0.6 克，青黛 0.6 克，僵蚕 1.5 克，硼砂 0.9 克。

【制法】散剂。上药分研极细末，混匀再研细，贮瓶备用，勿泄气。

【用法】外用。每用少许，吹入咽喉即愈。

【功能】清热解毒、消肿止痛。

【主治】喉风，舌大如脬，即时不救即死。

【附记】引自清代叶天士《种福堂公选良方》。屡用神效。

16. 矾青散

【组成】明矾、铜青各等分。

【制法】散剂。上药共研为极细末，和匀，贮瓶备用。

【用法】外用。每用少许，吹入鼻中，即愈。不应，再吹。

【功能】清热化痰、消肿止痛。

【主治】缠喉风。

【附记】引自宋代朱佐《类编朱氏集验医方》。通常用药 1 次，最多 3 次即可见效。本方有“转危为安”之功，故用之多效。

17. 喉风散（三）

【组成】朴硝 15 克，川乌 15 克，当归 1.5 克，牛膝 15 克，麝香 1.5 克，脑子 1.5 克（即龙脑冰片），硼砂 9 克，荆芥 15 克，薄荷 15 克，甘草 15 克，葛粉 15 克，全蝎 7 个。

【制法】散剂。上药共研细末，和匀，贮瓶备用。

【用法】口服。每次服 9 克，每日服 2～3 次，用清米泔水调服，或春用菘菜汁调，夏用黄麦汁调。如不能吞，用豆腐切如棋子块，蘸药入口内含化，或用新艾汁调下立效。

【功能】祛风解毒、芳香通窍。

【主治】干喉风。

【附记】引自元代危亦林《世医得效方》。屡用神效。

18. 宣利丸

【组成】巴豆三七粒（去壳），雄黄 15 克，郁金 15 克，猪牙皂角 15 克，大黄 15 克。

【制法】泛丸。上药共研细末，和匀，入热米饭适量共捣烂调和为丸，如绿豆大，阴干，贮瓶备用。

【用法】口服。每服 7 丸，于五更三点，以冷茶清送下，如未利，再下四五丸。

【功能】解毒通利、消肿止痛。

【主治】喉风，喉痹。

【附记】引自元代危亦林《世医得效方》。屡用神效。

19. 开关润喉散

【组成】梅花冰片一字（约 0.3 克，另研），生麝香一字（约 0.3 克，另研），硼砂 9 克（另研），朴硝 15 克（另研），薄荷叶 15 克，百药煎 15 克，全蝎 15 克（去毒），防风 15 克，粉甘草 15 克，明乳香 9 克（制，另研），没药 9 克（制，另研）。

【制法】散剂。上药除另研药外，余药共研细末，再与已研药混匀同研细，贮瓶备用，勿令泄气。

【用法】口服。每服少许，以小匙挑药干掺咽间及疮上（患处），如在关下，掺舌上，并旋旋咽下，仍用薄荷、桔梗、甘草煎水含漱，或用生薄荷汁调药粉成膏，入口噙化亦妙。

【功能】开关润喉、活血通窍。

【主治】喉风，喉痹，喉痈等一切咽喉急症。

【附记】引自元代危亦林《世医得效方》。屡用神效。

20. 蜡矾丸

【组成】黄蜡 30 克，枯矾 15 克，乳香 4.5 克（去油），没药 4.5 克（去油）。

【制法】蜡丸。先将后 3 味药共研细末，即用黄蜡（熔化）入药粉调和为丸，如梧桐子大，贮瓶备用。

【用法】口服。每次服 6 克，日服 1～2 次，温开水送下。

【功能】活血敛疮、消肿止痛。

【主治】喉风穿腮出脓者。

【附记】引自清代郑梅涧《重楼玉钥》。屡用神效。

21. 地黄散

【组成】小地黄 6 克，京赤芍 2.4 克，牡丹皮 2.4 克，桔梗 2.4 克，苏薄荷 1.8 克，生甘草 1.8 克，茜草 3 克。

【制法】散剂。上药共研为末，和匀，备用。

【用法】口服。上为一日量，加灯心草 21 节，红内消 3 克，用沸水冲泡蒸服，日冲泡 2 次。须与紫正散合开勿离。

【功能】凉血清热、疏风宣肺、消肿止痛。

【主治】喉风。

【加减】孕妇，去丹皮，加四物汤；烦渴，加银锁匙；潮热者，加柴胡、黄芩；热盛者，加连翘、犀角；头痛闭塞者，加开关散；咳嗽者，加麦冬、知母；大便秘结，小便赤涩者，加木通；数日不大便者，加玄明粉；热壅肺闭致气喘促者，加麻黄1.5克，先滚去沫，再入药内同蒸；痰稠者，加贝母；阴虚者，合四物汤。

【附记】引自清代郑梅涧《重楼玉钥》。屡用神效。附方组成如下：

①紫正散：紫荆皮6克，荆芥穗2.4克，北防风2.5克，北细辛1.2克。②开关散：川芎3克，杭白芷2.4克。③银锁匙：天花粉2.4克，玄参3克。④四物汤：生地黄9克，当归6克，川芎2.4克，白芍2.4克（酒炒）。

22. 乌龙膏

【组成】皂荚2挺（去皮弦子），百草霜3克，焰硝3克，硼砂3克，人参3克（另研）。

【制法】药膏。先将皂荚捣碎，加入滚水3000毫升，泡至一时许，挼汁去渣，置砂锅内熬成膏，入好酒50毫升，搅令稠。再将余药研成细粉，拌匀，入白霜梅肉3克（研细），和入皂荚膏，内拌匀即成，贮瓶备用。

【用法】外用。每用少许，以鸡翎蘸贴喉中，涌尽顽痰，却嚼甘草2寸，咽汁吞津。若木舌先用青布蘸水揩之，然后用药。

【功能】涌吐痰涎、消肿止痛。

【主治】一切缠喉急证。

【附记】引自清代张路玉《张氏医通》。屡用神效。

（九）喉 喑

喉喑，古称“声嘶”、“音哑”、“失音”。亦有称“暴喑”、“久喑”的。本病与现代医学之急慢性喉炎，功能性失音，喉肌软化症，及声带病变等病相似。是喉科临床常见多发病。

病 因

多因外感六淫之邪，郁闭肺窍；或七情内伤，气机失畅，肝气郁结；或五脏功能失调，饮食不节；或用声不当，发音过高，过久，耗气伤阴；或因气火痰瘀，结聚不散所致。或由声带病变，如声带充血，或小节，或息肉，或水肿，或肥厚，或萎缩，或麻痹等累及而起。总之无论外因，内因或内外因，皆可致喑。病在声带，为肺所主。正如清代叶天士所言：“金和则鸣，金声则无声，金破碎已无声”。所以致因虽多，无非虚实足矣。

症 状

声音嘶哑，或完全性失音。

治疗方药

1. 纳 气 膏

【组成】党参 32 克，川芎 32 克，当归 32 克，熟地黄 32 克，白芍 32 克，茯苓 32 克，菟丝子 32 克，五味子 32 克，杜仲 32 克，橘红 32 克，巴戟天 32 克，半夏曲 32 克，牛膝 15 克，白术

15 克，补骨脂 15 克，胡芦巴 15 克，益智 15 克，甘草 15 克，石菖蒲 10 克，生姜 5 克，红枣 5 枚，麻油 500 毫升，黄丹 120 克。

【制法】 膏药。上药用麻油熬，黄丹收，摊膏备用。

【用法】 外用。贴脐及脐下。

【功能】 温肾纳气、化痰养血、通风发音。

【主治】 肾虚失音。

【附记】 引自清代吴师机《理瀹骈文》。屡用屡验，久用效佳。本方具有养血，温肾，纳气，化痰，通窍等作用。用于肾虚不纳，血虚不养所致之失音。笔者随师学习，见用本方贴脐治肾虚失音，每收良效。

2. 硼 梅 散

【组成】 净硼砂 18 克，玄明粉 2 克，胆南星 2 克，藏青果 3 克，乌梅肉 18 克，龙脑冰片 1 克。

【制法】 散剂。先将前 5 味药共研极细末，再入冰片同研细，和匀，贮瓶备用，勿令泄气。

【用法】 外用。嘱患者张口仰靠，以吹管取上列药粉适量，对准患者喉部吹入，每隔 4 小时吹 1 次。或加吹鼻中。

【功能】 消炎润咽、化痰开窍。

【主治】 喉喑，日久未愈。

【附记】 引自查少农《中草药外治验方选》。通常连续治疗 3～5 日，喉喑即逐渐如常，效佳。

3. 噙化丸（一）

【组成】 硼砂 20 克，玄明粉 15 克，胆南星 10 克，百药煎 10 克，诃子肉 15 克，上梅片 1.5 克，乌梅肉 20 克。

【制法】药丸。上药除乌梅肉外，余药共研细末，再用乌梅肉捣烂如泥，入上药粉调和为丸，如龙眼核大，贮瓶备用。

【用法】口服。每次服1丸含化，每日2～3次，津液咽下。

【功能】化痰湿、散瘀结。

【主治】喉喑，声带结节，息肉或肥厚等证均可应用。

【附记】引自程爵棠《中医喉科精义》。屡用效佳。本方对于声带疾病（如上述）单见或兼见者均可用之。轻证单用此丸噙化，连含化数日即效；若重证应配服汤剂，疗效甚佳。

4. 济生乌梅丸

【组成】乌梅肉1500克，僵蚕500克，人指甲15克（或用炮山甲30克代），象牙屑30克，酒醋适量。

【制法】蜜丸。取乌梅（优质为佳），用酒醋浸泡一宿，以浸透乌梅为度，去核取肉，焙焦存性，研末；僵蚕用米拌炒黄为度；人指甲用碱水或肥皂水洗净，晒干，再加滑石粉入锅内，同炒至指甲黄色鼓起为度，取出筛出滑石粉，放凉研末；或用泡山甲代用亦可。再将上药混合均匀，同研细和匀，炼蜜为丸，每丸重9克，阴干，贮瓶备用，置干燥通风处，以防受潮霉烂变质。发霉者不可用。

【用法】口服。成人每次服1丸，每日早、中、晚各服1次，用白开水化服。儿童酌减。以上剂量为1疗程。可连续2～3疗程。儿童亦可用乌梅、僵蚕各15～30克，水煎服，每日1剂，日服3次。一般连服10～15天即可见效。

【功能】祛风化瘀、散结软坚。

【主治】各种息肉，如声带息肉，直肠息肉，宫颈息肉，喉息肉（即喉球）等均有一定效果。

【附记】引自龚志贤《龚志贤临床经验集》。本方系龚志贤根据《济生方》乌梅丸加味而成。并云："本方对各种息肉初中期疗效显著，但久病而又复发之固疾，效果就不够理想，这是必须说明的。"笔者体会龚老所言固是。但即使久病固疾，仍然是一个很好的辅助方剂，值得应用。

5. 硼砂散

【组成】 硼砂 30 克，冰片 3 克。

【制法】 散剂。上药共研极细末，和匀，贮瓶备用，勿令泄气。

【用法】 外用。每取本散少许，吹入咽喉部，每隔 1～2 小时吹 1 次，至愈为度。

【功能】 消炎开窍。

【主治】 声嘶。

【附记】 引自程爵棠《百病中医诸窍疗法》。民间秘方。屡用皆效。

6. 消息口服液

【组成】 蒲公英 30 克，夏枯草 30 克，鱼腥草 30 克，胖大海 10 克，茯苓 10 克，赤芍 10 克，蝉蜕 10 克，丹参 10 克，生甘草 10 克。

【制法】 浓缩液。上药加水煎煮 3 次，滤汁去渣，合并滤液，加热浓缩成口服液。每毫升内含生药 2 克。贮瓶备用。

【用法】 口服。每次服 20 毫升，每日服 3 次，7 日为 1 疗程。

【功能】 清热解毒、散结消息。

【主治】 声带息肉。

【附记】引自《程氏医学笔记》。治疗30例，均获痊愈。

7. 开音散

【组成】薄荷9克，蝉蜕9克，桔梗3克，硼砂3克，冰片0.5克。

【制法】散剂。上药共研极细末，和匀，贮瓶备用，勿令泄气。

【用法】外用。用时取本散少许，吹入鼻中，每日吹2～3次。

【功能】疏风散热、宣肺通窍。

【主治】暴喑。

【附记】引自程爵棠《百病中医鼻脐疗法》。笔者祖传秘方。屡用效佳。

8. 益肺散

【组成】诃子、玄参、西洋参各等分，桔梗适量（为总量十分之一）。

【制法】散剂。上药共研极细末，和匀，贮瓶备用。

【用法】外用。用时每取本散少许，吹入鼻中，每日吹3次。同时配合口服，即每次取本散3～5克，用胖大海10克泡水冲服（并代茶频饮），日服3次。

【功能】益气养阴、宣肺通窍。

【主治】声音嘶哑（多因职业使然）。

【附记】引自程爵棠《百病中医鼻脐疗法》。笔者经验方。多年使用，内外并治，屡用屡验，收效颇佳。

9. 山楂散

【组成】焦山楂30克。

【制法】散剂。上药研为细末，贮瓶备用。

【用法】口服。每次服10克，每日服3次，温开水冲服。

【功能】化积消息。

【主治】声带息肉。

【附记】引自《程氏医学笔记》。民间验方。临床屡用，疗效尚属满意。服药期间，勿大声歌唱，使声带得到充分休息，有利于提高和治疗效果。

10. 参母三棱丸

【组成】沙参15克，全瓜蒌15克，法半夏15克，山豆根15克，败酱草15克，川黄柏10克，知母10克，玄参10克，门冬10克，僵蚕10克，贝母10克，三棱10克，炮山甲6克，薄荷6克，木蝴蝶6克，五味子6克，生甘草6克。

【制法】蜜丸。上药共研细末，和匀，炼蜜为丸，如梧桐子大，阴干，贮瓶备用。

【用法】口服。每次服9克，每日服3次，温开水送服。儿童酌减，10日为1疗程。

【功能】清热养阴、化痰散结、破瘀通络。

【主治】声带结节。

【附记】引自《集验中成药》。治疗50例，治愈41例，显效5例，有效3例，无效1例。

11. 铁笛丸（一）

【组成】诃子肉30克，茯苓30克，凤凰衣3克（去硬壳），桔梗60克，青果12克，麦冬30克，川贝母60克，瓜蒌皮30克，甘草60克，玄参30克。

【制法】蜜丸。上药除麦冬外，余药共研细末，过筛和匀，取部分细粉，与麦冬轧碎，晒干或低温干燥，轧为细粉，再与其余细粉和匀过80～100目筛。再取炼蜜［每药粉300克，约用炼蜜（116℃）375克，和药时蜜温95℃］与上药搅拌均匀，成滋润团块分坨，搓条，制丸，每丸重3克。阴干，贮瓶备用。

【用法】口服。每次服1丸，每日服2次，温开水送服。

【功能】润肺润咽喉。

【主治】由肺火上炎引起的咽喉干痒，发音声哑。

【附记】引自《北京市中药成方选集》。屡用效佳。忌食辛辣之物。

12. 清音丸（一）

【组成】玄参30克，桔梗30克，山豆根30克，胖大海30克，薄荷叶30克，硼砂30克，金果榄30克，射干30克，黄连30克，金银花45克，麦冬45克，诃子肉60克（煨），黄芩15克，栀子15克，锦灯笼15克，川贝母15克，甘草15克。

【制法】蜜丸。上药除麦冬外，余药玄参等共轧为粗末，取部分粗末，与麦门冬同捣烂，晒干或低温干燥，再与其余粗末共轧为细粉，和匀过80～100目筛。再取炼蜜［每药粉300克，约用炼蜜（112℃）300克，和药时蜜温100℃］与上药粉搅拌均匀，成滋润团块，分坨，搓条，制丸，每丸重3克，阴干，贮瓶备用。

【用法】口服。每次服1丸，日服2次，含在口中，缓缓咽下。

【功能】养阴清热、生津止渴。

【主治】由肺胃热盛引起的咽喉肿痛，音哑声嘶，口干舌燥。

【附记】引自《全国中药成药处方集》（天津方）。屡用效佳。

13. 都气丸

【组成】熟地黄240克，山药120克，山茱萸120克（酒蒸），牡丹皮90克，泽泻90克，茯苓90克，五味子60克（醋蒸）。

【制法】蜜丸。上药以山药到茯苓等五味药共轧为粗末，与熟地黄、五味子同研碎或捣烂，晒干或低温干燥，再共轧为细粉，和匀过80～100目筛。再取炼蜜［每药粉300克，约用炼蜜（120℃）336克，和药时蜜温100℃］与上药粉搅拌均匀，成滋润团块，分坨，搓条，制丸，每丸重9克，阴干，分装备用。

【用法】口服。每次服1丸，日服2次，用温开水或淡盐汤送服。冬季可用酒送。

【功能】滋补肾水、养阴益气。

【主治】由肾阴亏损引起的虚火上炎，声嘶失音，咳嗽吐血，气短而喘。

【附记】引自《北京市中药成方选集》（《医方集解》方）。屡用效佳。

14. 铁笛丸（二）

【组成】薄荷120克（一作75克），连翘75克，川芎75克，甘草60克（一作75克），桔梗60克（一作45克），百药煎60克，大黄30克，诃子肉30克，砂仁30克。

【制法】蜜丸。上药共研细末，和匀过 80～100 目筛，炼蜜为丸，每丸重 3 克。贮瓶备用。

【用法】口服。每次服 1 丸，每日服 2～3 次，含口内徐徐融化咽下。

【功能】清肺利咽开音。

【主治】失音声哑。

【附记】引自叶显纯《常用中成药》。验方。屡用效佳。又《许履和外科医案医话集》铁笛丸，与本方同，仅方中三味药剂量有异（许括号内），并由鸡蛋清和丸，余同上。

15. 清音丸（二）

【组成】橄榄干 2880 克，寒水石 1920 克，桔梗 1920 克，大青叶 1920 克，甘草 960 克，飞硼砂 150 克，薄荷脑 36 克，冰片 3 克。

【制法】蜜丸。上药共研细末，和匀过筛，炼蜜为丸，每丸重 3 克。分装备用。

【用法】口服。每次服 1 丸，每日服 2～3 次，含在口内，缓缓咽下。

【功能】清热、利咽、开音。

【主治】咽喉肿痛，音哑声嘶，咽下不利等症。

【附记】引自叶显纯《常用中成药》。验方。屡用效佳。本方也可制成片剂。每次含 2 片，日服 3 次，余同上。

16. 参归散

【组成】党参、全当归、山萸肉、生地黄、熟地黄、茯苓、天名精、龙葵、枸杞子、白芍、升麻、石龙芮、生甘草各等分。

【制法】散剂。上药共研细末，和匀过筛，贮瓶备用。

【用法】口服。每次服9克，每日服3次，温开水冲服或含服，1周为1疗程。

【功能】滋肾健脾、清热利咽。

【主治】声带息肉。

【附记】引自《集验中成药》。治疗50例，治愈39例，显效8例，有效2例，无效1例。总有效率为98%。

17. 二甲银蒲丸

【组成】蒲公英20克，银花20克，败酱草20克，鳖甲10克，海藻10克，红花10克，桃仁10克，穿山甲10克（炮），郁金10克，川黄柏10克，知母10克，生甘草6克。

【制法】水丸。上药共研细末，和匀过筛，水泛为丸，如梧桐子大，晒干，贮瓶备用。

【用法】口服。每次服9克，每日服3次，温开水送服。10天为1疗程。

【功能】清热解毒、软坚散结、活血通络。

【主治】声带小结。

【加减】气滞者，加青皮、陈皮、枳壳各10克；有血瘀者，加泽兰、王不留行、路路通各10克；嘶哑严重者，加射干、木蝴蝶各10克。

【附记】引自《集验中成药》。治疗87例，治愈71例，显效15例，无效1例。治愈显效率为98.85%。

18. 贝母膏

【组成】浙贝母150克，莱菔子100克，款冬花50克，核桃仁120克，蜂蜜250克。

【制法】膏滋。先将浙贝母、莱菔子、款冬花共研为极细末，然后加入核桃仁捣烂如泥状，再加入蜂蜜搅拌均匀，装入瓶内蒸60分钟，即可成膏状。

【用法】口服。于每日早、中、晚饭前130分钟各服1汤匙（约10克），以温开水送服。

【功能】化痰润肺、利咽开音。

【主治】功能性失音。

【附记】引自《集验中成药》。治疗136例，经用药3～6天后，结果治愈130例，显效4例，有效2例。总有效率达100%。

19. 消结散

【组成】海藻15克，昆布15克，牡蛎30克，当归12克，赤芍12克，川芎12克，麦冬12克，蒲公英20克，金银花20克，浙贝母9克，陈皮9克。

【制法】散剂。上药共研细末，和匀过筛，贮瓶备用。

【用法】口服。每次服9克，每日服3次，温开水冲服。10日为1疗程。

【功能】软坚散结、活血解毒。

【主治】声带小结。

【加减】若声带水肿者，加泽泻、白茅根；若结节质坚而不消散者，加莪术、炮山甲；若声带充血者，加玄参、石斛；若咽喉肿痛较甚者，加山豆根；若小结呈白色突起者，加太子参、黄芪，并减轻蒲公英、金银花之用量。

【附记】引自《程氏医学笔记》。治疗57例，治愈46例，显效7例，有效3例，无效1例。总有效为98.25%。

20. 归牛口服液

【组成】败酱草15克，牛蒡子15克，全瓜蒌15克，夏枯草15克，百合12克，茯苓12克，前胡12克，法半夏12克，全当归12克，白术10克，赤芍10克，桔梗10克，沙参12克。

【制法】浓缩液。上药加水煎煮3次，滤汁去渣，合并滤液，加热浓缩成口服液。每毫升内含生药2克。贮瓶备用。

【用法】口服。每次服20毫升，每日服3次。10日为1疗程。

【功能】清热化痰、消息散结。

【主治】声带息肉。

【加减】咽喉干痛甚者，加玄参、莱菔子、玉竹各10克；失音者，加凤凰衣、木蝴蝶各5克；大便秘结者，加生大黄（后入）、玄明粉（冲服）各10克。

【附记】引自《集验百病良方》。临床屡用，疗效尚属满意。

21. 通音膏

【组成】川贝母90克，核桃仁60克，款冬花30克，蜂蜜120克。

【制法】煎膏。先将川贝母、款冬花共研细末，再加入核桃共捣烂如泥，加蜂蜜搅匀，用瓷盆置笼屉上蒸一小时即如膏状，贮瓶备用。

【用法】口服。于每日早、中、晚饭前30分钟各服一大匙（约9克），温开水送下。

【功能】润肺利咽、补气定喘。

【主治】失音症。

【附记】引自曹春林《中药制剂汇编》。屡用效佳。

22. 养阴润肺散

【组成】生地黄15克，玄参12克，麦冬9克，桔梗9克，甘草4.5克，龙利叶12克，桑白皮9克，瓜蒌皮12克，柿霜9克，茜草9克，赤芍9克，红药3克，三七末3克。

【制法】散剂。上药共研细末，过筛和匀，贮瓶备用。

【用法】口服。每次服9克，每日服3次，温开水冲服。

【功能】养阴润肺、活血祛瘀。

【主治】声带息肉（阴虚火炎型）。

【附记】引自《名医治验良方》。杨志仁方。多年应用，效果颇佳。

23. 清肝丸

【组成】柴胡12克，白芍12克，当归10克，栀子12克，枳实12克，桔梗10克，射干12克，蝉蜕9克，苏子15克，半夏12克，前胡10克，白芥子9克，甘草10克。

【制法】蜜丸。上药共研细末，过筛和匀，炼蜜为丸，每丸重9克。分装备用。

【用法】口服。每次服1丸，每日服3次，放口内嚼碎含化，缓缓咽下。

【功能】清肝利咽、降逆化痰。

【主治】声带息肉（肝气上逆，壅滞咽喉型）。

【加减】肝热偏重者，去半夏、白芥子，加黄芩、龙胆、青果、丹皮；肝阴不足而肝阳偏亢者，去苏子、半夏、白芥子、前胡，加生地黄、丹皮、酸枣仁、五味子、降香，并可加重白芍至

20克；若湿痰为主者，去栀子、射干，加茯苓、陈皮；因逆气壅肺而化热伤津者，去半夏、白芥子、前胡，加降香、生地黄、麦冬、腊梅花。

【附记】引自《名医治验良方》。宋根信方。多年临床应用，以上方为基础，并随症灵活加减，治疗声带息肉或声带水肿，或二者兼有者，效果尚满意。治疗单纯声带水肿而失音，疗程尤短，一般在2～5天。治疗声带息肉或兼有水肿者，疗程稍长，一般声音恢复正常在6～15天，息肉完全消失在15～45天。若息肉较大（直径在4毫米以上）者，息肉完全消失时间还可能更长些。治疗过程中，息肉多由红色逐渐变为淡红色，白色，同时由大变小，最后消失。

24. 滋肾开音膏

【组成】百合200克，生地黄150克，熟地黄200克，麦冬200克，玄参150克，当归100克，杭白芍150克，桂枝50克，贝母100克，木蝴蝶100克，蝉蜕90克，胖大海60克，诃子100克，桔梗100克，金银花150克，生甘草60克，连翘60克。

【制法】膏滋。上药加水煎煮3次，滤汁去渣，合并滤液，加热浓缩为清膏，再加蜂蜜300克，收膏即成。贮瓶备用。

【用法】口服。每次服15～30克，每日服2次，白开水调服。

【功能】滋补肾阴、润肺开音。

【主治】慢性声音嘶哑，常伴有喉咙干燥，微有刺痛感，或局部有痒感，异物感，入夜后喉咙不适，干燥感觉更加明显，并常伴有干咳或咳吐少量的黏液痰，且多有清嗓子动作，表现为“吭喀”不已等。

【加减】气短懒言，容易感冒者，加生黄芪150克，炒白术

150克，防风60克；虚火较旺，口咽干燥者，加黄柏60克，知母60克，天冬150克；声带小结或声带息肉者，加夏枯草200克，海藻150克，生牡蛎200克，赤芍150克，丹参150克；咳吐痰涎较多者，加制半夏100克，僵蚕150克，茯苓150克，陈皮60克。

【附记】引自汪文娟《中医膏方指南》。屡用效佳。同时要注意自我调摄：①患者应注意保护嗓音，注意休音，忌大声喊叫，以免加重病情；②禁烟酒，忌辛辣、煎炙、燥热的食物，以免影响疗效，加重病情；③及时治愈邻近器官病变炎症，消除诱因，以免本病的发生。

25. 宣肺散（膏）

【组成】诃子15克，桔梗30克，甘草5克，制香附15克。

【制法】散剂。上药共研细末，和匀，贮瓶备用。

【用法】口服。每次服9克，每日服3次，温开水冲服。同时，每取本散15克，以食醋调匀成糊状，外敷于两足心涌泉穴上。上盖敷料，胶布固定。每日换药1次，10次为1疗程。

【功能】疏肝解郁、宣肺开音。

【主治】声带麻痹。

【附记】引自程爵棠《足底疗法治百病》。笔者祖传秘方。此方适用于肝气不舒，肺气郁闭所致之声带麻痹。验之临床，确有良效。

26. 疹哑散

【组成】川贝母9克，汉三七4.5克。

【制法】散剂。将汉三七研为细末备用。

【用法】口服。将川贝母煎水冲服汉三七末。

【功能】化痰散瘀、通窍开闭。

【主治】麻疹后哑。

【附记】引自河北省中医研究院《十万金·麻疹》。蕲祥云方。屡用特效。

27. 儿茶散

【组成】儿茶 3 克，朱砂 2 克，冰片 0.5 克。

【制法】散剂。上药共研极细末，和匀，贮瓶备用，勿令泄气。

【用法】口服。每次服 1.5 克，一日服 1 次，温开水送服。

【功能】活血、清心、开窍。

【主治】麻疹后失音。

【附记】引自《中国当代中医名人志》。陈雪霖方。屡用效佳。又《十万金方·麻疹》唐山市罗各庄研究小组用冰片、儿茶各等份，共研极细末，用少许吹于喉中，或用白开水调服。用治小儿麻疹后失音，有一定疗效。而《医宗金鉴》儿茶散则用硼砂 6 克，儿茶 15 克，共研细末，凉水调服，每次 0.3～0.6 克。治疹后失音，效佳。

28. 桃红散

【组成】桃仁 6 克，红花 6 克，桔梗 6 克，甘草 6 克，柴胡 6 克，枳壳 6 克，生地黄 9 克，玄参 9 克，当归 9 克，赤芍 9 克，麦冬 12 克，沙参 12 克，石斛 12 克。

【制法】散剂。上药共研细末，和匀，贮瓶备用。

【用法】口服。每次服 9 克，每日服 2～3 次，温开水冲服。

【功能】养阴清热、活血化瘀。

【主治】声带结节。

【加减】声带充血而起结节者，加牛膝、丹参；肺气不利者，加蝉蜕、胖大海。

【附记】引自《名医治验良方》。蔡福养方。屡用屡验，效佳。

29. 熄风开音散

【组成】防风 6 克，防己 6 克，秦艽 6 克，牛蒡子 9 克，射干 4.5 克，桔梗 4.5 克，甘草 2.4 克，络石藤 9 克，生薏苡仁 12 克，僵蚕 9 克，蒺藜 9 克，赤芍 9 克，白芍 9 克。

【制法】散剂。上药共研细末，和匀，贮瓶备用。

【用法】口服。每次服 9 克，每日服 3 次，温开水冲服。或每日 1 剂，水煎服。

【功能】息风化痰、渗湿通络。

【主治】声带麻痹。

【加减】临证应用本方，可随症略作加减。

【附记】引自《名医治验良方》。齐强方。屡用效佳。

30. 噙化丸（二）

【组成】南薄荷叶 45 克，楝参 15 克，怀生地 30 克，生甘草 60 克，桔梗 9 克，山豆根 24 克，片脑 0.9 克。

【制法】蜜丸。上药共研细末，和匀，炼蜜为丸，如龙眼大，阴干，分装备用。

【用法】口服。每一丸分 3 次，临卧将丸噙入口中，津液渐渐化下。

【功能】疏风清热、凉血利咽。

【主治】咽喉肿痛，或声不清，或声哑咽喉干燥，并治喉疮。

【附记】引自明代龚廷贤《万病回春》。屡用神效。

31. 上宫清代丸

【组成】黄连 18 克，桔梗 18 克，山豆根 12 克，粉甘草 12 克，薄荷叶 3 克，硼砂 1.8 克。

【制法】蜜丸。上药共研细末，和匀，炼蜜为丸，如芡实大，分装备用。

【用法】口服。每用 1 丸置口内，时时含化，缓缓咽下。每日 3 次。

【功能】清热解毒、宣肺开音。

【主治】积热上攻，痰涎壅塞，喉痛声哑，肿痛难禁。

【附记】引自明代龚廷贤《寿世保元》。屡用神效。

32. 铁笛丸（三）

【组成】当归 30 克（酒洗），熟地黄 30 克，生地黄 30 克，天冬 15 克（盐炒），黄柏 30 克（蜜炒），知母 15 克，麦冬 15 克（盐炒），玄参 6 克，白茯苓 30 克（去皮），诃子 15 克，阿胶 15 克（炒），人乳 30 克，牛乳 30 克，乌梅肉 15 枚，甜梨汁 1 碗。

【制法】蜜丸。上药共研细末，乌梅肉捣烂，入乳汁、梨汁和匀，炼蜜为丸，如黄豆大，阴干，贮瓶备用。

【用法】口服。每次服 9 克（八九十丸），用诃子汤下，萝卜汤亦可，日服 1～2 次。

【功能】滋阴降火、润肺开音。

【主治】声嘶失音。

【附记】引自明代龚廷贤《寿世保元》。屡用效佳。

33. 发声散

【组成】瓜蒌皮、僵蚕（去头，炒黄）、甘草（炒黄）各等份。

【制法】散剂。上药共研细末，和匀，贮瓶备用。

【用法】口服。每次服9克，用温酒或生姜汁调下。或取1.5克，置舌上，含化咽下亦可。每日2～3次。

【功能】消炎润肺、疏风发声。

【主治】咽喉语声不出。

【附记】引自郑显庭《丸散膏丹集成》。王海藏方。屡用效佳。

34. 清音丸（三）

【组成】桔梗30克，诃子30克，甘草15克，硼砂9克，青黛9克，冰片0.9克。

【制法】蜜丸。上药共研细末，和匀，炼蜜为丸，如龙眼核大，分装备用。

【用法】口服。每服1丸，口含化下，每日2～3次。

【功能】解毒、宣肺、清音。

【主治】声嘶失音。

【附记】引自郑显庭《丸散膏丹集成》。（统旨方）。屡用效佳。

35. 清肺膏

【组成】党参32克，陈皮32克，贝母32克，半夏32克，桔梗32克，茯苓32克，桑白皮32克，知母32克，枳壳32克，杏仁32克，款冬花32克，麦冬32克，地骨皮32克，黄芩32克，生地黄32克，炒黄连15克，木通15克，五味子15克，苏子15克，诃子肉15克，石菖蒲15克，甘草15克，生姜15克，枇杷叶128克，百合128克。麻油、黄丹各适量。

【制法】膏药。上药麻油熬，黄丹收，阿胶25克搅。

【用法】外用。贴胸口。

【功能】清肺、化痰、利咽。

【主治】肺病及失音。

【附记】引自清代吴师机《理瀹骈文》。屡用有效。

36. 麝斑散

【组成】斑蝥12克（拌糯米炒黄，去米），血竭2克，乳香2克，没药2克，全蝎2克，玄参2克，麝香1克，冰片1克。

【制法】散剂。上药共研极细末，和匀，贮瓶备用，勿令泄气。

【用法】外用。先在患者颈前按压，找到明显的压痛点（阿是穴）后，以甲紫标记，再用小块胶布剪一小孔，对准标记处贴上，挑药末如黄豆大置孔中，上用胶布固定。夏天2～3小时即起疱，冬天6小时后起疱。起疱后揭去胶布，以消毒针头刺破水疱，流出黄水，涂以甲紫，盖上敷料，数日可愈。

【功能】滋阴、活血、排毒。

【主治】失音。凡急慢性喉炎，喉头结核，声带息肉，结节，创伤等引起的失音，均可用之。

【附记】引自程爵棠《穴位贴敷治百病》。屡用神效，一般1次即愈。

（十）喉　疮

喉疮，与现代医学之“咽部溃疡”病相似，是喉科临床常见多发病。

病　因

多因外感六淫之邪（风热居多），或饮食不节，热壅肺胃，或肝肾阴虚，虚火上炎，或脾肺气虚，阳不化阴，咽喉失养等因所致。

症　状

咽喉某部出现红黄溃疡点1枚或数枚，状如粟形，甚则日久满喉生疮，渐变紫黑色，微痛，吞咽痛甚。

治疗方药

1. 吹喉散

【组成】 薄荷15克，人中白15克，硼砂15克，朱砂7.5克，雄黄18克，冰片3克，明矾45克。

【制法】 散剂。上药共研极细末，和匀，贮瓶备用，勿令泄气。

【用法】 外用。每取此散少许（适量）吹敷患处，每日1～2次。

【功能】 清热解毒、祛风燥湿、防腐利咽。

【主治】暴发咽喉肿痛，溃烂，不能饮食，及小儿一切口疮，牙疳，鹅口疮等。

【附记】引自程爵棠《民间秘方治百病》。屡用效佳。

2. 八宝珠黄散

【组成】珍珠粉1.5克，川贝母6克，煅龙骨1.5克，琥珀3克，犀黄2.4克，飞朱砂3克，煅人中白4.5克，煅石膏6克，大梅片2.4克。

【制法】散剂。上药除犀黄、梅片外，余药共研极细末，过筛，再入犀黄、梅片同研和匀，贮瓶备用，勿令泄气。

【用法】外用。每次取药末少许，吹入患部，每日吹2～3次。

【功能】清热解毒、收敛防腐。

【主治】咽喉糜烂，口舌生疮，经久不愈者尤宜。

【附记】引自上海市中医研究所《张赞臣临床经验选编》。屡用效佳。

3. 消肿代万散

【组成】火硝5克，薄荷6克，硼砂5克，冰片1克，猪牙皂角2克。

【制法】散剂。先用牛皮纸数层包好火硝，热烘以去咸气研末，再入各药共研极细末，过筛再研和匀，贮瓶备用。勿令泄气。

【用法】外用。凡遇咽喉肿疡脓成未溃破者，即用此药末撒入疮头，可破疮排脓，有代刀穿破之功。

【功能】清热解毒、破头排脓。

【主治】咽喉肿疡，脓成未溃者。

【附记】引自清代尤乘《尤氏喉科秘传》。屡用特效。本方使用简便，安全可靠，破疮头甚速，可免刀切疮头之痛。

4. 生肌散

【组成】赤石脂30克，乳香30克，没药10克，轻粉7克，硼砂7克，煅龙骨30克，儿茶7克，大梅片1克。

【制法】散剂。上药分别研成细末，称准和匀，再研过筛，贮瓶备用，勿令泄气。

【用法】外用。每次取药末少许，吹布患处，日吹数次。

【功能】清热解毒、祛腐消肿、生肌敛疮。

【主治】咽喉溃疡及脓肿溃破后，久不收口者。

【附记】引自朱祥云《咽炎与扁桃腺炎》。屡用效佳。

5. 喉疳散

【组成】牛黄1克，麝香0.5克，珍珠粉2.5克，雄黄2.5克，芦荟2.5克，儿茶2.5克，冰片1.5克，硼砂2.5克，川黄连1.5克。

【制法】散剂。上药除牛黄、麝香、冰片外，余药共研极细末，再入余三味共研极细末，和匀，贮瓶备用，勿令泄气。

【用法】外用。每次取药末少许，吹入患部，每日吹3～4次。

【功能】清热解毒、防腐消肿。

【主治】喉疳，口疮，口糜等复发性咽部，口腔溃疡。

【附记】引自程爵棠《中医喉科精义》。屡用效佳。

6. 柳花散

【组成】青黛30克，蒲黄30克（炒），黄柏30克（炒），人中白30克，冰片0.9克，硼砂15克。

【制法】散剂。上药共研极细末，和匀，贮瓶备用，勿令泄气。

【用法】外用。每取此散少许，吹入咽喉患处，每日吹3次。

【功能】清热解毒、消肿止痛、祛腐敛疮。

【主治】喉疮，并口舌生疮，咽喉肿痛诸症。

【附记】引自清代程国彭《医学心悟》。屡用特效。

7. 吹毒散

【组成】薄荷3克，儿茶0.6克，珍珠0.6克，朱砂3克，甘草0.3克，牛黄0.3克，冰片0.3克。一般宜加煅天灵盖骨3克，如广疮结毒加轻粉0.9克。

【制法】散剂。上药共研极细末，和匀，贮瓶备用，勿令泄气。

【用法】外用。每取此散少许吹入患处，每日吹3次。

【功能】清热解毒、化腐生肌。

【主治】口舌喉内结毒。

【附记】引自清代尤存隐《尤氏喉科》。屡用神效。

8. 碧雪散

【组成】蒲黄、青黛、硼砂、明牙硝、生甘草各等分。

【制法】散剂。上药共研极细末，和匀，贮瓶备用。

【用法】外用。每取此散少许，吹入咽喉患处，一日吹3次。

【功能】清热解毒、凉血消肿、止痛。

【主治】小儿悬痈（重腭）。

【附记】引自清代陈复正《幼幼集成》。屡用皆效。

9. 喉痈汤散

【组成】蒲公英15克，板蓝根15克，半边莲15克，垂盆草18克。净硼砂6克，净芒硝3克，僵蚕1克，明雄黄1克，龙脑冰片1克。

【制法】汤散。先将前4味药加清水约1500毫升煎至约1000毫升离火，过滤，贮瓶备用。再将后5种药共研成极细末，和匀，贮瓶备用。

【用法】外用。每次以上列药汁半茶杯，含漱，漱后以吹管取上药粉适量吹入患处。每隔2小时吹1次，夜间可隔4小时吹1次。

【功能】清热消肿、消肿止痛。

【主治】喉痈（扁桃体脓肿）。

【附记】引自查少农《中草药外治验方选》。屡用效佳。

10. 喉 痈 膏

【组成】乌蔹莓35克，生大黄35克，冰片5克，猪胆汁15个。

【制法】药膏。先将前2味药烘脆共研细末，再入冰片同研细，和匀；次将猪胆剪破取汁，入铜勺内熬稠待冷，投入上列药粉调和成软膏状，贮瓶备用。

【用法】外用。每取软膏适量，摊于布片上，贴于下颌肿硬处，如发痒则揭下，待不痒时再重贴 1 次。

【功能】清热解毒、消肿止痛。

【主治】喉痈（扁桃体脓肿）。

【附记】引自查少农《中草药外治验方选》。屡用皆效。

11. 玉屑散

【组成】薄荷 15 克，硼砂 17.5 克，雄黄 15 克，儿茶 5 克，冰片 1.5 克。

【制法】散剂。上药共研极细末，和匀，贮瓶备用，勿令泄气。

【用法】外用。每取此散少许，吹撒患处，一日吹 8～9 次。

【功能】清热解毒、祛腐生肌。

【主治】咽喉舌口颈项破烂诸痛。

【附记】引自清代尤乘《尤氏喉科秘传》。屡用皆效。

12. 冰黄散

【组成】冰片 3 克，黄柏 3 克，蒲黄 3 克，人中白 3 克，甘草 0.5 克，青黛 1.5 克，朴硝 1.5 克，硼砂 1.5 克，黄连 5 克，薄荷 5 克，枯矾 1 克。

【制法】散剂。上药共研极细末，和匀，贮瓶备用，勿令泄气。

【用法】外用。局部吹撒，每日吹 3～4 次。

【功能】清热解毒、收湿敛疮、消肿止痛。

【主治】咽部红肿溃烂。

【附记】引自清代程永培校刊《咽喉经验秘传》。屡用效佳。

（十一）疫喉及其他

疫喉是一种急性传染性咽喉病，且发病急骤，传染甚速。

病　因

多因感受流行时毒（疫），或食入不洁之食物所致。

症　状

咽喉肿胀，牙关拘急，汤药难入，鼻塞气促，痧闷脉伏。

治疗方药

1. 通关散

【组成】薄荷、猪牙皂角各等份。

【制法】散剂。上药共研极细末，和匀，贮瓶备用。

【用法】外用。每服此散少许，以纸片卷条蘸药粉点入鼻中。俟得喷嚏则口开，再进汤药，随证治之。

【功能】通窍开噤。

【主治】疫喉。

【附记】引自郑显庭《丸散膏丹集成》。屡用屡验。笔者临证应用，常依本方加雄黄等份，麝香少许。验之临床，疗效尤佳。

2. 解毒消肿散

【组成】板蓝根 15 克，挂金灯 15 克，雄黄 15 克，皂角 9

克，细辛 3 克，龙脑冰片 3 克。

【制法】散剂。先将前五味药共研极细末，再入冰片同研细，和匀，贮瓶备用，勿令泄气。

【用法】外用。用时每取本散少许，吹入鼻中，再吹入咽喉患处。每日各吹 2～3 次。

【功能】清热解毒、通窍开噤、消肿止痛。

【主治】疫喉、喉痹。

【附记】引自程爵棠《百病中医诸窍疗法》。笔者经验方。屡用效佳。待口噤解开后，再随症配用汤剂内服，则奏效尤捷。

3. 吹喉方

【组成】硼砂 9 克，冰片 1 克，胆矾 1.5 克，白芥子 6 克。

【制法】散剂。上药共研极细末，和匀，贮瓶备用，勿令泄气。

【用法】外用。每取少许吹喉（患处），一日吹 3 次。

【功能】消肿散结。

【主治】喉瘤。

【附记】引自程爵棠《中医喉科精义》。屡用效佳。

4. 麝香散

【组成】麝香 6 克，冰片 0.3 克，川黄连 3 克（另研）。

【制法】散剂。上药共研极细末，和匀，贮瓶备用，勿令泄气。

【用法】外用。每用少许吹入患处，每日吹 5～6 次。

【功能】芳香通窍、解毒散结。

【主治】喉瘤。

【附记】引自清代程国彭《医学心悟》。屡用特效。

5. 沈蓦溪吹喉方

【组成】鸡内金、挂金灯子、蒲黄、白芷各15克，冰片3克(另研)，青黛12克，鹿角节灰6克，甘草9克，薄荷12克。

【制法】散剂。上药共研极细末，和匀，贮瓶备用，勿令泄气。

【用法】外用。每用少许，吹入咽喉患处，日吹3次。

【功能】散瘀消坚、祛风解毒、消肿止痛。

【主治】牙咬，舌根痛，重舌，喉蛾，喉菌。

【附记】引自清代尤存隐《尤氏喉科》。屡用神效。牙咬七日愈，舌根痛五日愈，重舌七日愈，喉蛾三四日愈，喉菌半月愈。

6. 加味碧玉散

【组成】硼砂10克，胆矾1.2克，山豆根3克，冰片1克。

【制法】散剂。上药共研极细末，和匀，贮瓶备用，勿令泄气。

【用法】外用。每用少许，吹入患处，一日吹3次。

【功能】消肿软坚。

【主治】喉痹，喉菌，喉疮等。

【附记】引自程爵棠《百病中医诸窍疗法》。耿鉴廷方。屡用效佳。

7. 吹喉消肿散

【组成】硼砂4.5克，玉丹0.15克，黄柏0.06克，明腰黄

0.6克，蒲黄0.6克，白芷0.03克，大梅片0.6克，甘草0.3克，薄荷0.1克。

【制法】散剂。上药共研极细末，和匀，贮瓶备用，勿令泄气。

【用法】外用。每用少许，吹入咽喉患处，一日吹数次。

【功能】散风泄火、攻坚破积。

【主治】喉癌。

【加减】同时随症配用内服汤剂。①痰火壅盛者，以葶苈子3克，旋覆花3克，马兜铃4.5克，牛蒡子9克，桔梗3克，光杏仁9克，川贝母9克，莱菔子9克，黑栀子9克，淡黄芩6克，连翘9克，蝉蜕1.5克。每日1剂，水煎服。②津伤痰凝者，以京玄参9克，紫蛤壳9克，甜杏仁9克，大麦冬9克，赭石12克，川贝母6克，白英15克，马兜铃4.5克，冬瓜子9克，莱菔子9克，郁李仁9克，穞豆衣9克，夜百花1克。每日1剂，水煎服。

【附记】引自程爵棠《百病中医诸窍疗法》。黄冕群方。曾治疗1例获痊愈。

8. 喉菌丸

【组成】炙全蝎9克，炙蜈蚣9克，壁虎30条，硼砂30克，明矾15克，僵蚕15克，山慈菇30克，儿茶30克，射干15克，大蒜汁（适量）。

【制法】汁丸。壁虎用粳米60克同炒至焦黄，去粳米，同其他药物共研极细末，和匀，以大蒜汁调和为丸，如梧桐子大。阴干，贮瓶备用。

【用法】口服。每次服3克，口内含化，徐徐咽下，一日服3次。

【功能】通络散结、解毒利咽。

【主治】咽喉及其附近的恶性肿瘤均可用之。

【附记】引自程爵棠《中医喉科精义》。笔者家传喉科秘方。通过临床反复验证，对喉菌具有一定的治疗效果。若与汤剂配合用之，甚效。

9. 清降丸

【组成】皂角子18.8克，板蓝根18.8克，玄参18.8克，赤芍18.8克，晚蚕沙18.8克，麦冬18.8克，生大黄18.8克，白茅根18.8克，金银花18.8克，连翘18.8克，大生地18.8克，粉丹皮12.5克，青黛9克，薄荷9克，川贝母9克，甘草6克。

【制法】蜜丸。上药共研细末，和匀，炼蜜为丸，每丸重1.6克，贮瓶备用。

【用法】口服。每次服1～6丸，每日服2～3次，白开水送服。

【功能】清热凉营、解毒消肿。

【主治】急性咽炎（喉痛），扁桃腺炎（乳蛾），腮腺炎（痄腮），猩红热（烂喉痧），疱疹性口腔炎（口疮）等喉病而伴有大便秘结者可用之。

【附记】引自程爵棠《中医喉科精义》。何世英方。屡用效佳。笔者应用，一般多改作汤剂，剂量减半。若热毒壅盛，尚未入营者，去白茅根、生地黄。已入营者，则酌情用之。并加生石膏15克，效佳。每日1剂，水煎服，日服3次。

10. 二砂散

【组成】硼砂、砂仁、甘草各10克。

【制法】散剂。上药共研极细末，和匀，贮瓶备用。

【用法】口服。每以棉裹少许，噙于口中，旋旋咽津，久之随痰而出或下入腹中。

【功能】消炎、防腐、通咽。

【主治】一切硬骨鲠喉。

【附记】引自《中国当代中医名人志》。杨明同方。屡用效捷。

11. 骨鲠散

【组成】人指甲 2 克（焙脆），冰片 1 克，威灵仙 10 克。

【制法】散剂。上药除威灵仙外，共研细末，贮瓶备用。

【用法】口服。先将威灵仙煎汤冷却，漱口数次，并徐徐咽完，然后取药粉适量吹于咽喉部，隔时酌情重复用之。

【功能】活血消炎、软骨下咽。

【主治】骨鲠。

【附记】引自程爵棠《百病中医诸窍疗法》。王淦良方。治疗 31 例，其中鱼骨鲠 27 例，除 1 例鹅骨梗阻，因症重转手术外，30 例均在 2 小时至 3 天内治愈。

12. 骨鲠丸

【组成】川山豆根 30 克，山蜈蚣 30 克，山慈菇 30 克，威灵仙 30 克（铁脚者），滑石 30 克，马牙硝 30 克，金星凤尾草 30 克，急性子 60 克，苎麻根 15 克，绿豆粉 15 克，甘草节 9 克（酒浸三宿），砖 150 克（厕中制 1 年者）。

【制法】糊丸。上药共研细末，和匀，另取白及 150 克煎浓汁打糯米糊为丸，如梧桐子大，阴干，贮瓶备用。

【用法】口服。每用一丸，用冷水磨化，即下骨鲠，若金石铜铁，则以生姜汁磨化下。中病即止。

【功能】清热解毒、逐下异物。

【主治】误吞铜铁金石竹木刺，鸡鹅鱼诸骨鲠。

【附记】引自元代危亦林《世医得效方》。屡用皆效。

13. 血瘀散

【组成】真血余炭 3 克，真坎炁 1 条（漂净，焙炙），血竭 1.5 克，腰黄 6 克，花龙骨 6 克，上梅片 1.2 克。

【制法】散剂。上药共研极细末，和匀，贮瓶备用。

【用法】外用。每用少许，吹入咽喉患处，每日吹 2～3 次。

【功能】活血散结、消肿止痛。

【主治】阴虚喉癣。

【附记】引自张山雷《疡科纲要》。屡用有效。寿颐按：按此方加漂人中白，效佳。

14. 龙砂散

【组成】龙脑 3 克，苋菜根 3 克（煅灰），薄荷 3 克，黄梅 3 克，硼砂 4.5 克，儿茶 4.5 克，人中白 6 克，山豆根 6 克，胡黄连 6 克，枯矾 1.5 克，青黛 1.5 克，龙骨 1.5 克，乌梅肉 1.5 克。

【制法】散剂。上药共研极细末，和匀，贮瓶备用。

【用法】外用。每用少许，吹入咽喉患处，每日吹 3 次。

【功能】清热解毒、收敛防腐。

【主治】喉癣。

【附记】引自《华佗神医秘传》。屡用神效。

15. 硼虫冰黛散

【组成】硼砂 9 克，五谷虫 9 克，煅人中白 6 克，胡黄连 6 克，青黛 6 克，冰片 3 克。

【制法】散剂。上药分研极细末，称准混合同研细和匀，贮瓶备用，勿令泄气。

【用法】口服。每取此散 3 克，用白蜂蜜适量，调和成丸，含于口中，缓缓咽下。每日早、中、晚饭后 2 小时各 1 次。或以白蜂蜜半食匙和温开水半茶杯含漱，旋以吹管取上列药粉适量对咽喉内吹之。

【功能】清热解毒、祛腐利咽。

【主治】喉癣（咽喉干燥奇痒）。

【附记】引自查少农《中草药外治验方选》。屡用效佳。

四、口腔疾病

（一）牙　痛

牙痛，是多种牙病的一个共同症状，无论是牙龈炎、牙髓炎、牙周炎或冠周炎等牙齿、牙周组织的疾病都可以引起牙痛。是临床常见多发病，俗说“牙痛不是病，痛起来就要命”，说明牙痛不可小视，痛甚者可严重影响饮食、工作和休息。

病　因

多因口腔不洁，牙齿活秽，食物残渣塞于齿缝，日久蚀齿生虫；或平素嗜食甘甜膏粱厚味，过食辛热之物，胃火炽盛，温热上攻，熏蒸于齿；或肝火上冲于齿；或肝肾阴虚，虚火上炎；或风热，火毒上攻；或肾精亏损，骨髓不足，阳明脉虚而致；或肾阳亏虚，浮阳上越所致。

症　状

牙痛，或伴牙龈红肿，大便秘结；或齿龋，或齿松动；或露牙根（牙宣）等。根据临床表现及伴随症状不同，又分风热（火）牙痛，胃火牙痛，虚火牙痛，肾虚牙痛和虫牙痛，牙齿松动等。而现代医学又有牙龈炎，牙髓炎，牙周炎和冠周炎之分。治当详察。

治疗方药

1. 牙痛散（一）

【组成】马蜂窝10克，白芷2克，花椒2克，高良姜2克，丁香2克，吴茱萸2克，黄连1克，细辛1克，冰片1克。

【制法】散剂。先将马蜂窝放95%酒精中浸泡后取出成灰；白芷、花椒、高良姜、丁香、吴茱萸、黄连、细辛放炉火旁烤干后，去掉杂质，并研细粉，过120目筛；取冰片用乳钵研细粉，与上药粉混合均匀，贮瓶备用。

【用法】外用。用棉球蘸药粉置牙痛处，每日早、晚各1次。

【功能】祛风解毒、杀虫止痛。

【主治】龋齿（蚜），牙髓炎，牙周炎引起的牙痛症。

【附记】引自胡熙明《中国中医秘方大全》。李春杰方。治疗38例，用药3～5天后，均达到满意的止痛效果。本方的特点是将治疗牙痛的药物制成散剂，敷在痛点进行直接的局部治疗。故而用之效果。方中马蜂窝，又名露蜂房，即大黄蜂之窠，甘平有毒，有非常强的杀菌作用。

2. 六味牙髓散

【组成】细辛15克，雄黄15克，乳香15克，胡椒6克，蒲黄炭12克，冰片0.5克。

【制法】散剂。先将前5味药共研为极细末，用200目细筛过筛，加冰片，再酌加少量硫酸银，便于拍X线牙片时对照。贮瓶备用，勿令泄气。

【用法】外用。用时取药末少许，加丁香油调拌成糊状，置于髓窒底部。

【功能】利湿解毒、活血镇痛、祛腐生肌。

【主治】急慢性牙髓炎，牙髓坏死和慢性牙尖周炎。

【附记】引自胡熙明《中国中医秘方大全》。傅家荣方。治疗210例244个患牙，1次充填者111个牙，经2次以上处理133个牙。大多数病例，治疗后无特殊不适，仅有7例，感到轻度疼痛，经对症治疗后消失。在210例244个牙中，对92例病人102个牙进行了1个月、3个月、半年和二年的复查，并拍X线牙片进行对照，痊愈（临床自觉症状消失，咀嚼功能恢复，尖周无反应，X线牙片显示原有根尖阴影消失，有新生的骨小梁出现）75个牙（占73.5%）；进步（临床症状减轻，能担负咀嚼功能，X线牙片显示原有的根尖阴影缩小）18个牙（占17.75）；失败9个牙（占8.8%）。用本方填髓安全，无不良反应。

3. 立止牙痛丹

【组成】防风3克，羌活3克，细辛3克，荜茇3克，雄黄3克，冰片6克。

【制法】丹剂。先将前4味药共研粉末，加入雄黄、冰片同研细搅匀，取瓷杯1个，用棉纸封好，置药于杯口棉纸上，以火烧之。将烧成炭末之药粉刮去，待冷后揭去棉纸，杯内即有一层药丹，用铜刀刮下，放入瓶中密封备用。

【用法】外用。先令患者用盐水漱口，再以药棉擦干净，如虫蛀有洞，把牙痛丹放入洞内，无洞则擦牙根部亦可，放上药丹后，用筷子在痛牙上一压，痛立止。

【功能】祛风散火、解毒止痛。

【主治】急、慢性牙髓炎及根尖周围炎。

【附记】引自胡熙明《中国中医秘方大全》。陈培燊方。治疗37例，除2例无效外，其余均获立即止痛或减轻的效果。止痛有效率达94%。

4. 牙痛散（二）

【组成】 细辛3克，白芷3克，荜茇3克，高良姜3克，牙皂3.5克。

【制法】 散剂。上药共研极细末，和匀，贮瓶备用，勿令泄气。

【用法】 外用。牙痛时以挖耳勺挑点药粉对准鼻孔用力吸入，以喷嚏为度。

【功能】 辛开止痛、火郁发之。

【主治】 牙痛。

【附记】 引自《中国当代中医名人志》。朱致纯方。屡用屡验。一般多1次痛止而愈。

5. 韭椒膏

【组成】 韭菜10克，花椒20粒（另研），香油适量。

【制法】 药膏。将韭菜洗净，同花椒共捣烂如泥，加入香油调和成稠糊状，收贮备用。

【用法】 外用。用时取药膏涂病牙一侧的面颊上。药干则涂，数次即愈。

【功能】 温经散寒、凉血止痛。

【主治】 牙痛。

【附记】 引自程爵棠《单方验方治百病》。屡用效佳。亦可取花椒15克，研末，入50毫升白酒中浸泡10～15天。过滤去渣，备用。用棉球蘸药酒塞入蛀孔内。用治虫牙痛，即用即愈。

6. 滑甘散

【组成】滑石 18 克，甘草 6 克（一作 3 克），朱砂 3 克（一作 0.9 克），雄黄 1.5 克，冰片 1.5 克。

【制法】散剂。将上药混匀，共研为极细末，和匀，贮瓶备用，勿令泄气。

【用法】外用。每日早、晚刷牙后取此散少许撒布患处。7 天为 1 疗程。一般用药 1 或 2 个疗程即痛止。

【功能】清热解毒、消肿止痛、化腐生肌、收敛止血。

【主治】慢性牙周病（炎）。

【附记】引自程爵棠《单方验方治百病》。蔡福养方。屡用效佳。原名“固齿散”。

7. 霜梅乳没散

【组成】白砒 3 克，川黄连 3 克，川黄柏 3 克，甘草 3 克，红枣 3 克，青黛 6 克，硼砂 12 克，乳香 15 克，没药 15 克，冰片 4.5 克。

【制法】散剂。上药共研极细末，和匀，贮瓶备用，勿令泄气。

【用法】外用。先用洁治器轻轻刮除牙周的腐败组织和牙石、牙垢后，再用 3%双氧水棉球或过锰酸钾溶液洗患部，以抑制厌氧菌生长，然后涂撒药末。

【功能】清热解毒、祛腐生肌、活血止痛。

【主治】坏死性龈口炎。

【附记】引自胡熙明《中国中医秘方大全》。沈胜利方。治疗 381 例，男性 201 例，女性 180 例；年龄以 6～10 岁最多。有效率为94.75%。其中经治疗后复发者20例，占5.25%，经再次治疗后均有所好转。方中白砒为祛腐拔毒之良药，伍川黄连、川黄柏、青黛则清热解毒、祛腐生肌之功更佳；配硼砂、冰片为清热消肿、祛腐止痛；入乳香、没药起活血止痛、祛腐生新；红枣、甘草解白砒之毒。白砒虽为剧毒之品，但临证381例未出现不良反应。

8. 龋齿灵

【组成】 大红枣1枚，焦石1克。

【制法】 散剂。先将大枣去核，纳焦石，煨煅存性，取出待冷，研成细末，贮瓶备用。

【用法】 外用。每取适量药粉，纳入龋齿中。

【功能】 杀虫止痛。

【主治】 龋齿牙痛。

【附记】 引自《中国当代中医名人志》。姜成方方。屡用特效。一般药后10分钟疼痛立消。

9. 牙痛霜

【组成】 樟脑3克，川椒3克，细辛2克。

【制法】 散剂。将上药共研极细末，放入铜勺内，茶盅盖，以调面封严四周，勿令透气，放在微火上煅烧15～20分钟，觉樟脑气透出即起，放在地上候冷，揭开则霜药俱在茶杯内底，刮下入瓷瓶收贮备用。

【用法】 外用。每取少许药粉塞入痛处。

【功能】 消炎、杀虫、止痛。

【主治】 龋齿牙痛，风火牙痛。

【附记】 引自程爵棠《百病中医诸窍疗法》。屡用效佳。多1次即痛止。

10. 虫牙散

【组成】 荜茇、冰片各3克。

【制法】 散剂。上药各研极细末，混合同研细，和匀，贮瓶备用，勿令泄气。

【用法】 外用。每取此散适量用药棉或纱布包裹置于牙痛处，或直接取药粉涂擦患处。中病即止。

【功能】 消炎、杀虫、止痛。

【主治】 龋齿牙痛。

【附记】 引自《中国当代中医名人志》。杨友鹤祖传秘方。屡用效佳。一般用药1次最多2次即痛止。忌食辛辣及刺激性食物。

11. 牙痛小降丹

【组成】 防风6克，细辛6克，荜茇6克，蒴芥6克，硫黄6克，冰片33克。

【制法】 丹剂。上药共研细末。取玻璃杯1只，纱纸1张，将纱纸包在杯口上，系牢，将药粉放置纱纸上，堆成圆柱形，然后在顶上点火，令药粉慢慢燃烧，待烧到药堆基底部（注意不要烧到纱纸）时，把药灰和纱纸除去，刮下玻璃杯内壁上的降丹，贮瓶备用，勿令泄气。

【用法】 外用。用时取降丹少许，放在棉花中，再将药棉贴牙痛处，咬紧即可。

【功能】 祛风、消炎、止痛。

【主治】各种牙痛。

【附记】引自程爵棠《百病中医诸窍疗法》。甘衍达方。临床应用多年，治疗各种牙痛，均有较好的止痛效果。一般用药1次，8分钟后即可止痛，效佳。

12. 牙痛验方

【组成】木鳖子100克（去壳），荜茇100克，冰片10克。

【制法】散剂。将上药共研极细末，和匀，贮瓶备用，勿令泄气。存放时间不宜过久，以免影响疗效。

【用法】外用。每取本散适量，装入小瓶内（为青霉素瓶），将瓶口贴近鼻孔，吸入药气。两鼻交替进行，5～10分钟后即可止痛。痛止后，即盖紧瓶盖，随身携带，以备痛时反复应用。

【功能】通窍止痛。

【主治】牙痛。

【附记】引自程爵棠《百病中医诸窍疗法》。徐成林方。临床屡用，疗效颇佳。一般药后5～10分钟即可止痛。牙痛止后，若能加服汤剂（花椒、细辛各3克，白芷、防风各10克。水煎内服，连服2剂）。以巩固疗效。

13. 疗牙止痛散

【组成】牙硝9克，硼砂9克，雄黄6克，冰片0.45克，麝香0.15克。

【制法】散剂。上药共研极细末，和匀，贮瓶备用，勿令泄气。

【用法】外用。每用少许涂擦牙痛处。

【功能】消炎、通窍、止痛。

【主治】牙痛。

【附记】引自清代程国彭《医学心悟》。屡用神效。

14. 牙痛散（三）

【组成】白芷18克，川芎9克，北细辛10克，高良姜10克，透骨草6克，冰片1.5克。

【制法】散剂。上药共研极细末，和匀，贮瓶备用，勿令泄气。

【用法】外用。每用少许，吹入鼻中（左牙痛吹右鼻，右牙痛吹左鼻，两边牙痛，交替吹双鼻）。每日吹1～2次。

【功能】通窍、止痛。

【主治】各种牙痛。

【附记】引自程爵棠《百病中医诸窍疗法》。程爵棠祖传秘方。治疗各种牙痛350例，用药1～3次，结果总有效率达98%。或用北细辛6克，透骨草6克，明雄黄1.5克；或大青盐、石碱、升麻、细辛各等分。上两方制，用法及主治同上。均效佳。又千金子，与烟丝装入烟斗内，点燃吸之，亦有良效。

15. 牙痛散（四）

【组成】大枣10枚，雄黄10克，冰片3克，硼砂3克，青黛3克。

【制法】散剂。大枣去核，塞入雄黄末，置瓦片上用文火煅烧，出烟存性，与冰片、硼砂、青黛共研极细末。贮瓶备用，勿令泄气。

【用法】外用。用时取少许药棉蘸药末塞痛处，待口角流涎，吐出药末。

【功能】消炎止痛。

【主治】急性牙周炎（牙痛）。

【附记】引自程爵棠《民间秘方治百病》。屡用效佳。

16. 牙痛散（五）

【组成】川芎6克，白芷9克，高良姜9克，雄黄9克，细辛4克，干姜7克，冰片0.3克（后入）。

【制法】散剂。上药共研极细末，和匀，贮瓶备用，勿令泄气。

【用法】外用。每用本散少许，随左、右吹入鼻中（即左牙痛吹右鼻，右牙痛吹左鼻，双侧均痛，交替吹双鼻）。不应，30分钟再吹1次。

【功能】通窍止痛。

【主治】风火牙痛，虚火牙痛和虫牙痛。

【附记】引自程爵棠《百病中医鼻脐疗法》。临床屡用，效果良好。验之临床，本方对虚火牙痛、实火牙痛和虫牙痛均有较好的止痛效果。通常用药1次，最多2次即可止痛。大多用药后5～10分钟则痛止。若用药2次，不效者，应更为治疗。

17. 牙痛散（六）

【组成】荜茇5克，白芷5克，细辛5克，防风5克，高良姜4克。

【制法】散剂。先将各药焙黄，共研极细末，和匀，用小口瓶收藏备用。

【用法】外用。用脱脂药棉蘸药粉少许，塞入鼻中（左侧牙痛塞右鼻，右侧牙痛塞左鼻）。并令患者作深呼吸2分钟。每日早、晚各塞鼻1次。

【功能】 消炎清热、通窍止痛。

【主治】 风火牙痛（神经性牙痛）。

【附记】 引自程爵棠《百病中医鼻脐疗法》。屡用效佳。通常用药2分钟即可止痛。方中细辛、高良姜散寒止痛；防风、白芷疏风止痛；荜茇辛热散寒，止牙痛尤宜。诸药合用，共奏祛风散寒，清火止痛之功。若疼痛剧烈，可配合针刺合谷、足三里穴，强刺激，留针15分钟，或指压肩井穴，则奏效更捷。

18. 云苔牙痛散

【组成】 云苔子、白芥子、八角茴香、薄荷、高良姜、细辛各等份。

【制法】 散剂。上药共研极细末，和匀，贮瓶备用。

【用法】 外用。每用本散少许，随左右吹入鼻中（即左牙痛吹右鼻，右牙痛吹左鼻，双侧均痛，交替吹双鼻）。不应，隔30分钟后再吹1次。

【功能】 通窍止痛。

【主治】 一切实火牙痛（如风热，风火，胃火牙痛等）。

【附记】 引自程爵棠《百病中医鼻脐疗法》。笔者经验方。效果良好。通常用药1～3次即可止痛。

19. 三黄口服液

【组成】 黄连6克，竹叶6克，生地黄12克，连翘12克，丹皮10克，升麻10克，当归10克，大黄10克，生石膏30克，天花粉15克。

【制法】 浓缩液。上药除大黄外，余药加水煎煮3次，滤汁去渣，合并滤液，加热浓缩成口服液，再将大黄研末兑入和匀即可。每毫升内含生药2克。贮瓶备用。

【用法】口服。每次服20毫升，每日服2～3次。

【功能】凉血清热、消肿止痛。

【主治】急性牙周炎。

【附记】引自《程氏医学笔记》。治疗87例，服药3～5天后，痊愈47例，显效25例，有效13例；无效2例。总有效率为97.7%。

20. 知柏口服液

【组成】川黄柏12克，知母12克，夏枯草20克，败酱草20克，忍冬藤20克，茯苓15克，丹皮15克，天花粉15克，生地黄8克，生甘草8克。

【制法】浓缩液。上药加水煎煮3次，滤汁去渣，合并滤液，加热浓缩成口服液。每毫升内含生药2克。贮瓶备用。

【用法】口服。每次服20毫升，每日服3次。

【功能】清热解毒、凉血养阴。

【生治】牙龈炎。

【附记】引自《集验百病良方》。治疗100例，均获痊愈。

21. 黄石口服液

【组成】生石膏120克（研末布包），黄芩15克，连翘15克，细辛6克，青皮6克，升麻6克，甘草6克，生地黄30克，银花30克，大黄3克（酒制），薄荷9克（后入），丹皮12克。

【制法】浓缩液。上药除大黄、薄荷外，余药加水煎煮3次，滤汁去渣，合并滤液，加热浓缩成口服液。再将大黄、薄荷研为细末，兑入和匀，即成。每毫升内含生药2克。贮瓶备用。

【用法】口服。每次服30毫升，每日服2～3次，温服。

【功能】清胃凉血、解毒止痛。

【主治】由各种原因引起的牙痛。

【附记】引自《程氏医学笔记》。治疗数百例，疗效颇佳。

22. 牙痛散（七）

【组成】荜茇10克，白芷10克，生草乌4克，冰片3克，鹅不食草6克，细辛5克。

【制法】散剂。上药共研极细末，和匀，贮瓶备用，勿令泄气。

【用法】外用。用时每取此药粉0.3克，吸入鼻中。

【功能】祛风止痛。

【主治】牙痛。

【附记】引自程爵棠《百病中医诸窍疗法》。张安方。治疗114例，显效84例，有效21例，无效9例。总有效率为92.1%。

23. 牙痛散（八）

【组成】大青盐、火硝、硼砂、樟脑各等分。

【制法】散剂。上药共研极细末，和匀，贮瓶备用。

【用法】外用。每取药粉少许，涂擦牙痛处。

【功能】消炎止痛。

【主治】牙痛。

【附记】引自王季儒《肘后积余集》。屡用特效，药后多能立刻止痛。

24. 月石散

【组成】煅硼砂 8 克，玄明粉 8 克，青黛 9 克，制石膏 9 克，川黄柏 9 克，冰片 6 克。

【制法】散剂。上药共研极细末，和匀，贮瓶备用，勿令泄气。

【用法】外用。先清洁口腔，再视溃疡面大小，每用药0.5～1 克，撒布患处，每日 3～4 次。

【功能】清热祛腐、消肿止痛。

【主治】溃疡性齿龈炎。

【附记】引自程爵棠《百病中医诸窍疗法》。治疗 143 例，治愈 112 例，好转 7 例，无效 24 例。总有效率为 83.22%。

25. 白砒散

【组成】鲜鲫鱼 1 尾（每尾 60～90 克），白砒粉 18 克，冰片 0.5 克，麝香 0.2 克。

【制法】散剂。将鲜鲫鱼除去内脏，纳入白砒粉，头部也均匀涂上白砒粉，再合上鱼腹，置炭火中煅存性（煅成全部黑色为度，如煅成白色则失效），然后加入冰片、麝香研成极细末，和匀，贮瓶备用，勿令泄气。

【用法】外用。每取此散适量撒于齿腐烂流血处，勿吞入肚内。

【功能】解毒、祛腐、生肌。

【主治】坏死性齿龈炎，腐烂流血。

【附记】引自程爵棠《百病中医诸窍疗法》。治疗 49 例，全部治愈。用药时间最短 1 天，最长 7 天，平均为 3 天。

26. 莽草散

【组成】莽草、川升麻、柳枝、槐角子、鹤虱、藁本、槐白皮各适量。

【制法】散剂。上药共研极细末，和匀，贮瓶备用。

【用法】外用。每取此散30克，布包，水1碗煎沸，去渣取汁，入盐少许，热漱冷吐，频频含漱。

【功能】祛风消肿止痛。

【主治】风壅热气上攻，齿龈浮肿，或连颊车疼痛，或宣露血出。

【附记】引自元代危亦林《世医得效方》。屡用皆效。

27. 牢牙散（一）

【组成】全蝎7只（去毒），细辛9克（洗净），草乌2枚（去皮），乳香6克（另研）。

【制法】散剂。上药共研极细末，和匀，贮瓶备用。

【用法】外用。每用少许，擦患处，须臾以温盐水盥漱。

【功能】祛风散寒、活血止痛。

【主治】一切齿痛，不问久新。

【附记】引自宋代严用和《济生方》。屡用神效。

28. 蟾酥丸

【组成】蟾酥一字（0.15克），生附子角二豆大，巴豆1枚（去皮），麝香少许。

【制法】糊丸。上药共研细和匀，蒸饼为丸，如黍豆大，收贮备用。

【用法】外用。用时以新棉裹一丸，咬在痛处，有涎即吐之。

【功能】驱毒止痛。

【主治】牙疼不可忍。

【附记】引自宋代严用和《济生方》。屡用神效。

29. 安肾丸

【组成】肉苁蓉（酒浸，焙）、桃仁（麸炒）、补骨脂（炒）、川乌（炮）、白术、干山药（炒）、石斛、川巴戟天（去心）、蒺藜（炒）、川萆薢各等分。

【制法】蜜丸。上药共研细末，和匀，炼蜜为丸，如梧桐子大，阴干，贮瓶备用。

【用法】口服。每次服70丸，空腹，盐汤下，每日服1～2次。

【功能】温肾固齿、活血止痛。

【主治】虚热，牙齿浮肿疼痛。

【附记】引自宋代严用和《济生方》。屡用皆效。

30. 塞耳方

【组成】蒲黄末1.5克，乳香末1.5克，白芷末1.5克，雄黄末3克。

【制法】散剂。将上药末混合，共研极细末，和匀，贮瓶备用。

【用法】外用。用薄棉裹药末一字（约0.5～1克），随左右紧塞耳内，同时用荆芥咬在痛牙上。

【功能】消炎散瘀、通窍止痛。

【主治】牙痛。

【附记】引自元代危亦林《世医得效方》。屡用效佳。

31. 搐鼻方

【组成】雄黄 3 克，没药 3 克，乳香 1.5 克。

【制法】散剂。上药共研极细末，和匀，贮瓶备用。

【用法】外用。每取用少许，左边牙痛搐入左鼻，又吹入左耳，右边牙痛搐右鼻，又吹入右耳。

【功能】消炎活血、通窍止痛。

【主治】牙痛。

【附记】引自元代危亦林《世医得效方》。屡用特效。

32. 乳香膏

【组成】光明白矾（煅过）、滴乳香各等分。

【制法】药膏。上药共研细末，以熔蜡调和成膏状，收贮备用。

【用法】外用。用时取药膏适量，填满蛀洞。

【功能】杀虫止痛。

【主治】虫牙痛。

【附记】引自元代危亦林《世医得效方》。屡用神效，药后其痛立止。本方加入胭脂少许，为细末，令成深桃红色，取少许涂擦牙痛处，用治虫牙痛及一切牙痛，效佳。良久，再以温盐汤漱口。

33. 治牙痛方

【组成】净硼砂 3 克，玄明粉 3 克，公丁香 3 克，北细辛 3

克，龙脑冰片 2 克，白碱粉 9 克。

【制法】散剂。先将丁香、细辛共研细末，再入余药用研细，和匀，贮瓶备用，勿令泄气。

【用法】外用。嘱患者口含温开水适量，每用本散少许，嗅吸入鼻中（左牙痛以右鼻嗅吸，右牙痛以左鼻嗅吸）。不应，30 分钟后再吸 1 次。

【功能】通窍止牙痛。

【主治】各种牙痛，偏头痛。

【附记】引自查少农《中草药外治验方选》。屡用效佳。通常嗅吸 1 次，即可止痛。

34. 细辛透骨散

【组成】北细辛 3 克，透骨草 6 克，明雄黄 1.5 克。

【制法】散剂。上药共研极细末，和匀，贮瓶备用。

【用法】外用。每取本散少许，随左右吹入鼻中（左牙痛吹入右鼻，右牙痛吹入左鼻中，双侧牙痛，交替吹双鼻中）。不应，30 分钟后，再吹 1 次。

【功能】消炎散寒、通窍止痛。

【主治】牙痛。

【附记】引自陕西省卫生厅《陕西中医验方选编》。屡用效佳。

35. 桂姜散

【组成】苏薄荷、北细辛、上肉桂、高良姜各等分。

【制法】散剂。上药共研为极细末，和匀，贮瓶备用。

【用法】外用。每取本散少许，吹入健侧鼻中。不应，30 分钟后再吹1次。

【功能】通窍止痛。

【主治】牙痛。

【附记】引自陕西省卫生厅《陕西中医验方选编》。李子珍方。屡用效佳。通常用药1次，最多3次即痛止。止痛有效率达85％以上。

36. 牙痛丸

【组成】蟾酥6克(用酒化)，五灵脂6克，麝香6克。

【制法】糊丸。上药共研细末，和匀，面糊为丸如豌豆大，用绫绸包住，丝线扎紧，藏于瓶内备用。

【用法】外用。如遇牙痛，取药丸1粒，咬在痛处。

【功能】活血拔毒、通窍止痛。

【主治】牙痛。

【附记】引自陕西省卫生厅《陕西中医验方选编》。屡用效佳。

37. 牙痛散(九)

【组成】川椒3克，青盐3克，樟脑3克，芥穗3克，细辛3克，白芷3克，荜茇1.5克。

【制法】散剂。上药共研极细末，和匀，贮瓶备用。勿令泄气。

【用法】外用。每用少许，涂搽牙痛处。

【功能】散寒、通窍、止痛。

【主治】牙痛。

【附记】引自陕西省卫生厅《陕西中医验方选编》。舒合生方。屡用效佳。

38. 生地丸

【组成】生地黄9克，花椒6克，细辛6克，樟脑3克。

【制法】水丸。先将前3味药共研细末，水泛为丸，如梧桐子大，樟脑为衣，贮瓶备用。

【用法】口服。每次取1丸置痛处含化，缓缓咽下，每日4次。

【功能】凉血消炎、杀虫止痛。

【主治】龋齿牙痛。

【附记】引自《程氏医学笔记》。屡用效佳。多在1日内痛止。

39. 细辛散（一）

【组成】细辛、荜茇、川椒、冰片各等分。

【制法】散剂。上药共研极细末，和匀，贮瓶备用，勿令泄气。

【用法】外用。取少许擦敷患牙，每日2次。

【功能】通窍止痛。

【主治】风火牙痛。

【附记】引自《程氏医学笔记》。屡用效佳。

40. 藕节散

【组成】藕节15克，生地黄9克，山萸肉9克，骨碎补9克，野菊花9克，地榆克，栀子9克，麦冬6克，丹皮6克。

【制法】散剂。上药共研细末，和匀，贮瓶备用。

【用法】口服。每次服 9 克，每日服 3 次，温开水冲服。

【功能】凉血养阴、泻火止痛。

【主治】虚火牙痛。

【附记】引自《程氏医学笔记》。屡用效佳，多 1～2 日即痛止。

41. 樟冰丸

【组成】细辛 5 克，酒椒 6 克（去子），樟脑 6 克，冰片 1 克，生地黄 15 克。

【制法】药丸。先将前 4 味药共研为细末，和匀，再加入生地黄共捣烂如泥，调和为丸，如小指头大，收贮备用。制丸不需加任何辅料。

【用法】外用。用时取药丸 1 粒填塞于龋齿洞内，闭口含 30 分钟，然后吐出药渣，每日 1～2 次。

【功能】温中杀虫、消肿止痛。

【主治】龋齿牙痛。

【附记】引自《程氏医学笔记》。屡用屡验，效佳。

42. 青硼散

【组成】青盐、硼砂、樟脑、细辛各等分。

【制法】散剂。上药共研极细末，和匀，贮瓶备用。勿令泄气。

【用法】外用。用棉签蘸药粉涂敷病牙处。

【功能】杀虫止痛。

【主治】虫牙痛。

【附记】引自《程氏医学笔记》。屡用效佳。

43. 五色消疳散

【组成】青黛 2 份，冰片 1 份，五倍子 1.5 份，黄柏 3.5 份，胆矾 2 份。

【制法】散剂。上药共研极细末，和匀，贮瓶备用，勿令泄气。

【用法】外用。每取此散适量，用流动石蜡或食用植物油调和为糊状。先对局部进行清洁处理后，用钳子或棉球蘸药糊涂布于溃疡面上，勿令漱口。1 日 3 次。

【功能】清热解毒、除腐止血、定痛生新。

【主治】溃疡性牙龈炎。

【附记】引自胡熙明《中国中医秘方大全》。王植三方。治疗 68 例，用药次日即见效。表现为出血减或停，甚至有的患者用药次日即有牙龈组织新生恢复现象，绝大部分治疗 2～3 次即痊愈，其中除极少数感染严重，全身症状明显者配合青霉素肌注外，余均用本方及漱口剂即可。

44. 牙疳散

【组成】煅硼砂 20 克，青黛 10 克，玄明粉 6 克，制石膏 10 克，冰片 6 克，黄柏 10 克。

【制法】散剂。上药共研极细末，和匀，贮瓶备用，勿令泄气。

【用法】外用。先用生理盐水棉球清洁口腔，再根据溃疡面大小使用本方，每次 0.5～1 克，撒布患处，每日 3～4 次。

【功能】清热解毒、收敛生肌。

【主治】溃疡性牙龈炎。

【附记】引自胡熙明《中国中医秘方大全》。苏能显方。治疗143例，治愈112例，好转7例，无效24例。治愈病例中，1～3岁者39例，4～5岁者54例，6～10岁者10例。治愈所需时间一般为2～3天。本方尤宜儿童溃疡性牙龈炎的局部治疗。

45. 五倍黄柏散

【组成】五倍子6克，黄柏6克，硇砂1.5克，冰片1.5克，薄荷冰0.3克，儿茶1.5克，青黛3克，人中白9克。

【制法】散剂。以上8味药物，其中人中白先于火上煅后，再共研为细末，和匀，贮瓶备用，勿令泄气。

【用法】外用。用时每取少许，涂敷患处，每日4次。

【功能】解毒消肿、祛腐止血、止腐生肌。

【主治】坏死性龈口炎。

【附记】引自胡熙明《中国中医秘方大全》。苗培贤祖传秘方。屡用效佳，一般用药2～4天即可治愈。

46. 巴豆斑蝥散

【组成】巴豆1枚（去皮），斑蝥1个（去翅），冰片3克。

【制法】散剂。先将前2味药共研为细末，加入冰片同研细，和匀，贮瓶备用，勿令泄气。

【用法】外用。用小棉球蘸药粉置龋洞处。或以绢包药末放患牙处咬紧，不可吞人。不痛后以冷水漱口。

【功能】杀虫祛腐、散热止痛。

【主治】急性牙髓炎。

【附记】引自胡熙明《中国中医秘方大全》。马志超方。治疗112例，止痛有效率达99.1%，其中显效104例，有效7例，无效1例。止痛持续时间多在2～6小时，且显效迅速，一般5～10分钟。本方有毒，但使用后，局部及全身均未出现不良反应。编者以为，为安全计，用量宜小，可作为急性牙髓炎应急处理的局部用药。

47. 齿痛消炎灵方（冲剂）

【组成】 青黛4克，荆芥4克，防风4克，细辛4克，白芷4克，青皮4克，甘草4克，丹皮4克，生地黄10克，生石膏10克。

【制法】 冲剂。上药依法加工，并加糖粉适量，制成颗粒，分装每包15克备用。

【用法】 口服。每次服1包（约15克），一日服3次，白开水冲服。3天为1疗程。

【功能】 疏散风热、清泻胃火、凉血祛瘀、止痛。

【主治】 急性冠周炎，急性根尖周炎，急性牙周脓肿等。

【附记】 引自胡熙明《中国中医秘方大全》。范琦芬方。治疗108例，显效80例（占74%）；有效24例（占22.2%）；无效4例（占3.8%）。止痛明显，一般1天后即缓解，且治疗后4天即能达到基本解除疼痛，可谓速效。

48. 知柏双花散

【组成】 双花15克，川黄柏15克，知母15克，蒲公英15克，黄芩10克，丹皮10克，升麻10克，茯苓10克，连翘10克，大黄6克，生甘草6克。

【制法】 散剂。上药共研细末，和匀，贮瓶备用。

【用法】 口服。每次服9克，每日服3次，温开水冲服。

【功能】清热解毒、升清降浊、消肿止痛。

【主治】急性牙周炎。

【附记】引自《集验中成药》。治疗50例，均获治愈。

49. 银蒲地丁散

【组成】金银花25克，蒲公英25克，紫花地丁25克，连翘25克，玄参15克，生地黄15克，桔梗15克，生大黄10克，天花粉10克，竹叶10克，薄荷6克，生石膏30克，生甘草6克。

【制法】散剂。上药共研细末，和匀，贮瓶备用。

【用法】口服。每次服9克，重者18克，一日服3次，温开水冲服。

【功能】清热解毒、滋阴凉血、泻火消肿。

【主治】齿龈炎。

【附记】引自《集验中成药》。治疗75例，治愈69例，显效4例，有效2例。总有效率达100%。

50. 二骨双地散

【组成】生地黄15克，熟地黄15克，地骨皮10克，骨碎补10克，枸杞子30克，蒺藜30克，玄参15克。

【制法】散剂。上药共研捣碎，晒干，再研细末，和匀，贮瓶备用。

【用法】口服。每次服9～15克，一日服3次，温开水冲服。5天为1疗程。

【功能】滋阴泻火、消肿止痛。

【主治】阴虚牙痛。

【加减】若偏头痛者，加蜈蚣 2 条，僵蚕 10 克，赭石 30 克；若胃火牙痛者，加生石膏 30 克；牙宣者，加马鞭草 30 克，人中白 10 克（煅），黄柏 10 克；虫牙痛者，加花椒 5 克，乌梅 10 克；牙痛甚者，加黄芪 30 克，白芷 10 克，王不留行 10 克。

【附记】引自《程氏医学笔记》。屡用屡验，效佳。

51. 牛黄上清丸

【组成】黄连 24 克，生石膏 120 克，黄芩 75 克，薄荷 45 克，莲子心 60 克，白芷 24 克，桔梗 24 克，菊花 60 克，川芎 24 克，赤芍 24 克，当归 75 克，黄柏 15 克，荆芥穗 24 克，栀子 75 克，大黄 120 克，甘草 15 克，连翘 75 克，朱砂 18 克，明雄黄 18 克，牛黄 3 克，冰片 15 克。

【制法】蜜丸。先将明雄黄、朱砂研为极细粉，牛黄、冰片先后研细，其余黄连等十七味轧为细粉，过 80～100 目筛。再取朱砂置乳钵内，依次与明雄黄细粉，牛黄、冰片细粉共研和匀，再与黄连等细粉用套色法陆续配研，和匀过筛。取炼蜜［每药粉 300 克，约用炼蜜（110℃）450 克，和药时蜜温 80℃］与上药粉搅拌均匀，成滋润团块，分坨，搓条，制丸，每丸重 6 克。分装备用。

【用法】口服。每次服 1 丸，每日服 1～2 次，温开水送服。

【功能】清火解毒、消肿止痛。

【主治】由心胃火盛引起的口舌生疮，牙龈肿痛，风火眼赤，大便燥结。

【附记】引自《全国中药成药处方集》（天津、兰州方）。屡用效佳。孕妇忌服。

52. 牛黄解毒丸

【组成】防风9克，赤芍15克，黄连15克，黄芩15克，大黄30克，钩藤15克，生石膏30克，连翘30克，黄柏15克，金银花30克，栀子15克(姜水炒)，麦冬9克，桔梗12克，甘草9克，当归尾15克，牛黄3克，冰片15克，薄荷冰3克，朱砂30克，麝香1.5克，雄黄15克。

【制法】蜜丸。先将朱砂研为极细粉，雄黄、麝香、牛黄先后研为细粉，余药除薄荷冰、冰片、麦冬外，将防风等十四味，共轧为细粉，取部分细粉与麦冬同捣烂，晒干或低温干燥，轧为细粉，再与上余药粉，和匀过80～100目筛，再取朱砂细粉置乳钵内，依次与雄黄细粉、麝香、牛黄细粉研匀，再与防风等细粉用套色法陆续配研。再将薄荷冰、冰片置乳钵内研至溶化，陆续掺入上药细粉，和匀过筛。取炼蜜［每药粉300克，约用炼蜜(116℃)360克，和药时蜜温70℃］与上药粉搅拌均匀，成滋润团块，分坨，搓条，制丸，每丸重3克，阴干，贮瓶备用。

【用法】口服。每次服1丸，日服1～2次，温开水送服。

【功能】清热解毒。

【主治】由三焦火盛引起的头晕目赤，咽干咳呛，风火牙疼，大便秘结等症。

【附记】引自《北京市中药成方选编》。屡用效佳。孕妇忌服。

53. 清胃黄连丸

【组成】黄连2500克，生石膏2500克，天花粉2500克，知母2500克，连翘2500克，生地黄2500克，桔梗2500克，玄参

2500克，赤芍2500克，丹皮2500克，栀子6240克，黄芩6240克，黄柏6240克，甘草1240克。

【制法】蜜丸。上药共研细末，和匀，炼蜜为丸，小丸如梧桐子大，大丸每丸重9克。分装备用。

【用法】口服。小丸每次服9克，日服1～2次，温开水送服。大丸每次服1丸，日服1～2次，温开水化服。

【功能】清泻胃火。

【主治】由胃火亢盛引起的牙龈、腮颊肿痛，口臭口苦，咽喉肿痛等症。

【附记】引自叶显纯《常用中成药》。通行方。屡用效佳。

54. 栀子金地丸

【组成】栀子864克（姜水炒），黄柏432克，黄芩864克，黄连36克，大黄864克，天花粉432克，知母288克。

【制法】蜜丸。将上药共轧为细粉，和匀过80～100目筛。①炼蜜［每药粉300克，约用炼蜜（120℃）365克，和药时蜜温100℃］与上药粉搅拌均匀，成滋润团块，分坨搓条，制丸，每丸重9克，分装备用。②水丸：用冷开水泛为小丸，晒干，贮瓶备用。

【用法】口服。每次服1丸（水丸6～9克），日服1～2次，温开水送服。

【功能】清热润燥、生津止渴。

【主治】由肺胃热盛引起的头晕目眩，烦躁不安，梦语咬牙，惊悸不安，吐血衄血，牙痛咽肿，口舌生疮，大便秘结等症。

【附记】引自《全国中药成药处方集》（宣明论方）。屡用效佳。忌辛辣食物，孕妇忌服。

55. 牙疼药（一）

【组成】荜拨12克，白芷120克，川椒120克，高良姜12克，雄黄12克，细辛12克，冰片3克。

【制法】散剂。先将雄黄、冰片分别研为细粉，过筛，再将其余荜拨等五味，共轧为细粉，和匀过80～100目筛。再取冰片细粉置乳钵内，加入雄黄细粉，研匀，再与荜拨等细粉，陆续配研，和匀过筛，贮瓶备用。

【用法】外用。每用少许，撒于患处，引涎流出。

【功能】散风止痛。

【主治】牙齿疼痛，齿龈肿胀。

【附记】引自《济南市中药成方选辑》。屡用效佳。

56. 白清胃散

【组成】生石膏120克，玄明粉30克，冰片6克，硼砂30克（煅）。

【制法】散剂。将玄明粉、冰片分别研为细粉，过筛；石膏、硼砂共轧为细粉，过80～100目筛。取冰片细粉置乳钵内，依次与玄明粉细粉、石膏、硼砂细粉，陆续配研，和匀过筛，贮瓶备用，勿令泄气。

【用法】外用。用凉开水蘸药粉少许，搽于患处。

【功能】清热、消肿、止痛。

【主治】由胃火上升引起的牙齿疼痛，口舌糜烂，牙缝流血等症。

【附记】引自《北京市中药成方选集》。屡用效佳。

57. 擦牙固齿散

【组成】花椒 120 克，细辛 120 克，白芷 300 克，川芎 300 克，青盐 600 克，食盐 600 克，生石膏 4800 克。

【制法】散剂。上药共轧为细粉，和匀过 80～100 目筛，贮瓶备用。

【用法】外用。用牙刷蘸药粉少许，代牙粉用，或每日漱口 2 次。

【功能】清胃热、止牙痛。

【主治】由胃火上升引起的牙痛，牙动欲脱，牙龈出血，恶秽口臭等症。

【附记】引自《北京市中药成方选集》。屡用效佳。

58. 牛黄清火丸

【组成】黄芩 1440 克，大黄 1440 克，山药 1400 克，桔梗 1440 克，丁香 720 克，雄黄 720 克，牛黄 3.6 克，冰片 108 克，薄荷冰 54 克。

【制法】浓缩丸。将桔梗、黄芩煮提 2 次，分别为 2.5 小时、1.5 小时，山药 960 克热浸取药液，丁香提油，8～12 小时，油尽收药液。合并以上药液，过滤沉淀，成压缩液至比重 1.40，温度（50℃）的稠膏。取大黄 1440 克，山药 480 克，雄黄 480 克，粉碎为细粉过 100 目筛，用牛黄套研均匀加入，冰片、薄荷冰混合均匀，过重罗。

取原粉与稠膏按比例制丸，取处方内雄黄 240 克为衣，每 100 粒重 15 克，贮瓶备用。每袋 20 粒。

【用法】口服。每袋 2 次服，日服 2 次，温开水送下。

【功能】清热、散风、解毒。

【主治】由胃肺蕴热引起的头晕目眩，口鼻生疮，风火牙疼，咽喉疼痛，痄腮红肿，耳鸣肿痛，大便秘结。

【附记】引自《北京市中成药规范》（第二册）。屡用效佳。忌辛辣厚味，孕妇勿服。

59. 牙痛糖浆

【组成】连翘 1000 克，当归 500 克，黄芩 500 克，知母 750 克，赤芍 750 克，白芷 750 克，皂角刺 750 克，败酱草 1250 克，生石膏 2500 克（先下）。

【制法】糖浆。将上药洗净入锅，加水适量（浸没药材即可），第一次煮沸 2 小时，过滤，再加水适量（浸没药面）煮沸 1 小时过滤。将 2 次滤液进行浓缩至 1000 毫升，加糖 3000 克，糖精 1 克，苯甲酸钠 54 克搅匀即得。贮瓶备用。

【用法】口服。每次服 20 毫升，每日服 3 次。轻症用 200 毫升，中重症用 400 毫升。

【功能】清热败毒、消炎止痛。

【主治】急性牙周炎，急性冠周炎，急性牙周脓肿，急性牙槽脓肿，急性冠周脓肿等症。

【附记】引自曹春林《中药制剂汇编》。屡用效佳。

60. 清 胃 丸

【组成】连翘 50 克，栀子 50 克，大黄 50 克，芒硝 50 克，川芎 50 克，黄芩 50 克，薄荷 50 克，知母 50 克，石膏 50 克，生地黄 50 克，防风 50 克，甘草 50 克，陈皮 50 克，黄连 25 克，黄柏 25 克，白芷 25 克。

【制法】水丸。上药共研细末，和匀，水泛为丸，如梧桐子大，晒干，贮瓶备用。

【用法】口服。每次服10克，每日服2次，温开水送服。

【功能】清热降火。

【主治】由胃火炽盛而引起的口燥舌干，腮肿牙痛，头痛目眩，大便秘结。

【附记】引自《集验中成药》。屡用效佳。孕妇忌服。

61. 牙盐散

【组成】苍耳子仁60克（焙黄研末），生竹叶500克（去梗），生姜120克，食用白盐180克。

【制法】散剂。先将竹叶洗净，晾干，入锅内，加清水适量（以浸渣竹叶为度），用木炭火（先武火后文火），煮熬成浓汁后，再将生姜捣汁入锅内煮沸，过滤，去渣。药汁返入锅内，煮沸，将食盐徐徐投入，拌匀，熬干熄火，取出药层，与苍耳子仁共研极细末，贮瓶备用，勿令泄气。

【用法】外用。用时每取本散少许，涂擦患牙处，并揉擦数遍，每日擦3次。

【功能】消炎固齿、杀虫止痛。

【主治】各种牙痛。此因风寒火之邪、虫、胃火和肾虚所致。症见牙痛不止，或时痛时止，或隐隐作痛，遇冷热酸甜刺激则痛剧，或痛连前额，或牙齿松动，或牙龈红肿，大便秘结等症。

【加减】若连用5次，其痛未止，可加用灯火疗法，取灯心数根，蘸香油点燃，在耳尖处点烧，最多3下（左痛，点烧右耳尖，右痛，点烧左耳尖）。继续擦药，其痛必止。

【附记】引自程爵棠《秘方求真》。程爵棠方。总结用本方为主或辅以灯心疗法，治疗各种牙痛230例，其中风火牙痛92

例中，痊愈 80 例，有效 11 例，无效 1 例；胃火牙痛 61 例中，痊愈 56 例，有效 4 例，无效 1 例；肾虚 19 例中，痊愈 16 例，有效 2 例，无效 1 例；虫牙痛 58 例中，痊愈 53 例，有效 3 例，无效 2 例。总有效率达 97.8%。据临床观察，用本方治验甚多，疗效显著。本方看似平淡无奇，且多有药到痛止之效。一般牙痛用本方，即可取效，对少数顽固牙痛，辅以灯火疗法，多可解除病痛之苦。又本方具药简价廉，使用方便，奏效快，疗效高，复发率低，无毒副作用的特点，是治疗牙痛的有效外治良方。

62. 清胃膏

【组成】黄连 30 克，升麻 100 克，石膏 200 克，知母 90 克，天花粉 150 克，生地黄 150 克，牡丹皮 150 克，赤芍 100 克，当归 60 克，栀子 60 克，生甘草 50 克，川牛膝 100 克，牛蒡子 150 克，蒲公英 300 克，神曲 100 克。

【制法】膏滋。上药加水煎煮 3 次，滤汁去渣，合并滤液，加热浓缩为清膏，再加蜂蜜 300 克，收膏即成。贮瓶备用。

【用法】口服。每次服 15～30 克，每日服 2 次，开水调服。

【功能】清胃泻火、凉血活血。

【主治】牙齿松动（胃火上炎型）。多表现为牙龈红肿，出脓，口臭，喜食冷饮，大便干结。

【加减】牙龈出血较多者，加马勃 60 克，墨旱莲 200 克；大便干燥难解者，加生大黄 50 克，火麻仁 150 克，枳实 100 克。

【附记】引自汪文娟《中医膏方指南》。屡用效佳。本病与现代医学中的萎缩性牙周病极其相似，而牙龈炎、牙周炎，又是引起本病的主要诱因。

63. 滋肾膏

【组成】生地黄150克，熟地黄200克，茯苓150克，怀山药200克，泽泻100克，牡丹皮100克，山茱萸150克，女贞子200克，枸杞子150克，龟板胶150克，鳖甲胶150克，天冬150克，川石斛150克，陈皮50克，神曲100克，川牛膝100克。

【制法】膏滋。上药除龟板胶、鳖甲胶外，余药加水煎煮3次，滤汁去渣，合并滤液，加热浓缩为清膏，再将龟板胶、鳖甲胶加适量黄酒浸泡后隔水炖烊，冲入清膏和匀，然后加饴糖300克收膏即成。贮瓶备用。

【用法】口服。每次服15～30克，每日服2次，白开水调服。

【功能】滋肾固齿。

【主治】牙齿松动（肾阴亏损型）。多表现为牙龈溃烂萎缩，其色暗红，伴有头晕耳鸣，五心烦热等症。

【加减】久病身体消瘦，体虚乏力者，加党参150克，黄精200克，何首乌300克；久病形寒，四肢怕冷者，去鳖甲胶、生地黄，加鹿角胶100克，补骨脂150克。

【附记】引自汪文娟《中医膏方指南》。屡用效佳。同时还要做好自我调摄：①积极治疗牙龈炎、牙周炎，能有效预防本病的发生；②饮食宜清淡而富有营养，禁烟酒及辛辣油腻食物；③避免房劳过度，以防伤肾而诱发本病；④坚持每天数天叩齿，或用手指按摩牙槽，改善局部血液循环，有利于防治本病。

64. 柳枝膏

【组成】柳枝1把（切碎，约50克），防风0.3克，细辛0.3克

(去苗叶)，青盐 0.3 克。

【制法】药膏。上 4 味药，用水 1200 毫升煎至 400 毫升，去渣过滤，再浓缩成膏以瓷器收贮备用。

【用法】外用。每用薄纸剪如柳枝叶，涂药贴患齿上。

【功能】杀虫止痛。

【主治】龋齿（虫牙痛）。

【附记】引自王光清《中国膏药学》。屡用有效。

65. 丁 香 膏

【组成】丁香 90 克（以水 210 毫升煎至 35 毫升），黄蜡 90 克，麝香 30 克（另研），松脂 30 克（炼），黄芪 0.3 克，朱砂 15 克（另研），硫黄 30 克（另研），樟丹 90 克，沉香 60 克（水 210 毫升煎至 35 毫升），细辛 90 克（去苗叶，以水 210 毫升煎至 35 毫升）。

【制法】药膏。上 10 味药，先以银器中煎丁香、沉香汁，次入细辛汁，煎一半，次入松脂，又煎松脂，次下诸药末，候药无水气即入熟麻油 150 毫升，以柳木棍子搅拌匀，不住手搅，候膏成，用银器收贮备用。

【用法】外用。取膏涂以绢布上按牙大小（患牙）贴之。

【功能】消肿止痛。

【主治】齿龈炎（齿龈肿痛）。

【附记】引自王光清《中国膏药学》。屡用效佳。

66. 雄 牛 膏

【组成】雄黄 15 克（另研），牛酥 150 克，黄蜡 30 克，白蜜 30 克，藁本 0.9 克（去苗），朱砂 0.3 克（另研），藜芦 0.3 克（去芦头），川芎 15 克，升麻 15 克，杏仁 15 克（去皮尖），白芷 15 克。

【制法】药膏。上 11 味药，除研细药并蜜、蜡外，其余细切，置于锅中，以牛酥煎所切药，候杏仁赤黑色，滤去渣，下蜜、蜡，煎一二十沸，候膏成，继下另研药粉，不住手搅拌，候凝成膏，于瓷器中盛备用。

【用法】外用。每以少许涂齿病处。

【功能】祛风解毒、杀虫止痛。

【主治】齲齿（虫牙痛）。

【附记】引自王光清《中国膏药学》。屡用效佳。

67. 地黄膏

【组成】生地黄汁 35 毫升，当归 15 克（切焙），白芷 1.5 克，青盐 6 克（另研），细辛 0.3 克（去苗叶）。

【制法】药膏。将后 4 味药捣碎为末，以生地黄汁于银器中，慢火熬成膏，收贮备用。

【用法】外用。用药膏涂患处，一日涂 3～4 次。

【功能】凉血活血、祛风止痛。

【主治】牙齿摇动，牙龈肿痛（牙周炎）。

【附记】引自王光清《中国膏药学》。屡用效佳。

68. 朱青膏

【组成】朱砂 30 克（另研），青矾 30 克（另研），绿矾 30 克（另研），明矾 30 克（熬枯），马牙硝 30 克，防风 30 克，细辛 30 克（去苗叶），黄蜡 30 克，当归 30 克（切焙），麻油 90 毫升，松脂 60 克，黄芪 30 克（切），猪脂 60 克。

【制法】药膏。上药 9 味轧为细粉，先煎油沸，下猪脂及蜡，次下诸药细粉煎沸，搅匀收膏，入瓷器收备用。

【用法】外用。每取膏适量，外涂患牙处。

【功能】收敛消炎、祛风止痛。

【主治】牙周炎（牙齿摇动）。

【附记】引自王光清《中国膏药学》。屡用效佳。

69. 青矾膏

【组成】青矾15克（另研），绿矾15克（另研），明矾15克，白蜡60克，马牙硝30克（另研），朱砂30克（另研），防风30克，猪脂500克，黄芪30克（切），细辛30克（去苗叶），当归90克（切焙），麻油90毫升，松脂30克。

【制法】药膏。上9味药共轧为细粉，先将猪脂化，去渣，次下油蜡，然后下诸药细粉，更煎搅匀令凝膏成，入瓷盆内盛之备用。

【用法】外用。每用如樱桃大，涂擦患牙处。

【功能】收敛消炎、祛风止痛。

【主治】牙齿摇动（牙周炎）。

【附记】引自宋代《圣济总录》。屡用神效。

70. 蜂露膏

【组成】蜂蜜90克，露蜂房1个，大黄30克。

【制法】药膏。将露蜂房焙黄与大黄共研为细粉，和匀，用蜂蜜调和成软膏状，贮瓶备用。

【用法】外用。用时取药膏适量，涂擦患处。

【功能】凉血解毒、滋润消炎。

【主治】萎缩性齿龈炎（牙露）。

【附记】引自西安医学院《祖国医学果风集》（第一辑）。屡用效佳。

71. 固齿白玉膏

【组成】龙骨 30 克，阳起石 15 克（二味火煅通红后入药汁内淬 7 次），铅粉 30 克，珍珠粉 9 克，麝香 6 克。

【制法】药膏。上药各研细粉，混匀，取黄蜡 90 克熔化，滤净再化，俟温，放入前药粉和匀。趁热摊纸上，如冷，烧热熨斗仰放，纸铺上摊之，备用。

【用法】外用。用时先漱口净剪小条贴齿龈上，闭口勿语。

【功能】温阳、固齿、止痛。

【主治】牙痛及齿动（牙周炎等）。

【附记】引自清代《外科大成》。屡用神效。附药汁方：僵蚕 49 个，防风 15 克，川芎 15 克，牙皂 15 克，青盐 15 克，升麻 15 克，白芷 15 克，地骨皮 15 克，细辛 9 克，藁本 9 克。共为粗末，将水放于砂锅内加药末，桑柴火熬汁，去渣，再煎汁一碗，以淬前药 7 次，焙干为末。调配和使用法同上。

72. 莱菔膏

【组成】莱菔子 30 克，核桃 2 个。

【制法】药膏。上药共捣烂如泥膏状，调匀备用。

【用法】外用。取膏外敷腮上或患牙处。

【功能】清热消肿止痛。

【主治】痄腮（腮腺炎），风火牙痛（牙神经炎）。

【附记】引自《山东中医验方汇集》。屡用效佳。

73. 海上一字散

【组成】山柰子3克（面包煨熟），麝香0.1克。

【制法】散剂。先将山柰研细末，再加入麝香同研细，和匀，贮瓶备用，勿令泄气。

【用法】外用。每用少许，吹入健侧鼻中，双侧牙痛，交替吹双鼻。不应，30分钟后再吹1次。

【功能】通窍止痛。

【主治】牙痛。

【附记】引自明代朱棣《普济方》。屡用神效。

74. 牙 痛 烟

【组成】土细辛62.5克，小茴香62.5克（炒微黄），鹅不食草31.5克，薄荷叶31.5克，玉米须31.5克。

【制法】散剂。先将前4味药共研细末，玉米须先切成烟丝状，再入药末和匀，备用。

【用法】外用。每用本散适量（3～5克），或用纸卷成药筒状，点燃烧烟，用口鼻深吸之，反复深吸数下，以痛止为度。

【功能】通窍止痛。

【主治】牙痛。

【附记】引自程爵棠《百病中医鼻脐疗法》。多年应用，效果良好。

75. 四辛茶叶酊

【组成】生石膏45克，细辛3克，川芎3克，川椒5克，茶叶5克，75%酒精300毫升。

【制法】酊剂。上药共研细末，入酒精内浸泡一周后，将药瓶放锅中隔清水煮沸30分钟，取出自然冷却，滤去药渣即成酊剂。贮瓶备用。

【用法】外用。取医用消毒棉球多个，放入本酊液中浸之，同时用钳子夹起，迅速放在牙痛部位上，上下牙咬紧，再取另一个棉球塞入，患者痛牙对侧鼻孔内（即左牙痛塞右鼻孔，右牙痛塞左鼻孔，两侧牙痛，任放一鼻孔内），痛止后5～10分钟，取出药棉球即可。

【功能】止牙痛。

【主治】各类型牙痛。

【附记】引自程爵棠《百病中医鼻脐疗法》。一般用药后，多在5分钟内止痛。经治54例，均在1～5分钟内止痛，效佳。本方具有消炎活血，祛风散寒，通窍止痛等作用。用于各型牙痛均有良好的止痛效果。疗效颇佳。

76. 牙疼药（二）

【组成】两头尖1枚（大者），母丁香1枚，大椒7粒，麝香少许。

【制法】散剂。上药共研极细末，和匀，贮瓶备用，勿令泄气。

【用法】外用。每用少许，随左右鼻内嗃之，重者少擦之，肿者亦擦之。

【功能】通窍止痛。

【主治】牙痛。

【附记】引自明代朱棣《普济方》。屡用皆效。

77. 牙痛方

【组成】荜茇3克，蟾酥0.6克，川椒1.5克，飞盐0.9克。

【制法】散剂。上药共研极细末，和匀，贮瓶备用。

【用法】外用。蘸药搽点痛牙根处，每日1～2次。

【功能】祛风、杀虫、止痛。

【主治】牙痛。

【附记】引自明代陈实功《外科正宗》。屡用神效。

78. 荜茇散

【组成】荜茇6克，真阿魏6克，冰片0.3克，麝香0.3克。

【制法】散剂。上药共研极细末，和匀，贮瓶备用，勿令泄气。

【用法】外用。每用半豆许，涂擦牙根痛缝中，吐出热涎，温酒漱之，再搽即愈。

【功能】祛风消炎、通窍止痛。

【主治】风湿虫牙作肿疼痛。

【附记】引自明代陈实功《外科正宗》。屡用神效。阳明内热作疼勿用。

79. 玉池散

【组成】当归、藁本、地骨皮、防风、白芷、槐花、川芎、甘草、细辛、升麻各50克。

【制法】散剂。上药共研极细末，和匀，贮瓶备用。

【用法】外用。每用少许揩牙（痛牙），每日2～3次。

【功能】活血凉血、祛风止痛。

【主治】风蚛牙痛，肿痒动摇，牙龈溃烂，宣露出血。

【附记】引自宋代陈师文《太平惠民和剂局方》。屡用神效。

80. 如神散

【组成】肥赤马肉500克，硼砂100克，粉霜25克。

【制法】散剂。马肉与硼砂拌和，以器物盛之，于有日处存放，晒出蛆，令自汗，研为细末。每蛆末50克，入粉霜25克，同研和匀，贮瓶备用。

【用法】外用。先以针拨动牙根，四畔空虚，次用灯心草蘸药少许，点牙根下。良久，其牙动落。

【功能】杀虫拔牙。

【主治】龋齿（虫牙痛）。

【附记】引自明代朱棣《普济方》。屡用神效。

81. 乌头丸

【组成】乌头25克(炮制去皮脐)，五灵脂50克，大枣20枚，食醋1000毫升。

【制法】枣肉丸，上药共研细末，以醋1000毫升，煮大枣20枚，醋尽为度。取枣肉和药粉调和为丸，如绿豆大，贮瓶备用。

【用法】外用。每取1丸用棉裹之，放于痛牙处咬之，勿咽津，宜吐之。

【功能】杀虫止痛。

【主治】龋齿疼痛。

【附记】引自明代朱棣《普济方》。屡用皆效。

82. 矾石散

【组成】明矾（熬枯）、藜芦（去芦头）、防风（去杈）、细辛（去苗叶）、干姜（炮）、白术、蜀椒、蛇床子（煅炒）、附子（炮制去皮脐）、甘草（炙）各等分。

【制法】散剂。上药共研极细末，和匀，贮瓶备用。

【用法】外用。以温酒调15克，热漱冷吐。每日2～3次。

【功能】杀虫止痛、祛风散寒。

【主治】牙齿疼痛、风龋虫蚀，挺出摇落者。

【附记】引自明代朱棣《普济方》。屡用皆效。

83. 露蜂房散

【组成】露蜂房50克（炒黄），细辛50克，大戟150克，防风25克。

【制法】散剂。上药共研极细末，和匀，贮瓶备用。

【用法】外用。每取25克，水一大碗，煎至八分去渣取汁，热漱冷吐，不拘时含漱。

【功能】祛风解毒、杀虫止痛。

【主治】牙齿疼痛。

【附记】引自明代朱棣《普济方》。屡用皆效。

84. 立效散

【组成】龙胆10克，升麻10克，防风10克，甘草10克，细辛5克。

【制法】散剂。上药研末，用开水冲泡取汁，或加水煎沸取汁，候冷备用。

【用法】外用。每取上列药汁，分数冷含在牙痛外，时常鼓漱约 10 分钟。含热后吐之，再换冷药水含漱。

【功能】升阳泄火、祛风止痛。

【主治】风、火、虫所致牙痛。

【附记】引自张梦侬《临症会要》。屡用神效。一般多立时止痛。

85. 灵香霜

【组成】花椒 120 克，荜茇 10 克（捣碎），薄荷 10 克，樟脑 120 克。

【制法】霜剂。将上药置五香锅中，依层次放药，即花椒在下，荜茇次之，薄荷在上，然后将樟脑铺盖于薄荷即整个药层上，再将盖严，然后将锅盖盖上，盖与锅之间用盐泥封固，将封好之药锅，置一长高圆筒上，筒内放一油灯，用大麻子油作燃料，将灯点着，灯之芒火烧药锅 4～6 小时，锅盖顶上放一块棉花，俟棉花下面发糊时，将盐泥轻轻除去，隐隐将锅盖掀起，则见锅盖内覆盖厚厚一层白色结晶如霜之物，即是灵香霜。贮瓶备用，勿令泄气。

【用法】外用。每取本散（霜）少许，涂擦牙痛处。

【功能】立时止痛。

【主治】牙痛，局部肿痛，蚊蚤叮咬瘙痒，关节疼痛等病。

【附记】引自《中国当代中医名人志》。屡用屡验，止痛如神。本方制法较复杂，但药物易取。用之临床，顷刻痛止，神效。

86. 白儿散

【组成】煅人中白 60 克，儿茶 30 克，黄柏 18 克，薄荷 18

克，青黛18克，硼砂18克，大黄10克，黄连10克，细辛10克，冰片1.5克。

【制法】散剂。上药共研极细末，和匀，贮瓶备用，勿令泄气。

【用法】外用。每用本散少许，涂擦患处，每日擦6～7次。

【功能】消炎止痛。

【主治】牙龈炎，牙根炎及牙龈溃烂。

【附记】引自程爵棠《百病中医熏洗熨擦疗法》。笔者师传秘方。本方治验甚多，疗效显著，总有效率达100%。

87. 细辛散（二）

【组成】红椒15克（去目，炒），鹤虱15克，牙皂15克，荜茇15克，缩砂仁15克（去壳），荆芥32克（去梗），细辛32克（去苗），白芷64克，草乌64克。

【制法】散剂。上药共研极细末，和匀，贮瓶备用。

【用法】外用。每用少许，于痛牙处反复擦之。

【功能】散寒消肿、杀虫止痛。

【主治】风、虫牙痛，牙齿宣烂，腮颊浮肿。

【附记】引自宋代陈师文《太平惠民和剂局方》。屡用神效，多1次见效，最多3次痛止。用此药后，如有涎流出，即吐之，不得咽下，少时用温水漱口，频频擦之，立有神效。

88. 牙痛散（十）

【组成】生石膏120克，细食盐120克，防风10克，黄芩10克，白芷6克，细辛3克，黄柏3克，川芎3克。

【制法】散剂。先将石膏、食盐炒透，合其诸药再炒，共研极细末，和匀，贮瓶备用。

【用法】外用。每取本散适量，外擦患牙处，口涎吐后再擦，反复吐之，擦之，至痊愈为度。

【功能】消炎止痛。

【主治】一切齿痛。

【附记】引自程爵棠《百病中医熏洗熨擦疗法》。治验甚多，疗效显著。本方有消炎固齿，祛风止痛之功，对于各种牙痛，均有较好的疗效。风火牙痛尤佳。

89. 白芷散

【组成】白芷、血余炭、川芎、百草霜、川乌、草乌、雄黄、花桑皮（烧灰）、朱砂、全蝎、麝香、北细辛、没药、当归各等份。

【制法】散剂。上药共研极细末，和匀，贮瓶备用。

【用法】口服。先用茶酒送服本散1.5～3克，空腹服；再取本散少许用醋调和成膏，次以皂角炭烧令烟出，却用皂角点药膏擦患牙处，不应，再擦1次即效。

【功能】祛风解毒、活血通络、杀虫止痛。

【主治】各型牙痛，虫牙痛。

【附记】引自宋代朱佐《类编朱氏集验医方》。屡用效佳。通常1次、最多2次即痛止遂安。验之临床，确有良效。后通过临床反复实践，笔者改变用法，即用皂角1枚，去子，入上药粉包裹扎之，点燃待烟出熏鼻（随左右熏之），顷刻痛止，神效。

90. 护齿膏

【组成】防风90克，独活90克，槐枝90克，当归30克，川芎30克，白芷30克，细辛30克，藁本30克。

【制法】药膏。上药共研细末，和匀，放入玻璃瓶，加香油（适量）浸泡3日后，倒入铁锅内熬炼去渣，再入白蜡、黄蜡各30克熔化搅匀成膏，即掺入官粉，乳香、没药、龙骨、白石脂、石膏、白芷各15克（俱研细末），麝香1.5克为细末，搅拌均匀，贮瓶备用。

【用法】外用。每取本膏适量，涂擦患处，再取一张好皮纸摊入药膏，贴于患处。每日1次。

【功能】祛风活血、消肿止痛、化腐生肌。

【主治】牙龈宣露。

【附记】引自明代龚廷贤《万病回春》。治疗65例，用药2～5次，最多10次，全部治愈。

91. 固齿牢牙散

【组成】煅虎骨30克（代），青盐30克（用槐枝等份同炒至黄色为度，去槐枝），细辛15克。

【制法】散剂。上药共研极细末，和匀，贮瓶备用。

【用法】外用。用手指沾口涎再蘸药粉擦牙，每日反复擦多次，或用牙刷蘸药粉刷牙，每日刷3次。

【功能】牢牙固齿。

【主治】牙齿动摇，咀嚼则痛。

【附记】引自明代龚廷贤《万病回春》。坚持使用1至数月，渐渐牙固痛止而安。本方为牢牙固齿神方，老年人用之刷牙尤宜，确有保健固齿之功。

92. 固齿散（一）

【组成】鼠骨一付，炒花椒60克，乳香60克（以竹叶焙炒），香附30克（炒），蒺藜仁30克（微炒），香盐30克（面包裹之煅）。

【制法】散剂。捉打死的鼠一只，面裹炮熟去肉，将面身等骨放新瓦上焙干，以黄色为度，研为末，全用，再入余药同研极细末，和匀，贮瓶备用。

【用法】外用。每日取本散少许擦牙，咽吐任意。

【功能】乌发固齿。

【主治】牙齿浮动而痛。

【附记】引自明代龚廷贤《万病回春》。屡用神效。并云："不唯乌须发固牙齿，且终身绝无齿痛矣"。

93. 至宝丹

【组成】雄鼠骨全副（其鼠愈大愈好，至少在250克以上，连毛用毛纸包七层，再用稻草包紧，黄泥封固，用稻糠灰煨熟，去肉拣全骨，酥油炙黄，研为细末，入下药），北细辛4.5克，沉香4.5克，补骨脂15克，青盐15克（水炒），白石膏15克（水炒），骨碎补15克（去净毛，蜜水炒），全当归15克（酒炒），墨旱莲15克（酒炒），白芷9克（青盐水炒），怀生地黄9克（酒炒），绿升麻6克（焙），没石子、雌黄一对（酒煮火烘）。

【制法】散剂。上药共研极细末，同鼠骨末合在一处，和匀，贮瓶备用。

【用法】外用。每早擦牙漱咽，久而不断，效。

【功能】牢牙、固齿、止痛。

【主治】牙齿动摇或痛。

【附记】引自清代顾世澄《疡医大全》。坚持用之，牙齿动摇者，仍可坚固，不动者，永保不动。少年有去牙一二三年内，竟可复生，颇小而白，久则如故者，故此方之灵效，妙不可言。

94. 牢牙散（二）

【组成】升麻9克（一作6克），生地黄3克，石膏3克，白茯苓1.5克，玄参1.5克（一作人参），羊胫骨灰0.9克（一作6克），梧桐泪0.9克，黄连3.9克（一作3克），麝香少许（另研）。

【制法】散剂。上药共研极细末，和匀，贮瓶备用，勿令泄气。

【用法】外用。每用少许，临卧擦牙，复以温漱去。

【功能】牢牙固齿。

【主治】齿牙无力嚼物。

【附记】引自明代王肯堂《证治准绳》。屡用有效。

95. 消炎三号片

【组成】大青叶10公斤，忍冬藤10公斤，紫花地丁10公斤，败酱草10公斤，柴胡6公斤，野菊花6公斤，蔗糖2公斤，阿拉伯胶30克，硬脂酸镁按总量1%。

【制法】片剂。取野菊花，少量忍冬藤粉碎，取细粉6公斤备用。余渣和其他药材，加水煎煮3次，滤汁去渣，合并滤液，浓缩至10000毫升左右，加一倍半量乙醇，搅匀，放置过夜，过滤，滤液回收乙醇，浓缩成膏，趁热加入蔗糖和胶粉溶解，再将药材细粉加入，制成软材，烘干，粉碎，用85%乙醇制粒（14目），晾干后整粒，加硬脂酸镁，混匀，压片即得，贮瓶备用。

【用法】口服。每次服3～4片，每日服3次，温开水送服。

【功能】清热消炎。

【主治】牙周炎。

【附记】引自北京市友谊医院《制剂手册》。屡用效佳。

96. 消炎四号片

【组成】野菊花12公斤，玄参8公斤，大青叶20公斤，败酱草20公斤，紫花地丁20公斤，硬脂酸镁按总量1%。

【制法】片剂。取野菊花2公斤，全部玄参粉碎过80目筛。余药加水煎煮3次，滤汁去渣，合并滤液，浓缩，加1倍半量乙醇，放置过夜，回收乙醇，继续浓缩成膏，与细粉混匀，制成软材，烘干，粉碎（20目筛），用90%乙醇制粒（14目），晾干，整粒，加入硬脂酸镁混匀，压片即得，贮瓶备用。

【用法】口服。每次服4～5片，每日服3次，温开水送服。

【功能】清热消炎、滋阴泻火。

【主治】口腔炎，牙周炎。

【附记】引自北京市友谊医院《制剂手册》。屡用效佳。

97. 固齿散（二）

【组成】天竺黄30克（又名真竹黄），五倍子30克，炒再制食盐90克。

【制法】散剂。上药前2味药分别烘脆，与食盐共研极细末，和匀，贮瓶备用，勿受潮。

【用法】外用。每日早、中、晚各以牙刷蘸药粉刷牙，反复，逐日刷之，牙齿即渐牢固。

【功能】牢牙固齿。

【主治】牙齿动摇。

【附记】引自查少农《中草药外治验方选》。屡用皆效，须坚持用药始效佳。

98. 拔牙方

【组成】 白茄干根15克，白玉簪花干根15克，生草乌3克，生南星3克，辽细辛3克，薄荷脑3克，碱粉3克，丁香油适量。

【制法】 散剂。先将白茄根、玉簪花根同放入白马尿中浸泡3天后，烘脆，再将草乌、南星、细辛分别烘脆，共研成极细末，然后用薄荷脑、碱粉同研细和匀，贮瓶备用。

【用法】 外用。取上列药粉适量，以丁香油少许调匀成软膏状，涂于欲脱落之龋齿洞中及其齿根周围，待15分钟后，以铁钳钳定患齿，嘱患者咳嗽一声，龋齿即随之取出。

【功能】 拔牙止痛。

【主治】 龋齿松动欲落。

【附记】 引自查少农《中草药外治验方选》。屡用效佳。

99. 清热牙疳散

【组成】 煅人中白60克，儿茶30克，硇砂10克，黄柏20克，五倍子10克，薄荷霜1.5克，青黛20克，上梅片3克，珍珠1克，硼砂10克。

【制法】 散剂。先将煅人中白、儿茶、硇砂、黄柏、五倍子研为细末，过筛待用。把珍珠放入小铁盒内在火焰上煅烧至发出爆响声，取出研末，加梅片、薄荷霜、硼砂，研极细末，最后将青黛及上列药粉，混合均匀即可。贮瓶备用，勿令泄气。

【用法】 外用。于饭后，先用淡盐水或漱口方（银花50克，连翘10克，薄荷6克，佩兰叶10克，甘草3克，煎水，待冷）漱口后，再取本散撒擦患处，每日擦5次。

【功能】清热祛腐、排脓敛疮。

【主治】各种急、慢性牙龈炎，单纯性牙周炎。症见牙龈红肿或糜烂，龈缝溢脓出血，牙痛，口臭，舌质红，苔黄腻，脉弦数。

【附记】引自程爵棠《百病中医熏洗熨擦疗法》。屡用效佳。

100. 一 笑 散

【组成】火硝3克，冰片0.3克，明雄黄0.3克，玄明粉1.5克。

【制法】散剂。上药共研极细末，和匀，贮瓶备用。

【用法】外用。每用少许，擦患处，每日2～3次。

【功能】消炎止痛。

【主治】牙痛。

【附记】引自清代叶天士《种福堂公选良方》。屡用神效。

101. 滋润清胃丸

【组成】当归30克（酒洗），生地黄30克（酒洗），牡丹皮30克，栀子仁30克（盐水炒），软石膏60克（煅醋淬），黄连21克（酒炒），知母21克，葛粉21克，防风21克，升麻15克，白芷15克，生甘草节12克。

【制法】糊丸，上药共研细末，和匀，汤泡蒸饼搅糊为丸，如绿豆大，贮瓶备用。

【用法】口服。每服百丸，临晚米汤送下。

【功能】滋阴清胃、凉血止痛。

【主治】阳明经血热，上下牙床红烂，肉缩齿龈露者。

【附记】引自明代龚廷贤《万病回春》。屡用神效。

102. 保牙散

【组成】软石膏30克，川乌9克，草乌9克，花椒9克。

【制法】散剂。上药共研极细末，和匀，贮瓶备用。

【用法】外用。每用少许，擦牙漱口，吐之立已。

【功能】消炎散寒、杀虫止痛。

【主治】风牙肿痛。

【附记】引自明代龚廷贤《寿世保元》。屡用神效。

103. 草辛散

【组成】草乌6克（米泔水浸，去皮，炒焦），细辛3克，蝎尾15克，僵蚕5条（炒），冰片0.5克。

【制法】散剂。上药共研极细末，和匀，贮瓶备用，勿令泄气。

【用法】外用。每用少许，擦患处，开口流涎。内服清胃散。

【功能】祛风止痛。

【主治】风牙疼痛。

【附记】引自明代龚廷贤《寿世保元》。屡用神效。

104. 护髓膏

【组成】金银花30克，黄芪30克，白及30克，黄连15克，乳香20克，没药20克，连翘20克，地卡因5克，蜂蜜适量。

【制法】药膏。先将前7味药捣研，过7号筛取细末，后与地卡因、蜂蜜混合，消毒备用。

【用法】外用。取米粒大药膏紧贴髓顶。

【功能】清热解毒、消肿生肌。

【主治】急、慢性牙髓炎。

【附记】引自胡熙明《中国中医秘方大全》。胡素娟方。治疗42例，成功34例，良好4例，无效4例。本方对急性牙髓炎或慢性牙髓炎急性发作者更为适宜，是一种安全有效的护髓剂。

105. 珍珠散

【组成】煅龙骨6克，珍珠3克，海螵蛸6克（去壳），三七粉3克，象皮1.5克（炙），儿茶1.5克，降香3克，没药1.5克，朱砂1.5克，冰片0.45克。

【制法】散剂。上药共研极细末，和匀，贮瓶备用，勿令泄气。

【用法】外用。用药棉如指头大一团，蘸水蘸药粉塞于患牙处，每日换药1～2次。

【功能】消肿止痛、敛疮生肌。

【主治】牙宣。

【附记】引自清代尤存隐《尤氏喉科》。屡用效佳。

（二）牙　疳

牙疳一证，根据临床所见，又有风热牙疳与走马牙疳之分。风热牙疳，多见于青壮年，以春末秋初季节发病率最高；走马牙疳往往发生在急性传染性病的后期，以3～6岁儿童为多见。

病　因

风热牙疳多因胃经积热，外感风邪相搏而成。或热性病后余毒上炎所致；而走马牙疳，多发生在麻疹、伤寒、疫喉痧、痢疾之后期余毒上攻或内热积盛所致。

症　状

风热牙疳，初起 2～3 日，即有牙龈发红，肿胀，流血，腐烂等。溃烂处，复以灰白色假膜，拭之易脱，蚀之出血，口有恶臭，唾液增多黏稠如丝，甚则腐烂面可延及上腭，颊黏膜、舌本。多伴有身热，头痛，作呕，进食不便，精神疲乏，小便短赤，便秘，脉滑数，苔黄腻等，自觉疼痛剧烈。

走马牙疳，初起牙龈开始腐烂，其色灰白，速转紫黑，坚硬，流紫黑血水，并恶臭，随之腐烂脱落，形成溃疡，腐烂向深处及周围扩大，其色黑或灰绿色，4～5 天后（中期）腐肉大量脱落，鼻和鼻翼两旁，或腮，口唇周围可见赤褐色，甚则唇腐齿落，腮穿腭破，鼻梁塌陷。且初中期多伴有恶寒发热，饮食不进，泄泻气喘，神志昏沉，舌质红绛，脉细数。且痒无痛感，其证危重，甚则死亡。

治疗方药

1. 绿袍散

【组成】青黛 480 克，黄柏 480 克，冰片 24 克。

【制法】散剂。先将黄柏研细，过 80～100 目筛，再将冰片置乳钵内研细，入青黛、黄柏细粉，陆续配研，和匀过筛，贮瓶备用，勿令泄气。

【用法】外用。每用少许，撒布患处。

【功能】清热、消肿、止痛。

【主治】胃热牙疳，口舌生疮，口臭糜烂。

【附记】引自中国中医科学院中药研究所《中药制剂手册》。屡用效佳。忌食刺激性食物。

2. 牙疳散（一）

【组成】人中白、绿矾、五倍子各等分，冰片少许。

【制法】散剂。上药共研极细末，和匀，贮瓶备用，勿令泄气。

【用法】外用。先用水拭净患处，再每用少许，吹入牙龈患处，日吹3次。

【功能】消炎收敛。

【主治】小儿牙疳。

【附记】引自清代吴谦《医宗金鉴》。屡用效佳。

3. 牙疳散（二）

【组成】煅甘石6克，镜面朱砂0.6克，牛黄0.15克，珍珠0.15克（煅）。

【制法】散剂。上药共研极细末，和匀，贮瓶备用。

【用法】外用。每用本散适量，撒布患处，每日3次。

【功能】解毒消肿、祛腐生肌。

【主治】走马牙疳。

【附记】引自近代张锡纯《医学衷中参西录》。屡用效佳。

4. 十宝丹

【组成】血珀9克，煅人中白9克，朱砂9克，腰黄9克，青黛9克（水飞），炒硼砂30克，冰片6克，珠粉6克，滴乳香9

克，西黄3克。

【制法】散剂。上药除硼砂、冰片、珠粉、西黄外，余药均共研极细末，和匀再用水飞3～4天，研至无声为度，晒干，再研细末，最后将硼砂、冰片、珠粉、西黄研极细，与水飞之药物共研和匀，贮瓶备用，勿令泄气。

【用法】外用。每取本散少许，干涂擦患处，或用吹药器喷入患处，每日涂擦3～5次。

【功能】清热解毒、祛腐生肌。

【主治】风热牙疳，咽喉，口舌溃烂。

【附记】引自上海中医药大学《中医外科临床手册》。经验方。屡用效佳。一般轻证用本方外治即可；如重证，须配合内治汤剂，其效始著。

5. 蟾酥合剂

【组成】蟾酥3克（酒化），腰黄3克，铜绿3克，炒绿矾3克，轻粉3克，乳香3克，没药3克，枯矾3克，干蜗牛3克，麝香1.5克，血竭1.5克，朱砂1.5克，煅炉甘石1.5克，煅寒水石1.5克，硼砂1.5克，灯草灰1.5克。

【制法】散剂。上药各研极细末，混合均匀，蟾酥以烧酒化开为糊，徐徐掺入药粉，混合研匀，晒干，再研成极细末，贮瓶备用，勿令泄气。

【用法】外用。在红肿初起时，用上药（亦可用煅石膏为赋形剂，制成为30%～50%蟾酥合剂），以烧酒调和成糊状，涂擦患处，外敷贴太乙膏（中成药），至红肿消失，腐肉与健康组织起一裂缝时，改用10%蟾酥合剂（即上药粉1份，煅石膏9份）；至腐肉脱落，改用5%蟾酥合剂（即本散1份，煅石膏粉9份，煅炉甘石5份，海螵蛸5份）。亦可用吹药器将药粉喷入口腔咽喉等患处。每日 1～2 次。

【功能】驱毒消肿、化腐生肌。

【主治】风热牙疳，走马牙疳，疔疮，白喉。

【附记】引自上海中医药大学《中医外科临床手册》。经验方。屡用效佳。一般守用本方外治即可，如证重者则须配合汤剂内治，其效始著。

6. 桔梗散

【组成】老白苋菜梗 30 克（烧炭存性），枯矾 3 克，硼砂 10 克，枣砒石 10 克［至成药，即用红枣（去核），填入砒石粉末，合拢入罐内，盐泥封固，围以炭火，煅透存性，研细即成］。

【制法】散剂。上药共研极细末，和匀，贮瓶备用。

【用法】外用。先用二道淘米水洗净牙龈，后取本散涂擦患处，张口流出涎水，每日擦数次。

【功能】清热拔毒、化腐敛疮。

【主治】牙疳。

【附记】引自张梦侬《临症会要》。屡用皆效。张氏经验：凡食犯脾胃，生湿酿热，腐蚀牙龈而成疳。即配用黄柏（酒炒）、胡黄连、龙胆（酒洗）各 6 克，炒鹤虱、白芜荑、槟榔片、雷丸、炒建曲、焦山楂、炒麦芽、生石膏各 10 克，薄荷 3 克。水煎代茶，每日 1 剂，再取本散涂擦患处。内外合治，其效更捷。

7. 牙疳散（三）

【组成】白砒 3 克，人中白 2.1 克，枯矾 2 克，黄柏粉 2 克，轻粉 2 克，青黛 2 克，上梅片 0.4 克，黑枣 5 枚。

【制法】散剂。将黑枣去核，每枣纳入白砒 0.6 克，用丝线缠紧，置瓦上焙灰，焙至出尽白烟为度，后入乳罐内研细，再将其他药物末混合，研至无声为度，加入梅片研匀，贮瓶备用，勿令泄气。

【用法】 外用。取药适量，外涂患处。

【功能】 消炎杀菌、祛腐生肌。

【主治】 口颊坏疽。

【附记】 引自单健民《单健民医案》。此方外用，疗效甚佳。若同时配合内服清热解毒、凉血的药物，内外并治，扶正祛邪，能提高疗效。

8. 砒枣散

【组成】 红砒石 0.9 克，冰片 3 克，红枣 60 克。

【制法】 散剂。将红枣（去核），将红砒石充分纳入枣肉，用丝线缠紧，置新瓦上焙灰，焙至出尽白烟为度，后入乳钵内研细，再入冰片研匀，贮瓶备用，勿令泄气。

【用法】 外用。取药粉少许，涂在牙龈肿胀结块或腐烂处。

【功能】 去腐消疳。

【主治】 小儿牙疳。齿龈腐烂，牙齿动摇，腮硬腮穿等症。

【附记】 引自叶显纯《常用中成药》。验方。屡用皆效。本品性烈有毒专供外用，用时要告知病员不要咽入腹中，如有黏液，可以吐出。

9. 中白散

【组成】 人中白 30 克（煅），儿茶 15 克，青黛 9 克，薄荷 15 克，黄柏 9 克，冰片 1.5 克。

【制法】 散剂。上药除冰片外，余药共研极细末，合匀过

80～100 目筛，再将冰片置钵内研细，陆续掺入人中白等细粉，配研均匀，过筛，贮瓶备用，勿令泄气。

【用法】外用。每用少许，涂敷患处，引涎流出。

【功能】清热、解毒、消肿。

【主治】小儿牙疳，口舌生疮，口内溃烂，牙龈红肿等症。

【附记】引自《吉林省中药成方集》。屡用效佳。

10. 兰香散

【组成】轻粉 3 克，兰香 3 克，密佗僧 15 克。

【制法】散剂。上药共研极细末，和匀，贮瓶备用。

【用法】外用。每用少许，撒布于牙龈上（患处），每日 3 次。

【功能】化腐生肌。

【主治】小儿走马牙疳。

【附记】引自宋代钱乙《小儿药证直诀》。屡用皆效。

11. 荟黛散

【组成】芦荟 4.5 克，青黛 1.5 克。

【制法】散剂。上药共研极细末，和匀，贮瓶备用。

【用法】外用。每用适量，撒布于牙龈腐烂处，每日 2～3 次。

【功能】清热消肿、止血定痛。

【主治】小儿牙疳，牙龈肿痛，出血，甚则牙龈坏死，牙齿脱落，两颊穿溃。

【附记】引自程爵棠《百病中医诸窍疗法》。屡用皆效。

12. 无比散

【组成】黄牛粪30克（煅），龙脑冰片1.5克。

【制法】散剂。上药先将散黄牛粪晒干，煅存性，再入龙脑冰片，共研极细末，和匀，贮瓶备用，勿令泄气。

【用法】外用。每用少许，吹牙龈患处，每日吹3次。

【功能】化腐生肌、消炎止痛。

【主治】麻后牙疳腐烂。

【附记】引自清代张璐《张氏医通》。屡用特效。

13. 高三姐走马牙疳方

【组成】青黛3克，硼砂3克，人中白3克，上梅片0.3克，马勃1.5克，薄荷1.5克，玄明粉1.5克，儿茶3克。

【制法】散剂。上药共研极细末，和匀，贮瓶备用，勿令泄气。

【用法】外用。每取此散少许吹入或干撒患处，每日吹2～3次。

【功能】清热解毒、消肿止痛、防腐生肌。

【主治】走马牙疳（轻症）。

【附记】引自徐福松《许履和外科医案医话集》。屡用特效。

14. 冰黛散

【组成】黄连15克，黄柏15克，青黛6克，牙硝3克，朱砂3克，雄黄1.5克，牛黄1.5克，硼砂1.5克，冰片0.3克。或加胆矾、铜绿等。

【制法】散剂。上药共研极细末，和匀，贮瓶备用，勿令泄气。

【用法】外用。先用薄荷汤拭净患处，再取此散少许，吹布患处，每日吹3次。

【功能】清热解毒、降温防腐。

【主治】走马牙疳及各色口疳。

【附记】引自清代尤存隐《尤氏喉科》。屡用皆效。

15. 麝胆散

【组成】麝香少许，胆矾3克，铜青1.5克，枯矾6克。

【制法】散剂。上药共研极细末，和匀，贮瓶备用，勿令泄气。

【用法】外用。每取此散少许，吹入患处，一日吹3次。

【功能】清热、收敛、消肿。

【主治】走马牙疳。

【附记】引自清代尤存隐《尤氏喉科》。屡用神效。

16. 同气散

【组成】五谷虫3克（焙干），人中白3克（煅），黄连3克，薄荷叶3克，细辛3克，硼砂3克，真青黛6克，冰片0.6克。

【制法】散剂。上药共研极细末，和匀，贮瓶备用，勿令泄气。

【用法】外用。每用少许，涂擦齿龈患处，一日擦3次。

【功能】消肿止痛、化腐生肌。

【主治】走马牙疳。

【附记】引自清代程国彭《医学心悟》。屡用效佳。先用白马粪万年干（即粪碱）各烧存性，研细末，每用9克煎水漱口，后再吹本散，接服清胃散加减，水煎服，效果更佳。

17. 牙疳散（四）

【组成】血竭3克，枯矾9克，冰片1.5克，人中白3克。

【制法】散剂。上药共研极细末，和匀，贮瓶备用，勿令泄气。

【用法】外用。先用淡盐水漱口，再取此散少许，涂擦患处，每日早、晚各1次。

【功能】清热解毒、活血收敛。

【主治】牙疳。症见牙龈溃烂出血和口疮。

【附记】引自程爵棠《百病中医诸窍疗法》。治疗100余例，一般用药3～5治愈。少数病人需一周方愈。

18. 冰 玉 散（一）

【组成】生石膏30克，硼砂21克，冰片0.9克，僵蚕3克。

【制法】散剂。上药共研极细末，和匀，贮瓶备用，勿令泄气。

【用法】外用。每用少许吹布患处，一日吹3次。

【功能】清热祛风、消肿止痛。

【主治】牙疳，牙痛，口疮，齿衄，喉痹。

【附记】引自清代尤存隐《尤氏喉科》。屡用皆效。

19. 新定加味冰硼散

【组成】漂人中白90克，老硼砂60克，薄荷尖6克，上梅片15克，明腰黄30克。

【制法】散剂。上药分别研成细末，混合再研细和匀，贮瓶备用，勿令泄气。

【用法】外用。每取本散少许，吹入患处，或牙涂擦患处，每日 2～3 次。

【功能】清热解毒、消肿止痛。

【主治】咽喉痛，腐口疳，牙疳，口疮，舌疮，重舌等。

【加减】若牙疳出血，加蒲黄炭、枣砒炭研细和匀；如红肿，加西瓜霜，研细加入和匀，如上法用之。

【附记】引自近代张山雷《疡科纲要》。屡用神效。

20. 新定加减锡类散

【组成】漂人中白 60 克，西牛黄 15 克，老硼砂 60 克，鸡爪川连 30 克，明雄黄 45 克，真川贝母 24 克，广郁金 24 克，人指甲炭 18 克，上梅片 12 克。

【制法】散剂。上药分别研成极细末，混合同研细和匀，贮瓶备用，勿令泄气。

【用法】外用。每用少许吹入或点患处，每日数次。

【功能】清热解毒、祛腐生肌、消肿止痛。

【主治】咽喉腐烂，口疳，牙疳，舌疮等症。

【附记】引自近代张山雷《疡科纲要》。屡用极效。锡类散自王孟英氏极力推荐之力，乃风行拾世。先师朱阆仙以不拈指，用之多年，大有玄念，似原方功力亦不过如是，且易制，价廉，仍效有过而无不及尔！若红肿甚加西瓜霜。

21. 消 疳 散

【组成】花椒、细辛、硼砂、枯矾、铜绿、黄连、青黛各等分。

【制法】散剂。上药共研极细末，和匀，贮瓶备用。

【用法】外用。先用凉开水漱口，再取本散少许涂擦患处（牙齿缝处）每日擦数次。

【功能】清热收敛、化腐生肌。

【主治】走马牙疳。

【附记】引自明代龚廷贤《万病回春》。屡用屡验，又用黄柏15克，砒石1.5克（用红枣去核，每枚用砒石0.3克纳入，烧存性，研末），芦荟3克。共研细末，如上法用之，效果亦佳。

22. 南星雄黄散

【组成】南星、雄黄、冰片各等分。

【制法】散剂。上药共研极细末，和匀，贮瓶备用，勿令泄气。

【用法】外用。每取本散少许，以蜂蜜调和成糊状，外涂擦患处，每日涂3次。

【功能】消炎化痰、防腐止痛。

【主治】恶性溃疡，走马牙疳及风热牙疳等。

【附记】引自程爵棠《百病中医熏洗熨擦疗法》。屡用皆效。

23. 石雄消疳散

【组成】雄黄3克，秋石3克，硼砂3克，绿矾3克，冰片0.3克，红枣数枚（去核）。

【制法】散剂。先将雄黄放入枣肉内，外面再裹以冷饭，置火中煅至饭团焦黑为度，将雄黄取出，然后再同秋石、硼砂、绿矾、冰片等共研极细末，和匀，贮瓶备用，勿令泄气。

【用法】外用。用时先以开水冲泡薄荷，取液将口腔洗净，再用消毒纱布蘸药粉涂敷牙龈糜烂处。每日洗擦3次。

【功能】消炎防腐。

【主治】小儿走马牙疳。

【附记】引自程爵棠《百病中医熏洗熨擦疗法》。屡用特效。

24. 牙疳散（五）

【组成】人苋菜9克（烧灰），儿茶6克（硼砂），红枣炭4.5克，人中白3克，冰片0.6克。

【制法】散剂。上药共研极细末，和匀，贮瓶备用，勿令泄气。

【用法】外用。每取本散少许，涂擦患处，每日涂数次。

【功能】消炎、防腐、止痛。

【主治】牙疳。

【附记】引自陕西省卫生厅《陕西中医验方选编》。亢升堂方。通常用药2～5天即获痊愈或显效。临床验证，确有良效。

25. 儿白散

【组成】儿茶60克，煅人中白60克，黄柏1.8克，薄荷1.8克，青黛1.8克，冰片1.5克。

【制法】散剂。上药共研极细末，和匀，贮瓶备用，勿令泄气。

【用法】外用。先用温开水漱口，再取本散少许，涂擦患处，每日擦数次。

【功能】清热燥湿、活血解毒。

【主治】走马牙疳。

【附记】引自陕西省卫生厅《陕西中医验方选编》。马振邦方。临床屡用，疗效显著。待毒涎流尽自愈。

26. 冰矾散

【组成】明矾 3 克，枯矾 3 克，胆矾 3 克，明雄黄 3 克，石决明 3 克，硼砂 3 克，冰片 1.5 克，五倍子 1 个（新瓦上焙干）。

【制法】散剂。上药共研极细末，和匀，贮瓶备用，勿令泄气。

【用法】外用。每用本散少许，涂敷患处，每日涂 3 次。

【功能】解毒敛疮。

【主治】牙疳。

【附记】引自陕西省卫生厅《陕西中医验方选编》。薛诚方。屡用效佳，多数日而愈。

27. 牛酥膏

【组成】雄黄 15 克（另研），朱砂 15 克（另研），牛酥 250 克，黄蜡 60 克，藜芦 45 克（去芦头），川芎 15 克，白芷 15 克，升麻 25 克，杏仁 30 克（去皮尖），藁本 30 克（去苗土）。

【制法】药膏。上 10 味药，先于锅内煎酥令沸，即下诸药，候杏仁赤色，以绵滤去渣，入瓷器中，再下雄黄末、朱砂末，搅之，勿住手，至冷成膏，备用。

【用法】外用。每用少许，涂擦患处，日涂 3 次。

【功能】祛风解毒、消肿止痛。

【主治】风疳牙痛（牙根神经炎）。

【附记】引自王光清《中国膏药学》。屡用效佳。

28. 牢齿膏

【组成】香附 15 克，猪脂 150 克，羊脂 60 克，黄蜡 10 克，青盐 15 克（炒），雄黄 30 克（另研），莨菪子 0.3 克（炒），丁香 20 枚，白芷 15 克，黄柏 0.9 克（去粗皮），青木香 0.9 克，细辛 0.3 克（去苗叶），蜀椒 0.15 克（去目炒去汗），肉桂 0.15 克（去粗皮），松节 0.3 克，沉香 15 克，乳香 15 克（另研），麝香 0.3 克（另研），川芎 0.9 克，藁本 0.9 克（去苗土），当归 15 克（切焙），升麻 0.9 克，甘草 15 克（炙）。

【制法】药膏。上 23 味药，除脂及研药外，轧为细粉，入研药，同研极细如面，然后取猪脂煎熔下上药粉，用药匙搅匀住手，待至欲凝即膏成，贮瓶备用。

【用法】外用。每取少许敷患齿上。

【功能】消炎活血、祛风散寒、消肿止痛。

【主治】风疳牙痛（牙根神经炎）。

【附记】引自王光清《中国膏药学》。屡用效佳。

29. 麝香膏

【组成】绿矾 45 克，麝香 0.3 克（研），猪牙皂荚 3 个（烧存性），明矾 30 克（与绿矾同研入锅内烧令植，研），赋粉 15 克（研），黄柏 30 克（去粗皮），苦楝皮 30 克，密佗僧 30 克。

【制法】药膏。上 8 味药共轧为细末，用 210 毫升无灰溜熬成膏，收贮备用。

【用法】外用。先用温水洗净口腔，并漱口，再取此膏涂擦患处，日涂 3 次。

【功能】消炎祛腐、敛疮生肌。

【主治】小儿走马牙疳（牙龈炎，溃烂穿孔）。

【附记】引自王光清《中国膏药学》。屡用有效。

30. 酸浆膏

【组成】酸浆草根1把（生者细切。又名苦冉），皂荚2个，附子15克（去皮脐，生用为末），明矾3克（研），麝香0.3克（另研）。

【制法】药膏。上5味药，先用醋一碗，入酸浆草根及皂荚两味，慢火煎至米碗去渣，入附子、明矾末，再熬成膏，取出候冷，刮入麝香、乳钵内研匀，以瓷盒收贮之。

【用法】外用。患者先用盐汤漱刷牙缝，然后以指蘸药膏涂擦患处，如牙龈烂以帛子摊药贴之。

【功能】消疳止血。

【主治】小儿牙龈出血，小儿走马牙疳（牙龈溃烂穿孔等）。

【附记】引自宋代《圣济总录》。屡用有效。

31. 牙疳膏

【组成】青黛9克，乳香9克，白砒1.5克，轻粉3克，麝香0.09克。

【制法】药膏。上药共研极细末，和匀，备用。同时调配成膏。

【用法】外用。每用适量（药粉），以香油调匀涂在油纸上。先用冷开水洗净腐肉，取膏贴于患处。每日换药1次。

【功能】消炎、化腐、生肌。

【主治】牙疳腐烂，两腮肿大，溃烂流脓，血水淋漓。

【附记】引自孙纯一《温病达要》。屡用皆效。

32. 清心祛腐散

【组成】青黛7克，孩儿茶7克，莲子芯9克，炒栀子9克，粉甘草9克。

【制法】散剂。上药共研极细末，和匀，贮瓶备用。

【用法】口服。口舌溃疡内服，每次服1克，一日服3次，用温开水送服。加味方均为外用方，取药粉少许涂擦或吹布患处。一日吹3次。

【功能】泻火解毒、去腐生新。

【主治】牙疳腐烂及口舌溃疡。

【加减】牙疳腐烂，加煅硼砂7克，煅石膏15克。

【附记】引自《中国当代中医名人志》。刘学勤方。屡用特效。本方加味，外用治疗牙疳腐烂为笔者临床经验。验之临床，效果尤捷。

33. 朱粉散

【组成】枯明矾30克，干胭脂4.5克，轻粉1.5克，麝香少许。

【制法】散剂。上药共研极细末，和匀，贮瓶备用。

【用法】外用。每用少许，涂擦患牙处，一日涂3次。或油调，口疮。

【功能】化腐敛疮。

【主治】白口疮恶及牙疳蚀。

【附记】引自宋代严用和《济生方》。屡用有效。

34. 冰玉散（二）

【组成】煅石膏30克（水飞），硼砂21克，炙僵蚕3克。

【制法】散剂。上药共研极细末，和匀，贮瓶备用。

【用法】外用。用浓茶汁拭净口腔肿处的腐烂，附着物，再将药末吹于患处。

【功能】清热化痰、祛腐收敛。

【主治】牙疳，口疮肿痛溃腐等症。

【附记】引自上海市中医研究所《张赞臣临床经验选编》。屡用效佳。

35. 走马牙疳散

【组成】金枣丹4.5克，银枣丹9克，蜂儿茶3克，飞青黛3克，枯矾2.4克，煅人中白9克，炙桑螵蛸3克，铜绿6克，煅青果4.5克，竹鸡灰6克，水蛭灰6克，炙五倍子4.5克，珍珠粉0.6克，犀黄0.6克，硼砂3克，梅片1.5克，麝香1.5克。

【制法】散剂。金枣丹（原指砒枣散），由红枣去核，用白信如黄豆大，塞入枣中，置瓦片上文火炙灰，即成。银枣丹（又称雄枣散），由黑枣去核，将雄黄（或加冰片，竹鸡灰），纳入枣中，置瓦片上文火炙灰，即是。竹鸡、雉科动物，栖于山丘蔽地或丛林间，药用其肉。竹鸡灰乃炙炭存性者。上药与余药各研细末，混合均匀，贮瓶备用，勿令泄气。

【用法】外用。每用少许，涂擦患牙处。日涂3次。

【功能】清热解毒、祛腐收敛。

【主治】阳明胃火煅盛，上攻牙床，引起的走马牙疳病症。

【附记】引自上海市中医研究所《张赞臣临床经验选编》。屡用效佳。金枣丹、银枣丹，对牙疳腐烂尚未蔓延散大者，可按症情分别轻重应用。如毒散走窜，牙内紫黑腐烂腥臭，以致穿腥齿落者，应用走马牙疳散则疗效犹胜。

36. 牙龈珍珠散

【组成】硼砂 9 克，雄精 4.5 克，川黄连 1.5 克，儿茶 2.4 克，冰片 1.5 克，薄荷 2.4 克，制黄柏 4.5 克，人中白 9 克。

【制法】散剂。上药共研极细末，和过筛和匀，贮瓶备用，勿令泄气。

【用法】外用。先以浓茶汁清洁患处，再取本散少许，吹入患处，日吹 3 次。

【功能】清热解毒、消肿祛腐。

【主治】牙疳，牙龈红肿，及口腔、喉头腐碎作痛等病症。

【附记】引自上海市中医研究所《张赞臣临床经验选编》。屡用效佳。雄精为雄黄之晶体色红发光亮而鲜明者。

（三）齿　衄

齿衄，又名牙龈出血，是指血从牙缝中渗出的一种病症。在临床中较为多见。

病　因

多因胃火炽盛，或肾经虚火上炎所致。

症 状

牙龈出血。证有虚实，治当详察。

治疗方药

1. 齿衄散

【组成】生地炭、黑栀子、百草霜、炒蒲黄、香附各等分。

【制法】散剂。上药用食醋浸泡一日后，阴干，共研极细末，和匀，贮瓶备用。

【用法】外用。先用淡盐水漱口，再取此散涂擦患处，约10分钟后，再用温茶水漱口，每日3次。

【功能】凉血活血、消炎止血。

【主治】牙龈出血。

【附记】引自程爵棠《百病中医诸窍疗法》。笔者祖传秘方。屡用特效。

2. 石勃散

【组成】石榴皮12克，马勃3克，薄荷2克，白菊花10克，飞人中黄10克。

【制法】散剂。上药共研细末，和匀，贮瓶备用。

【用法】外用。每取此散20～30克，用沸水冲泡，或布包，水煎取浓汁，热澈冷吐，频频含漱。

【功能】消炎、化痰、止血。

【主治】齿衄。

【附记】引自程爵棠《百病中医诸窍疗法》。屡用效佳。

3. 齿衄方

【组成】地锦草15克，仙桃草12克，地骨皮15克，大生地黄15克，炒蒲黄9克，三七粉6克，五倍子6克，煅枯矾3克。

【制法】散剂。先将前4味药加清水300毫升，煎至200毫升时，离火过滤取汁备用。再将后4味药共研极细末，和匀，贮瓶备用。

【用法】外用。先取药汁含漱，漱完，取药粉少许涂擦患处（出血之牙龈处）。一日用药3次。

【功能】清热凉血、活血止血。

【主治】牙龈出血。

【附记】引自查少农《中草药外治验方选》。屡用效佳。通常含漱，涂擦后出血即止。

4. 止血散

【组成】生蒲黄18克，丹参18克，鸡血藤18克，五灵脂10克，黄芪20克，白茅根20克，山楂12克，当归12克。

【制法】散剂。上药共研细末，和匀，贮瓶备用。

【用法】口服。每次服9克，每日服3次，沸水冲泡（盖好5～10分钟），洗含漱后咽下。

【功能】活血凉血止血。

【主治】牙龈出血。

【加减】若血虚者，加熟地黄12克，白芍15克；若气阴两虚者，加麦冬12克，枸杞子12克，太子参15克，生地黄15克；若阳虚者，加炮姜10克，肉桂6克（后下）。

【附记】引自《程氏医学笔记》。屡用效佳，总有效率达100%。

5. 石茅口服液

【组成】生石膏45克，白茅根100克（鲜品），天花粉10克，连翘10克，川黄柏10克，知母10克，甘草10克。

【制法】浓缩液。上药加水煎煮3次，滤汁去渣，合并滤液，加热浓缩成口服液。每毫升内含生药2克。贮瓶备用。

【用法】口服。每次服3毫升，每日服3次。

【功能】清胃、凉血、止血。

【主治】牙龈出血。

【附记】引自《集验百病良方》。治疗150例，治愈135例，显效10例，有效4例，无效1例，总有效率为99.33%。忌食辛辣食物，戒除烟酒。

6. 金矾散

【组成】金毛狗脊绒毛30克，川黄连30克，枯矾40克，甲硝唑6克，氯化钠18克。

【制法】散剂。上药共研极细末，和匀，贮瓶备用（高压消毒）。

【用法】外用。在下颌者，可用牙刮匙取药末少许直接倾倒在牙槽内；在上颌者，可先将药粉置于小棉球上，轻压于拔牙创面上。

【功能】消炎止血。

【主治】拔牙创口出血。

【附记】引自《集验中成药》。屡用效捷，一般用药20～80秒钟，均能达到止血目的。

7. 紫草丸

【组成】紫草30克，白及20克，磺碘粉10克。

【制法】栓剂。上药共研极细粉，放置容器内混匀，然后用普通水（可加入少量甘油），调成较硬的面团样，再切成1厘米大小的锥形块，外面再蘸一层紫草粉，以免消毒时黏成一团，放在铝盒内煮沸消毒（水浴）。放凉后加入少许香精矫味，即可。备用。

【用法】外用。拔牙后，用多贝尔氏液漱口，去除口腔内的血液，取一块紫草栓放在拔牙创口上，用棉球轻压，使血流完全渗入栓剂中，稍停2～3分钟，再轻轻漱口，擦去多余的药物和血迹即可。

【功能】凉血止血。

【主治】拔牙创口出血。

【附记】引自《程氏医学笔记》。治疗350例，其中：在1分钟内止血者151例；2分钟内止血者167例；3分钟以上止血者32例。止血有效率达100％。

8. 龙矾散

【组成】地龙末3克，枯矾末3克，麝香少许。

【制法】散剂。将上药混合，再研极细，和匀，贮瓶备用。

【用法】外用。每用适量，搽患处，不应，再搽1次。

【功能】止血。

【主治】牙缝出血。

【附记】引自陕西省卫生厅《陕西中医验方选编》。苗富强方。屡用效佳。

9. 三叶口服液

【组成】生荷叶、生侧柏叶、生艾叶、生地黄各 9～15 克。

【制法】浓缩液。上药加水煎煮 3 次，滤汁去渣，合并滤液，加热浓缩成口服液。每毫升内含生药 2 克。贮瓶备用。

【用法】口服。每次服 20 毫升，每日服 2～3 次。

【功能】凉血止血。

【主治】牙根出血。

【附记】引自陕西省卫生厅《陕西中医验方选编》。李紫莹方。屡用效佳。

10. 白 及 散

【组成】白及 200 克，紫草 190 克，麻黄 50 克，杉树中层皮 50 克，冰片 10 克。

【制法】散剂。先将杉树中层皮烧炭存性，再将白及、紫草、麻黄等药烘干，共研为细末，过细筛，再将冰片末加入混匀，贮瓶备用，勿令泄气。

【用法】外用。用小药勺服药粉少许，置于拔牙创口上，即可止血。如有少量出血者，可再取药粉填敷 1 次。

【功能】凉血止血。

【主治】拔牙创口出血。

【附记】引自《程氏医学笔记》。经治 1500 例（2000 处），均获止血而愈。

11. 地白止血散

【组成】白芍 30 克，生地黄 30 克，白茅根 30 克，墨旱莲 10

克，川黄柏 10 克，知母 10 克，女贞子 10 克，藕节 10 克，生大黄 8 克，莲子心 5 克，生甘草 4 克。

【制法】 散剂。上药共研细末，和匀，贮瓶备用。

【用法】 口服。每次服 9～15 克，日服 3 次，温开水冲服。7 日为 1 疗程。

【功能】 清热养血、凉血止血。

【主治】 牙龈出血。

【附记】 引自《集验中成药》。多年应用，疗效满意。

（四）复发性阿弗它性溃疡

复发性阿弗它性溃疡，也称复发性口疮，简称“口腔炎”或称“口腔溃疡”。是指口腔黏膜上发生表浅，如豆大的溃疡点。属中医“口疳”、“口糜”、“口疮”等病范畴。是口腔科临床常见多发病。

病　因

一般分虚证和实证两大类。实证多因过食辛辣厚味，或嗜食饮醇酒，以致心脾积热，复感风火、燥邪，内外之热邪相搏，循经上行于口腔所致；或因口腔不洁，被损伤，毒邪乘机侵袭，使肌膜腐败而致病。虚证多因素体阴虚，加上病后，或劳伤过度，亏耗真阳，虚火上炎，客于口腔而发病。或阳虚，津液停滞，寒湿阻滞口腔而致，或由急性失治转化而成。

症　状

唇、颊、齿龈、舌面、腭等处黏膜出现黄豆大或豌豆大小，圆形，或椭圆形的黄白色溃疡点，中央凹陷，周边潮红。兼有发热，口渴口臭，或便秘。此属实证。虚证则此愈彼起，缠绵不愈，口不渴饮，不发热。且常反复发作。按中医辨证，一般分为阴虚火旺、脾虚湿困、脾胃实热、肺胃热壅、气血两亏等型。

治疗方药

1. 麝香熊羚丸

【组成】 麝香 0.3 克，羚羊角 3 克，冰片 0.6 克，蟾酥 0.005 克，熊胆酸 0.2 克。

【制法】 丸剂。上药共研细末，和匀，制成菜籽大丸粒，每丸重 12.5 毫克。贮瓶备用。

【用法】 口服。成人每次服 4～6 丸，一日服 3 次，温开水送服。儿童减半，或外用，用开水溶化后，涂溃疡处。

【功能】 芳香宽胸、辟秽解毒。

【主治】 热毒型复发性阿弗它性溃疡。即热毒口疳，以及暑热泄泻和心肌病所致胸闷。

【附记】 引自胡熙明《中国中医秘方大全》。吴中二方。治疗 50 例（包括轻型，口炎型，重型和白塞氏综合征）。显效（溃疡愈合期缩短 1 倍以上，且治疗期内溃疡静止复发）18 例；有效（溃疡愈合期缩短，间歇期延长，数显减少，疼痛减轻）25 例；无效 9 例。总有效率为 72%。本方对热毒口疳有良好止痛和促进愈合功效。若兼有消化系统疾病者（如热结便秘）效果更好。脾胃虚弱者忌用。孕妇忌服。

2. 口腔炎散（一）

【组成】 胆矾 5 克，明矾 5 克，朱砂 5 克，龙脑香 5 克，硼砂 20 克，青黛 20 克，五倍子 30 克，冰片 10 克。

【制法】 散剂。先将胆矾放入砂锅内煅赤研细，朱砂水飞研细，五倍子研细过 120 目筛，明矾、硼砂、冰片分别研细，龙脑香加清水数滴研磨。再将以上药物混匀贮瓶备用，勿令泄气。

【用法】 外用。每日 1 次，于晚饭后用牙签或玻璃棒先蘸清水，再蘸药粉少许涂于疮面上。涂药后，不宜立即饮水，进食。

【功能】 清热解毒、防腐敛疮。

【主治】 口疮。

【附记】 引自程爵棠《民间秘方治百病》。屡用效佳。治疗 300 例，全部治愈。治疗期间忌食辛辣和刺激性食物。

3. 青黛散（一）

【组成】 青黛 10 克，人工牛黄 4 克，硼砂 20 克。

【制法】 散剂。上药共研极细末，和匀，贮瓶备用。

【用法】 外用。每次服二十分之一，均匀吹于溃疡面上，或涂敷患处，每日用药 2～3 次。

【功能】 清热解毒、防腐生肌。

【主治】 小儿口疮。

【附记】 引自程爵棠《民间秘方治百病》。屡用屡验，效佳。

4. 口腔炎散（二）

【组成】 辽细辛、官桂、吴茱萸各 3 克。

【制法】 散剂。上药共研极细末，和匀，贮瓶备用。

【用法】 外用。每用本散适量，撒满患者脐孔，并以指按紧，再用橡皮膏 1 块贴紧，勿使药粉漏出。用时兼用本散涂搽口腔溃疡处。

【功能】消炎止痛、引热下行。

【主治】口舌溃疡，久不收口。

【附记】引自查少农《百病中医鼻脐疗法》。通常连治 3～5 天即可渐愈，效佳。

5. 青黛散（二）

【组成】青黛 5 克，冰硼散 3 克（中成药），地塞米松 0.75 毫克×10 片，碱式硝酸铋 0.3 克×10 片，三七 8 克，大黄 6 克，甘草 5 克。

【制法】散剂。将上药共研为极细末，过 120 目筛，和匀，贮瓶备用。

【用法】外用。用时将药末用消毒棉签涂于患处疮面上，每日涂 2 或 3 次，连用 4 天为 1 个疗程。

【功能】清热解毒、凉血活血、除腐生肌。

【主治】溃疡性口炎。

【附记】引自程爵棠《单方验方治百病》。屡用效佳。一般用药 1 或 2 个疗程即获治愈或显效。或取蛋黄油涂搽患处，日涂 1 或 2 次，效果亦佳。

6. 硼黛散

【组成】黄连 15 克，硼砂 15 克，青黛 15 克，儿茶 15 克，大黄 15 克，人工牛黄 6 克，冰片 4 克。

【制法】散剂。上药共研极细末，和匀，贮瓶备用，勿令泄气。

【用法】外用。每取此药粉适量均匀吹布于口腔疮面上，每日吹 3 次。

【功能】清热解毒、化腐生肌。

【主治】溃疡性口炎。

【附记】引自程爵棠《单方验方治百病》。屡用效佳。一般用药 2 或 3 天即获痊愈或显效。

7. 口疮吹药方

【组成】①僵蚕 12 克，白花蛇舌草 15 克，冰片 0.6 克，丹参 12 克。②人工牛黄 0.3 克，黄连 6 克，加入①方诸药；③大黄 6 克，升麻 9 克，加入①方诸药；④羚羊角粉 3 克，青黛 6 克，加入①方诸药。

【制法】散剂。上列四方，各共研极细末，和匀，贮瓶备用。

【用法】外用。随症选方用药，每用少许，吹敷溃疡处，每日吹 5～6 次。

【功能】清热解毒、活血化瘀。

【主治】实热型的复发性阿弗它性溃疡（一般用方①，心火炽盛型用方②，胃火炽盛型用方③，头涨目赤，脉弦胁痛者用方④）。

【附记】引自胡熙明《中国中医秘方大全》。邱曾秀方。治疗 25 例，显效（随访 3 个月内发作次数稳步下降，停药 3 个月内无复发）16 例；有效（随访 3 个月内仍有发作，但发作期缩短，间歇期延长，次数减少，症状减轻）7 例；无效 2 例。本方针对心、胃、肝三脏腑之火的不同，参以不同归经的清热药物，辨证论治，有益于提高疗效。

8. 复方黄连散

【组成】黄连 12 克，黄柏 20 克，青黛 26 克，龙骨 12 克，白及 30 克，海螵蛸 30 克，轻粉 4 克，冰片 4 克，雄黄 8 克，朱砂 14 克，硼砂 30 克，甘草 10 克。

【制法】散剂。上药共研极细末，和匀，贮瓶备用，勿令泄气。

【用法】外用。每用此散少许，喷撒于口腔黏膜溃疡处，日喷 5～6 次。

【功能】清热解毒、止血除腐。

【主治】口腔，咽喉溃疡糜烂，复发性口疮。

【附记】引自胡熙明《中国中医秘方大全》。河南省开封专区人民医院口腔科方。治疗 635 例，局部喷撒本方后 3～5 日溃疡愈合。本方对初发的口疮和实热型口疮疗效显著，但仅为局部对症处理，尚须配以内治，则疗效更佳。

9. 口炎宁

【组成】生石膏 20 克，知母 12 克，木通 6 克，淡竹叶 9 克，板蓝根 15 克，玄参 12 克，青蒿 2 克，芦根 9 克，甘草 6 克。

【制法】冲剂。上药依法加工制成冲剂。每剂制成冲剂 90 克备用。

【用法】口服。13 岁以上患者每次服 30 克，每日服 3 次，白开水冲服。13 岁以下儿童服量酌减。连服 4～7 日为 1 疗程。

【功能】清心脾积热、泻小肠火、养阴利湿。

【主治】实热型的复发性阿弗它性溃疡，口腔扁平苔藓，急性口腔黏膜炎等。

【附记】引自胡熙明《中国中医秘方大全》。李秉琦方。治疗 304 例，有效率为 95.10%。

10. 黄柏肉桂散

【组成】黄柏15克，青黛9克，肉桂3克，龙脑香0.5克。

【制法】散剂。上药共研极细末，和匀，贮瓶备用，勿令泄气。

【用法】口服。每次服1.5～3克，日服2～3次，温开水送服。或配外搽，灌肠。

【功能】清热解毒、温中散寒。

【主治】念珠菌性口腔炎。

【加减】根据寒热征象调整黄柏、肉桂比例，寒重则重用肉桂，热重则重用黄柏；证见心脾积热者，加重黄柏至30克；证见脾虚湿盛者，加苍术、白术、砂仁、茯苓、薏苡仁、扁豆；证见脾肾阳虚者，加附片、人参、干姜、吴茱萸。

【附记】引自胡熙明《中国中医秘方大全》。赵纪生方。治疗13例，平均4.7天后白色绒膜退尽，泄泻止。本方对鹅口疮亦有良好疗效。

11. 寒黛散

【组成】黄连15克，青黛15克，寒水石9克，乳香15克，冰片9克，石膏15克，硼砂9克。

【制法】散剂。上药共研极细末，和匀，贮瓶备用，勿令泄气。

【用法】外用。用时用纸筒将此散少许吹入口腔患处，一日吹5次。

【功能】清热解毒。

【主治】口腔念珠菌病。

【附记】引自李文亮《千家妙方》。刘华方。治疗 50 例，症状均在 3 天以内消失，而获治愈，其中一天治愈者 19 例，2 天治愈者 26 例，3 天治愈者 5 例。此散配制后可长期保存，使用方法简便，患儿亦易接受，无不良反应，而又经济，故无论对农村或城市都宜采用。

12. 口疮散（一）

【组成】生石膏 45 克，元丹 6 克，煅人中白 7.5 克，青黛 4 克，水飞朱砂 6 克，甘草 1.5 克，冰片 0.3 克。

【制法】散剂。元丹即灯草炭。取青竹一节，去节，一端先用潮湿草纸，卷成纸塞塞紧，用竹筷敲实，隔以竹片，将灯草浸潮塞入竹筒内，用竹筷边塞边敲结实，再隔以竹片，外用潮湿草纸塞紧，埋于热炭灰中，三至四小时，此时竹节已成红色炭，取出用湿草纸包裹半小时，待炭火熄轻轻去竹炭，分离草纸炭及竹片炭，即得；煅人中白，取漂净的原药材，直接铺放炉火上煅，煅至外层灰色，折断面中心黑色，质脆易碎，研细为灰色粉末。以上方药。分别研细过 120 目筛，称准用量，和匀，贮瓶备用。

【用法】外用。每用少许，吹入局部（患处），二至四小时 1 次。

【功能】清火祛腐、生肌敛疮。

【主治】口腔黏膜糜烂。

【附记】引自李文亮《千家妙方》。潘嘉矿方。多年应用，效果颇佳。本方亦可用其他多种原因引起的口腔黏膜腐烂。轻者吹 1～2 天即可治愈。

13. 清导散

【组成】当归 6 克，生地黄 9 克，黄连 1.5 克，丹皮 6 克，升麻 3 克，竹叶 3 克，竹茹 9 克，木通 3 克，生石膏 10 克，生滑石 10 克，生甘草 3 克，连翘心 6 克，莲子心 4.5 克，条芩 3 克。

【制法】散剂。上药共研细末，和匀，贮瓶备用。

【用法】口服。每次服 6～9 克，每日服 3 次，温开水冲服。或每日 1 剂，水煎服。

【功能】清热凉血、引热下行。

【主治】小儿口腔炎。

【加减】同时配用外治口疮粉吹患处，药用真牛黄 0.015 克，青黛 0.3 克，硼砂 0.9 克，冰片 0.3 克，朱砂 0.3 克，珍珠 0.018 克，煅人中白 0.3 克（可按此比例多配用）。共研为极细末，瓷瓶装好，勿令泄气。每用少许，涂抹患部，日涂 3～5 次，敷药之后半小时内勿饮水及流汁品以保持药效。

【附记】引自李文亮《千家妙方》。侯汉枕方。多年应用，内外并治，效果颇佳。临床实践证明：对于多种口内痰患，如咽喉炎、扁桃体炎，以及口腔毒菌感染等均可收到良好效果。

14. 化腐生肌定痛散

【组成】生硼砂 30 克，朱砂 3 克，飞滑石 55 克，琥珀 6 克，冰片 4 克，甘草 20 克。

【制法】散剂。上药各研细末，再将朱砂和硼砂和匀，共研极细末后，诸药和之，共研成细末，贮瓶备用，勿令泄气。

【用法】外用。用时取此散少许涂在溃疡面上，每日涂 3 次。痛甚不能进食者，饭前可加涂 1 次。

【功能】清热解毒、化腐生肌。

【主治】小儿口腔黏膜溃疡，疼痛灼热，或伴发热口臭。

【附记】引自胡熙明《中国中医秘方大全》。任国医方。治疗 52 例，用药 1 天痛止者 13 例，2 天痛止者 22 例，3～6 天痛止者10例，余者均有好转；5天内溃疡愈者26例，10天内愈合者13例，余者溃疡均较用药前缩小。临床实践证明，本方对心脾积热之口疮效果颇佳。

15. 三子膏

【组成】莱菔子10克，白芥子10克，地肤子10克，食醋适量。

【制法】药膏。上药用砂锅文火，炒至微黄，共研为细末。将食醋煮沸，放置冷却至温热，再倒入药末，调和成膏状，贮瓶备用。

【用法】外用。将药膏分次涂于2厘米见方的纱布或白布上，使膏厚2厘米，见方1厘米左右，然后分别贴于患儿两足涌泉穴，胶布固定。每日换药1次。

【功能】理气化痰、引热下行。

【主治】小儿口疮。

【附记】引自《程氏医学笔记》。李学清方。治疗43例，结果有38例敷药3～5次即愈。

16. 五倍清矾散

【组成】五倍子、青黛粉、猪胆(猪苦胆内装入明矾粉，阴干研细末)各等分。

【制法】散剂。上药共研极细末，和匀，贮瓶备用。加适量冰片更佳。

【用法】外用。每用少许，涂搽患处或吹布患处，每日3～5次。

【功能】解毒、敛疮、止痛。

【主治】各种类型口疮。

【加减】可同时配合内服汤剂，可以竹叶石膏汤为基础方，随症加味药即可。

【附记】引自《程氏医学笔记》。李学声方。治疗120例，其中男63例，女57例；年龄最小者6个月，最大为12岁；病程均在1个月以内；辨证：属心脾积热型107例，属阴虚火旺型13例。结果：3日内治愈者55例；4～7日治愈者46例，8～15日治愈者12例，15日以上治愈者6例，无效1例（未坚持治疗）。总有效率为99.2%。

17. 口疮灵

【组成】川黄连1.5克，黄柏1.5克，生甘草6克，青黛9克，煅人中白9克，玄明粉1.5克，煅石膏30克，西硼砂9克(炒)，儿茶3克，上梅片3克。

【制法】散剂。上药共研极细末，过80～100目筛，和匀，贮瓶备用，勿令泄气。

【用法】外用。每用少许，吹布患处，每两小时1次。

【功能】清热解毒、化腐生肌。

【主治】小儿口疳。

【加减】同时配合汤剂内服。方用银蓝汤：生地黄9克，板蓝根12克，金银花9克，连翘9克，生栀子6克，薄荷3克(后入)，甘中黄4.5克。并随症加减。每日1剂，水煎服。

【附记】引自《程氏医学笔记》。屡用效佳。

18. 口疮散（二）

【组成】川黄连25克，山豆根30克，大黄30克，青黛20

克，煅人中白20克，儿茶20克，没药20克，枯矾20克，朱砂10克，冰片3克，五倍子30克（焙黄），硼砂15克，珍珠粉6克。

【制法】散剂。上药除冰片外，余药共研极细末，过筛，入冰片再研细，和匀，贮瓶备用，勿令泄气。

【用法】外用。先用30%硼酸液清洁患处，再取药末少许（适量）加20%甲紫液（适量），调成糊状，涂患处。或取药末吹入患处。每日3次。

【功能】清热解毒、收敛防腐。

【主治】一切口腔炎症，无论虚实均可用之。

【附记】引自程爵棠《中医喉科精义》。笔者祖传秘方。经笔者多年临床反复验证，疗效显著。

19. 口腔散

【组成】生甘草30克，生蒲黄30克，大梅片1.5克。

【制法】散剂。上药共研极细末，和匀，贮瓶备用，勿令泄气。

【用法】外用。每次取药粉少许（适量）撒布患处，每日3～4次。

【功能】清热解毒、活血化腐。

【主治】口舌生疮，牙龈溃烂。

【附记】引自程爵棠《中医喉科精义》。言庚孚方。屡用效佳。

20. 加味柳花散

【组成】飞青黛15克，生蒲黄15克，生黄柏15克，煅人中白 15 克，硼砂 7.5 克，梅片 0.9 克，薄荷叶 4.5 克。

【制法】散剂。上药除梅片外，先将人中白、硼砂等另外研细，再加入各药共研极细，过筛和匀，后加入梅片，研匀，贮瓶备用，勿令泄气。

【用法】外用。每用药粉少许吹入患处，每日吹 3～4 次。

【功能】清热解毒、祛腐收敛。

【主治】咽喉肿痛，口腔黏膜腐溃等症，尤以口腔溃疡为宜。

【附记】引自上海市中医研究所《张赞臣临床经验选编》。屡用效佳。

21. 口炎散

【组成】人中白 100 克，白芷粉 100 克，冰片 15 克。

【制法】散剂。先用干毛刷将人中白灰尘刷净后，置于瓦上用火煅透（勿使焦），然后与冰片共研成细末，过 120 目筛，与白芷粉调和均匀，即成。装入玻璃瓶密封备用。

【用法】外用。用时取少许药粉吹布于口腔溃疡面上，每日 2～3 次。

【功能】祛风消炎、祛腐生肌。

【主治】口疮。

【附记】引自程爵棠《百病中医诸窍疗法》。杨伟明方。治疗 172 例，结果痊愈 162 例，无效 10 例。治愈率为 94%。

22. 炎灵散

【组成】胆矾 10 克，梅片 10 克，细辛 10 克，延胡索 5 克，川芎 5 克，甘草 5 克。

【制法】散剂。上药共研极细末，过 100 目筛，和匀，贮瓶备用。

【用法】外用。用调刀或棉球将药粉涂撒患处，一日涂2～3次。

【功能】消炎止痛、祛腐敛疮。

【主治】阿弗它性口炎。

【附记】引自《程氏医学笔记》。占富宝方。治疗120例，结果痊愈90例，显效22例，有效6例，无效2例。总有效率为98.33%。通过临床实践证明：本方对舌炎、冠周炎、牙龈炎、唇炎、口角炎等同样有显著疗效。

23. 青梅散

【组成】青黛、梅片、人中白、硼砂、水浸石膏、黄连、黄柏、大黄、乳香、没药、川芎各适量。

【制法】散剂。上药共研为极细末，和匀，贮瓶备用，勿令泄气。

【用法】外用。每用药粉少许，吹撒患处，日吹4～5次。

【功能】清热解毒、消肿止痛、祛腐生肌。

【主治】口腔炎。

【附记】引自《程氏医学笔记》。陈天祥方。治疗1157例，均在1周内痊愈。

24. 硼砂散（一）

【组成】生硼砂30克，朱砂3克，煅人中白15克，五倍子15克，飞滑石55克，琥珀6克，冰片5克，生甘草15克。

【制法】散剂。上药分研细末，再将硼砂与朱砂和匀，共研为极细末，再将诸药混合同研细，和匀，贮瓶备用，勿令泄气。

【用法】外用。每取药粉少许，涂搽于溃疡面上，每日涂3次。

【功能】清热祛腐、敛疮生肌。

【主治】口疮。

【附记】引自《集验中成药》。治疗100例，均获良效。

25. 矾豆散

【组成】明矾、绿豆各半，猪胆2个，冰片5克。

【制法】散剂。先将明矾、绿豆共研为极细末，和匀，于猪胆上部剪开一口，将明矾、绿豆细粉，以塞满猪胆为度，用线将猪胆开口扎紧，悬挂于屋檐下自然晾晒，待猪胆表面出现一层白霜（至少半年至1年），取下研成极细末，再入冰片同研细和匀，贮瓶备用，勿令泄气。

【用法】外用。每用药粉少许，涂于口腔患处，每日涂3次。

【功能】清热解毒、除腐敛疮。

【主治】口疮。

【附记】引自《程氏医学笔记》。治疗500例，均获痊愈。一般轻症涂药3次即愈，重者涂药3～5天可愈。

26. 五莲散（一）

【组成】五倍子20克，川黄连20克，硼砂15克，冰片5克。

【制法】散剂。上药共研极细末，和匀，贮瓶备用，勿令泄气。

【用法】外用。每取药粉少许吹撒于患处。每日吹3次。

【功能】清热解毒敛疮。

【主治】口疮。

【附记】引自《集验中成药》。治疗 50 例，经用药 2～4 天后，均获治愈。

27. 乳没石膏散

【组成】乳香 9 克，没药 9 克，儿茶 9 克，大黄 15 克，黄柏 15 克，五倍子 15 克，煅石膏 30 克，冰片 3 克，细辛 6 克，维生素 B_2 0.15 克，强的松 0.15 克。

【制法】散剂。上药共研极细末，和匀，贮瓶备用，勿令泄气。

【用法】外用。用时以棉球蘸药粉少许，涂于口腔溃疡处，每日 3～4 次。以饭后用药为宜。

【功能】清热活血、敛疮生肌。

【主治】复发性口腔溃疡。

【附记】引自《集验中成药》。治疗 150 例，一般用药后 3～4 天即可愈合而愈。

28. 矾 冰 散

【组成】明矾 60 克，活蜘蛛 6 只，冰片 1.5 克。

【制法】散剂。将明矾用砂锅溶化，再放入蜘蛛，待明矾全部成为枯矾时离火，剔除蜘蛛，放乳钵内，加入冰片，共研细末，贮瓶备用，勿令泄气。

【用法】外用。用纸筒将药粉少许吹布患处，每日吹 2 次。

【功能】消炎敛疮。

【主治】小儿口疮。

【附记】引自《程氏医学笔记》。屡用效佳。一般用药 2～4

次即可痊愈。本方疗效确切，且未发现副作用。

29. 古墨霜

【组成】灯心炭 120 克，柿霜饼 480 克，冰片 18 克。

【制法】散剂。先将前 2 味药共研极细末，再将冰片置乳钵内研细，陆续掺入上列药粉，研匀过筛，贮瓶备用，勿令泄气。

【用法】外用。每用少许，以凉开水蘸药粉，点于患处，每日 3 次。

【功能】清热止痛。

【主治】由肾火上攻引起的口舌生疮，糜烂肿痛。

【附记】引自中国中医科学院中药研究所《中药制剂手册》。屡用效佳。

30. 绿袍散（一）

【组成】荆芥穗 6 克，薄荷 6 克，青黛 6 克，玄明粉 6 克，硼砂 6 克，甘草 4.5 克，百药煎 7.5 克。

【制法】散剂。上药共研极细末，和匀，贮瓶备用。

【用法】外用。每用少许，点于患处，让其自化，每日点 3 次。

【功能】祛风清水、祛腐敛疮。

【主治】一切口疮腐烂。

【附记】引自清代张璐《张氏医通》。屡用神效。

31. 绿袍散（二）

【组成】黄柏 4.5 克，青黛 4.5 克，山豆根 2.5 克，薄荷 2.5

克，川黄连1克，儿茶1.5克，煅人中白1.5克，冰片0.6克，煅硼砂1.5克。

【制法】散剂。上药共研极细末，和匀，贮瓶备用，勿令泄气。

【用法】外用。每取药粉少许，吹入口腔患处，每日吹5次。

【功能】清热燥湿、解毒消肿、化腐生肌。

【主治】口疳、风热牙疳。

【附记】引自徐福松《许履和外科医案医话集》。屡用特效。若随症配用汤剂内服，效果尤佳。

32. 青吹口散

【组成】煅石膏9克，煅人中白9克，青黛3克，薄荷1克，黄柏2克，川黄连1.5克，煅硼砂18克，冰片3克。

【制法】散剂。先将石膏、人中白、青黛各研细末，和匀，水飞（研至无声为度），晒干，再研细，将其余5味药各研细末后，诸药混合均匀，贮瓶备用，勿令泄气。

【用法】外用。先用温开水嗽净口腔，再用药管将药粉少许，吹敷口腔患处，每日吹3次。

【功能】清热解毒、祛腐生肌。

【主治】乳头破碎，口腔炎等。

【附记】引自付衍魁《医方发挥》。屡用屡验，效佳。

33. 新青黛散

【组成】青黛30克，象牙屑30克，朱砂30克，川黄连15克，川黄柏15克，生玳瑁3克，雄黄1.5克，牛黄1.5克，冰片0.3克，硼砂1.5克。

【制法】散剂。上药各研极细末，混合过筛和匀，贮瓶备用，勿令泄气。

【用法】外用。每用药粉适量，外敷口腔疮面上，每日1次。

【功能】清热解毒、收敛定痛。

【主治】口腔溃疡（口疮，鹅口疮），扁平苔癣（口蕈）。

【附记】引自北京中医医院《赵炳南临床经验集》。屡用效佳。

34. 口疮散（三）

【组成】青黛、硼砂、麝香、象皮、血竭、珍珠、冰片、滑石各适量。

【制法】散剂。上药共研极细末，和匀，贮瓶备用，勿令泄气。

【用法】外用。每取药粉少许，吹撒口腔患处，每日吹2～3次。

【功能】清热解毒、消肿止痛。

【主治】口疮。

【附记】引自程爵棠《百病中医诸窍疗法》。张竹琴方。治疗100例，用药1～5日，均取得显著效果。

35. 口疮方

【组成】煅炉甘石2克，煅人中白1克，青黛2克，冰片0.2克，枯矾0.5克。

【制法】散剂。上药共研极细末，和匀，贮瓶备用，勿令泄气。

【用法】外用。每用少许，直接搽于口腔患处，一日涂3次。

【功能】清热消肿、祛腐生肌。

【主治】口腔溃疡。

【附记】引自程爵棠《百病中医诸窍疗法》。张珍玉方。屡用特效。

36. 口腔溃疡散

【组成】青黛40克，硼砂14克，玄明粉14克，煅炉甘石10克，煅石膏10克，雄黄6克，冰片4克，麝香2克。

【制法】散剂。上药共研极细末，过100目筛，和匀，贮瓶备用，勿令泄气。

【用法】外用。每取药粉少许撒布口腔患处，每日1～2次。

【功能】清热解毒、化腐生肌。

【主治】口糜（口腔黏膜糜烂成片）。

【附记】引自程爵棠《百病中医诸窍疗法》。王瑛英方。治疗口糜176例，轻者1～2次，重者3～4次。治愈165例，效果不明11例。小儿鹅口疮44例，治愈42例，效不佳者2例。两年后随访88例，复发率为6.7%。

37. 五连散（二）

【组成】五倍子30克，川黄连30克，青黛30克，败酱草30克，大黄30克，明矾6克，地塞米松300毫克，冰片5克，蜂蜜适量。

【制法】散剂。将前8味药共研极细末，过120目筛后，和匀，贮瓶备用，勿令泄气。

【用法】外用。每取药末少许，以蜂蜜调和成糊状，外涂敷口腔患处，每日早、晚各涂1次。3天为1疗程。

【功能】清热凉血、敛疮生肌。

【主治】口腔炎，慢性唇炎。

【附记】引自程爵棠《单方验方治百病》。屡用效佳。一般用药 1 或 2 个疗程即获痊愈或显效。

38. 蜂房散

【组成】露蜂房 30 克，明矾 9 克，香油适量。

【制法】散剂。先将蜂房剪碎，炒焦，同明矾共研极细末，和匀，贮瓶备用。

【用法】外用。用时，每取此散适量，以香油适量调和成糊状，外涂敷口腔患处，每日 1～2 次，直至痊愈为止。

【功能】清热解毒、敛疮止痛。

【主治】溃疡性口炎。

【附记】引自程爵棠《单方验方治百病》。本方无刺激性，止痛快，效果好。

39. 青黛祛腐散

【组成】雄黄 2 克，人中白 2 克，硼砂 3 克，枯矾 0.5 克，黄柏 0.5 克，蒲黄 0.5 克，青黛 2 克，薄荷 0.5 克，甘草 0.5 克，上梅片 3 克。

【制法】散剂。上药分别研为极细末，合药时，先将雄黄、人中白研细。再入硼砂、枯矾和研，再入黄柏、蒲黄、青黛、薄荷、甘草，研细和匀，最后加入大梅片研细和匀即成。贮瓶备用，勿令泄气。

【用法】外用。每用药粉少许，喷吹口腔患处，每 2～3 小时吹 1 次。

【功能】清热解毒、祛腐杀菌、消肿定痛。

【主治】由实热引发的口腔糜烂，及鹅口疮等。

【附记】引自《中国当代中医名人志》。屡用特效。

40. 吹口散

【组成】硝芽24克，硼砂40克，冰片16克，僵蚕9克，青黛24克，儿茶24克。

【制法】散剂。上药共研极细末，和匀，贮瓶备用，勿令泄气。

【用法】外用。每取此散少许，涂擦或直接吹布口腔患处，次数可按病情酌定。

【功能】消肿化腐、清热解毒。

【主治】红、白口疮，咽喉肿痛，疮疖初起，奶癣溃烂等。

【附记】引自《中国当代中医名人志》。王福山家传秘方。屡用神效。

41. 牛黄散

【组成】牛黄0.5克，白龙脑0.5克，朱砂0.5克，铅霜25克，精石50克。

【制法】散剂。上药共研极细末，和匀，贮瓶备用。

【用法】外用。先用淡盐水清洁患处，再取药粉少许，涂掺口腔患处，日涂3次。

【功能】消炎敛疮。

【主治】口疮。

【附记】引自宋代王怀隐《太平圣惠方》。屡用皆效。

42. 红吹散

【组成】朱砂 2.5 克，硼砂 9 克，玄明粉 9 克，海螵蛸 8 克，煅石膏 1.5 克，西瓜霜 3 克，冰片 1.5 克。

【制法】散剂。以上各药逐次入乳钵内研成极细末，和匀，贮瓶备用，勿令泄气。

【用法】外用。每取药粉少许，用吹管吹入口腔患处。

【功能】祛腐生新、利咽消肿。

【主治】口糜，口疳，舌啐，牙疳，咽喉病诸症。

【附记】引自中国中医科学院广安门医院《朱仁康临床经验集》。屡用效佳。

43. 青吹散

【组成】青黛 3 克，薄荷末 1 克，黄柏末 2 克，川黄连末 1.5 克，煅石膏 9 克，煅硼砂 18 克，冰片 3 克。

【制法】散剂。先将前四味药共研极细末，再依次加入煅石膏、煅硼砂研细，最后加入冰片研细，和匀，贮瓶备用，勿令泄气。

【用法】外用。每取药粉少许，用吹管吹入口腔患处。

【功能】清热祛腐、消肿利咽。

【主治】口疮，口糜，咽喉病等症。

【附记】引自中国中医科学院广安门医院《朱仁康临床经验集》。屡用效佳。

44. 黄吹散

【组成】牛黄 0.3 克，硼砂 30 克，冰片 1.5 克。

【制法】散剂。先将牛黄入乳钵内研细，加入硼砂研细，最后加冰片研细，和匀，贮瓶备用，勿令泄气。

【用法】外用。每取药粉少许，用吹管吹入口腔患处。

【功能】清热利咽。

【主治】咽喉肿痛，腐烂，口糜，舌碎。

【附记】引自中国中医科学院广安门医院《朱仁康临床经验集》。屡用效佳。

45. 吴姜散

【组成】吴茱萸、干姜、木鳖子各等分。

【制法】散剂。上药共研细末，和匀，贮瓶备用。

【用法】外用。用时每取本散适量（1～3 克）。用冰水调为糊状，贴敷脐中，以纸压脐上，纱布包扎固定。每日换药 1 次。

【功能】扶阳止痛。

【主治】小儿元脏气虚，浮阳上攻所致的口舌生疮。

【附记】引自清代《杨氏家藏方》。屡用神效。

45. 黄辛散

【组成】黄柏、细辛各等分。

【制法】散剂。上药烘干，共研极细末，和匀，贮瓶备用。

【用法】外用。用时每取本散适量，用陈醋调和成膏，外敷肚脐上（神阙穴），以胶布或布带包扎固定。每日换药 1 次。

【功能】清热解毒、止痛敛疮。

【主治】口疮。

【附记】引自《中医外治法集要》。屡用效佳。

46. 加味三黄散

【组成】黄芩、黄连、黄柏、栀子、干姜、细辛各等分。

【制法】散剂。将上药烘干，共研细末，和匀，贮瓶备用。

【用法】外用。用时每用本散适量，用冷开水调和成膏，外敷神阙穴，以胶布或布带包扎固定。每日换药1次。

【功能】清热解毒、引火归元。

【主治】口疮。

【附记】引自《中医外治法集要》。屡用效佳。

47. 辛南散

【组成】细辛6克，斑蝥1克，生南星1克。

【制法】散剂。将上药烘干，共研细末，和匀，贮瓶备用。

【用法】外用。用时每取本散五分之一量（约1.5克），以米醋调和成糊状，外敷神阙穴（肚脐），外加纱布覆盖，胶布固定。敷药3～4小时局部发痒，有烧灼感，即去药；如脐部起小水泡时，可挑破涂龙胆紫药水，3～5日可愈。7日敷1次，连敷4～5次。

【功能】解毒敛疮。

【主治】口疮。

【附记】引自程爵棠《百病中医鼻脐疗法》。屡用屡验，久用效佳。本方有大毒，切忌入口及目。敷药时间一般控制在4小时以内为宜。

48. 冰硼散

【组成】冰片15克，硼砂150克，朱砂18克，玄明粉150克。

【制法】散剂。先将冰片研为细粉，朱砂研为极细粉，硼砂、玄明粉，共轧为细粉，混合均匀，过80～100目筛。再将朱砂细粉置乳钵内，依次与冰片、硼砂、玄明粉细粉用套色法，陆续配研，和匀过筛，贮瓶备用，勿令泄气。

【用法】外用。每用少许，吹入咽喉，口腔患处，或涂搽患处。

【功能】清火止痛。

【主治】咽喉肿痛，口舌生疮，牙齿疼痛。

【附记】引自明代陈实功《外科正宗》。屡用效佳。忌食辛辣油腻之物。

49. 锡类散

【组成】象牙屑9克，青黛18克，壁钱炭3克，人指甲1.5克（滑石粉烫），冰片0.9克，珍珠9克（豆腐制），牛黄1.5克。

【制法】散剂。将珍珠研为极细粉，冰片、牛黄分别研为细粉，过100～120目筛，青黛研细，余药象牙硝等三味共轧为细粉，和匀，过80～100目筛。再将牛黄细粉置乳钵内，依次与冰片、珍珠、青黛细粉研匀，再与象牙硝等细粉，陆续配研，和匀过筛，贮瓶备用，勿令泄气。

【用法】外用。每用少许，吹入患处。

【功能】解毒化腐。

【主治】咽喉糜烂，口腔，唇舌肿痛溃疡等症。

【附记】引自《全国中药成药处方集》（金匮翼）。屡用效佳。不是因咽喉发炎糜烂而成的喉痹等症忌用。

50. 口疮散（四）

【组成】青黛15克，飞硼砂100克，青果核100克，炉甘石

100克，人中白100克，川黄连18克，西瓜霜50克，大梅片9克，飞石膏250克。

【制法】散剂。上药共研极细末，过100目筛，和匀，贮瓶备用，勿令泄气。

【用法】外用。用时每取药粉少许，吹撒或涂敷患处，每日4～5次。若病情危重，可频频吹药。

【功能】清热解毒、敛疮生肌。

【主治】复发性口疮。

【附记】引自程爵棠《名医百家集验高效良方》。张青方。治疗50例，用药3天，痊愈45例，有效3例，无效2例。总有效率为96%。

51. 三石散

【组成】炉甘石9克，硼砂9克，山慈菇9克，青黛1克，冰片4.5克，朱砂4.5克，生石膏4.5克，龙骨9克，煅珍珠0.1克，麝香0.6克（元寸），熊胆0.9克。

【制法】散剂。上药共研极细末，和匀，贮瓶备用，勿令泄气。

【用法】外用。用药前先用含漱剂漱。或拭口后，再取药粉适量，撒布口腔患处，每日5次。

【功能】清热解毒、敛疮生肌。

【主治】疱疹性口腔炎。

【附记】引自程爵棠《名医百家集验高效良方》。郭敏仪方。治疗100例，显效64例，有效29例，无效7例。总有效率为93%。

52. 清心祛毒散

【组成】青黛粉 7 克，儿茶 7 克，莲子心 9 克，炒栀子 9 克，粉甘草 9 克。

【制法】散剂。上药共研极细末，和匀，贮瓶备用。

【用法】口服。每次服 1 克，每日服 3 次，温开水送服。

【功能】祛腐生新、泻火解毒。

【主治】口舌溃疡。

【附记】引自《中国当代中医名人志》。刘学勤方。屡用效佳。

53. 升连散

【组成】升麻 10 克，黄连 20 克。

【制法】散剂。上药共研极细末，和匀，贮瓶备用。

【用法】口服。每次服 6 克，日服 2 次，温开水冲服。

【功能】清热解毒。

【主治】慢性口腔炎，咽炎。

【附记】引自程爵棠《民间秘方治百病》。屡用效佳。

54. 石白二黄散

【组成】熟石膏 3 克，飞人中白 3 克，甘中黄 3 克，珠黄散 0.3 克。或加冰片 0.15 克。

【制法】散剂。上药除珠黄散外，共研细末，再入珠黄散同研细和匀，贮瓶备用。

【用法】外用。用时用药棉棒蘸药粉涂擦患处，每日数次。

【功能】消炎解毒、化腐生肌。

【主治】口疳（口舌破碎）。

【附记】引自程爵棠《百病中医熏洗熨擦疗法》。屡用效佳。

55. 口 疮 散（五）

【组成】五倍子10克，儿茶6克，黄连6克，黄柏6克，大黄6克，硼砂6克，青黛10克，上梅片3克，朱砂3克，珍珠0.4克。

【制法】散剂。上药共研极细末，和匀，贮瓶备用，勿令泄气。

【用法】外用。每用本散少许，涂擦患处，每日涂3次，至愈为度。

【功能】清热燥湿、解毒敛疮。

【主治】口疮，鹅口疮。

【附记】引自张奇文《幼科条辨》。李乐园方。屡用效佳。

56. 加味阴阳散

【组成】川黄连、干姜、青黛、儿茶各等分。

【制法】散剂。上药共研极细末，和匀，贮瓶备用。

【用法】外用。每用本散少许涂擦患处，每日涂3次。

【功能】清热燥湿、化腐敛疮。

【主治】口舌生疮。

【附记】引自明代龚廷贤《寿世保元》。屡用屡验，效佳。笔者依本方加五倍子（倍量）、冰片等份。依上法用之，连治1～3日，治疗25例，全部治愈。

57. 硼砂散（二）

【组成】硼砂3克，儿茶0.6克，雄黄0.6克，青黛0.1克，胡黄连0.9克，冰片0.3克，玄明粉0.06克。

【制法】散剂。上药共研极细末，和匀，贮瓶备用，勿令泄气。

【用法】外用。每用本散少许，涂擦患处，每日涂3次。

【功能】清热解毒、消肿止痛、防腐敛疮。

【主治】口疮。

【附记】引自明代龚廷贤《寿世保元》。屡用皆效。

58. 石冰散

【组成】生石膏3克，冰片0.3克，青黛0.6克，龙胆0.6克，蒲黄0.6克，血竭0.15克。

【制法】散剂。上药共研极细末，和匀，贮瓶备用，勿令泄气。

【用法】外用。先用金银花2.5克，生甘草1.5克，加水100毫升浸泡，煎沸，冷后用消毒棉球蘸药水清洗患处，再取本散少许涂擦患处，每日涂3～4次。

【功能】清热解毒、活血生肌。

【主治】小儿口舌生疮。

【附记】引自程爵棠《百病中医熏洗熨擦疗法》。屡用效佳。一般用药3～5日即愈。

59. 口疮散（六）

【组成】熟石膏3克，蜈蚣3条，朱砂3克，冰片0.3克。

【制法】散剂。上药共研极细末，和匀，贮瓶备用。

【用法】外用。用棉球蘸药粉涂擦疮面上及周围。药后痛减。每日涂数次。

【功能】消炎、止痛、生肌。

【主治】口疮。

【附记】引自程爵棠《百病中医熏洗熨擦疗法》。屡用效佳。一般连用药 3 日即愈。笔者用本方治疗数例，连用药 3 日均愈。

60. 口疮散（七）

【组成】绿豆 7 粒，明矾 3 克，硼砂 2 克，青黛 0.5 克，冰片 0.5 克。

【制法】散剂。先将前 3 味药装入一个蚕茧内，用钳子夹住放在香油灯上，燃烧，以蚕焦黑，明矾开花为度。取出入青黛、冰片同研细末，贮瓶备用，勿令泄气。

【用法】外用。用棉球蘸药涂擦患处，每日涂擦 3～4 次。

【功能】清热消肿、防腐敛疮。

【主治】口疮。

【附记】引自程爵棠《百病中医熏洗熨擦疗法》。屡用效佳。一般用药1～2 天后即获显效或痊愈。

61. 赴宴散

【组成】黄连、黄柏、黄芩、栀子、细辛、干姜各等分。

【制法】散剂。上药共研极细末，和匀，贮瓶备用。

【用法】外用。先用米泔水漱口后，再取本散少许涂擦口腔患处，或吐或咽不拘，每日擦数次。

【功能】清热燥湿、消肿止痛。

【主治】三焦实热，口舌生疮糜烂，痛不可忍者。

【附记】引自明代龚廷贤《万病回春》。治疗45例，用药1～3日，痊愈40例，显效5例。总有效率达100%。

62. 二皂散

【组成】大皂角（烧灰存性）、牙皂（烧灰存性）、铜绿、胆矾、雄黄、儿茶、百草霜、枯矾各等份。

【制法】散剂。上药共研极细末，和匀，贮瓶备用。

【用法】外用。先用米泔水漱口，再取本散少许，涂擦口腔患处，每日涂3次。

【功能】清热消肿、止血生肌。

【主治】口舌生疮，牙宣出血。

【附记】引自明代龚廷贤《万病回春》。临床验证，均有良效。

63. 口疮散（八）

【组成】黄连10克，苦瓜叶10克，青黛10克，大枣10枚，明矾10克，五倍子25克，冰片5克。

【制法】散剂。上药共研极细末，和匀，贮瓶备用，勿令泄气。

【用法】外用。先用淡盐水漱口，再取本散少许涂擦口腔患处，每日擦3次。

【功能】消炎止痛、收湿敛疮。

【主治】口疮。

【附记】引自程爵棠《百病中医熏洗熨擦疗法》。笔者师传秘方。屡用特效。据称，本方治验甚多，疗效显著，总有效率达

100%。同时对卡他性口腔炎，鹅口疮，舌炎，牙龈肿痛亦有良效。

64. 文蛤散

【组成】 五倍子 30 克（炒），枯矾 3 克，冰片 3 克，硼砂 9 克，玄明粉 1.5 克，朱砂 1.5 克。

【制法】 散剂。上药共研极细末，和匀，贮瓶备用，勿令泄气。

【用法】 外用。每用少许，吹喷于口腔患处，每日吹 3～4 次。

【功能】 化腐生肌。

【主治】 口糜。

【附记】 引自《中华口腔科杂志》。殷清方。治疗 200 余例，均获良效。

65. 口疮效方

【组成】 生石膏 30 克，硼砂 20 克，冰片 1 克，僵蚕 3 克。

【制法】 散剂。上药共研极细末，和匀，贮瓶备用，勿令泄气。

【用法】 外用。每用少许涂敷口腔患处，每日涂 3 次。用药前，先用淡盐水漱后再上药。

【功能】 清热解毒、消肿止痛。

【主治】 口疮。

【附记】 引自程爵棠《百病中医诸窍疗法》。李元馨方。屡用效佳。

66. 消肿止痛散

【组成】白芷 9 克，硼砂 9 克，腰黄 15 克，梅片 6 克，薄荷 9 克，生甘草 6 克，煅明矾 9 克，蒲黄 15 克，黄柏 30 克。

【制法】散剂。先将诸药洗净阴干，共研细末，过 120 目筛，和匀，贮瓶备用，勿令泄气。

【用法】外用。每取本散少许，吹于口腔患处，每隔 2 小时吹 1 次。

【功能】清热解毒、消肿止痛、化腐生肌。

【主治】口腔炎（实热证）。

【附记】引自程爵棠《百病中医诸窍疗法》。黄冕群方。屡用屡验，效佳。若临证配用牛黄解毒丸（中成药）内服，每日早、晚各服 1 粒，效果尤佳。

67. 黄 龙 散

【组成】黄连 10 克，海螵蛸 18 克，甘草 6 克，栀子 18 克，青黛 8 克，轻粉 18 克，硼砂 50 克，龙骨 8 克，白及 18 克，五倍子 18 克，冰片 8 克。

【制法】散剂。上药经过认真挑选加工，共研极细末，和匀，贮瓶备用，勿令泄气。

【用法】外用。用时先用淡盐水漱口，再取本散少许涂擦或撒布于口腔溃疡面上。每日 3～4 次。

【功能】清热泻火、消肿止痛、化腐生肌。

【主治】口疮（实火型）。

【附记】引自程爵棠《百病中医诸窍疗法》。张强方。多年应用，疗效颇佳。一般在 24 小时内即可获效，3～5 日即可痊愈。

治疗609例口腔溃疡，均获得满意效果。本病多具有复发性，故用时采用免疫抑制疗法，服用盐酸左旋咪唑片，每服50毫克，一日3次，连服2～3天，连用2～3个月，以防复发。对病情较重的加用冬凌草片及抗菌素之类药物，以达到消炎、解热、止痛、促进溃疡愈合的作用。

68. 黄袍散

【组成】薄荷30克，甘草9克，黄柏9克，黄连9克，龙脑0.3克。

【制法】散剂。上药共研极细末，和匀，贮瓶备用，勿令泄气。

【用法】外用。每用少许，吹入口腔患处，烂牙疳配用兰抱散（铜青15克，生甘草15克，香白芷3克。共为细末，和匀）取少许配合吹患处。每日吹3次。

【功能】祛风清热、消肿止痛。

【主治】口碎，口疳，走马牙疳，痧证后疳，糜口，雪口，一切口腔病症。

【附记】引自清代尤存隐《尤氏喉科》。屡用效佳。

69. 口疳散

【组成】薄荷末9克，儿茶18克，白龙骨末0.6克，制黄柏末0.3克，生甘草末1.5克，珍珠粉1.5克（新白者佳），白芷末0.75克。用时加冰片0.9克。

【制法】散剂。上药共研极细末，和匀，贮瓶备用，勿令泄气。

【用法】外用。用时加冰片同研细和匀，每用少许，吹入口腔患处，每日吹3次。

【功能】清热解毒、化腐生肌。

【主治】口碎（口腔溃疡），各色口疳，及一切咽喉溃疡，走马牙疳，穿牙毒等。

【加减】若初肿起而热甚者，多用薄荷；若患处不肿，热不甚，且病久，宜以长肉为主，多用儿茶、珍珠、龙骨配成紫色；凡一切咽喉碎证，亦用此长肉，多用儿茶、珍珠、龙骨。如遇走马牙疳，穿牙毒及极重口疳，初生小儿胎毒口疳，加牛黄，倍珍珠，无不奏效；若遇痧证后口疳者，去黄柏、龙骨，加牛黄，倍珍珠。大抵遇极凶症重，或欲速见穿者，加牛黄1.5克（更多更妙），倍珍珠（更多更妙），疮后疳，非此不效，余症加之，无不神应。口疳症，加滴乳石少许，上好朱砂少许，入儿茶内，研极细，效。

【附记】引自清代尤存隐《尤氏喉科》。屡用神效。

70. 救苦散

【组成】煅人中白15克，正寒水石9克，青黛1.5克，炒僵蚕4.5克，黄柏4.5克，冰片4.5克，牛黄0.6克。

【制法】散剂。上药共研极细末，和匀，贮瓶备用，勿令泄气。

【用法】外用。先用茶叶水洗净患处，然后取本散少许，涂擦口腔患处，一日涂3次。

【功能】消炎解毒、化腐生肌。

【主治】口疮、舌疳、口腔内黏膜炎症。

【附记】引自李聪甫《麻疹专论》。屡用屡验，一般用药3～5次见效，10次即可痊愈。

71. 口疮散（九）

【组成】 五倍子 15 克（炒），川黄连 6 克，黄柏 6 克，大黄 5 克，青黛 5 克，儿茶 5 克，硼砂 1 克，冰片 1 克，珍珠 0.5 克。

【制法】 散剂。上药共研极细末，和匀，贮瓶备用，勿令泄气。

【用法】 外用。每用少许，涂擦口腔溃疡处，每日涂 2～3 次。

【功能】 清热解毒、加速溃疡面愈合。

【主治】 急、慢性溃疡性口腔炎（口疮）。

【附记】 引自《中国当代中医名人志》。李乐园方。屡用效佳。忌食辛辣刺激性食物。注意口腔卫生。

72. 溃疡散

【组成】 炉甘石 250 克（煅），血竭 15 克，儿茶 15 克，冰片 2 克，五倍子 20 克，海螵蛸 100 克（去粗皮）。

【制法】 散剂。上药共研极细末，和匀，以 6 克塑料袋封装备用。

【用法】 分内外两种用法：内服：取本散 6 克（1 包），兑白开水冲服，日服 2 次，或用鸡蛋 1 枚，用本散拌匀加油，炒熟食之，或装胶囊内吞，均每日 2 次。外用：取本散少许，吹撒患处，或用生蜜调和成糊状，涂擦患处。每日均为 2～3 次。

【功能】 方虽一个，治分内外，其功用各不同。内服清热除湿、通和血脉、消肿止痛；外用则化腐生肌、敛疮止血。

【主治】 凡由湿热引起的周身黏膜红肿溃疡（如脓耳，口疮，牙龈红肿溃疡）流脓流水等。

【附记】引自程爵棠《秘方求真》。蔡福养方。本人临床应用15年，治验甚多，效果满意。笔者临床验证口疮多例，亦获良效。

73. 釜底抽薪散

【组成】吴茱萸15克，生大黄6克，胡黄连6克，生南星3克。

【制法】散剂。上药共研细末，过筛，和匀，贮瓶备用。

【用法】外用。用时每取此散3～5克，用陈醋适量烧开，放入散剂，调匀成糊状，敷于两侧涌泉穴，以塑料薄膜，或干净纱布覆盖，胶布固定。每日换药1次。

【功能】泻火解毒、引火归原。

【主治】小儿口疮。

【加减】同时配用鸡蛋黄油外擦患处，方用鲜鸡蛋4～6枚，煮熟后去壳取蛋黄，再将蛋黄放在小铁锅内（或勺内），用文火炼出油即成。取此油涂口腔溃疡面处，每日涂3～4次。

【附记】引自程爵棠《秘方求真》。黄明志方。临床屡用，疗效颇佳。笔者用本方临床验证多例，连用3～5日，均获痊愈。治成人口腔溃疡，效果亦佳。

74. 泻黄散

【组成】藿香叶20克，栀子仁6克，生石膏15克，甘草90克，防风120克。

【制法】散剂。上药或和蜜酒同炒至香，共研细末，和匀，贮瓶备用。

【用法】口服。每次服3～6克，水煎，不拘时服。

【功能】清泻脾胃伏火。

【主治】脾胃伏火，症见口疮口糜，口气秽臭，吐舌弄舌，烦渴易饥，口燥唇干，舌红脉数。可用于口腔溃疡，舌下蜂窝组织炎，慢性口腔炎，口周皮炎，牙痛，以及小儿发热，小儿口疮，妊娠期口疮，滞头，头痛，如人妊娠呕吐，带下，睑缘炎，脑功能失调，糖尿病（中消）等病症。

【加减】烦渴津伤者，加生地黄、石斛；大便秘结者，加生大黄；小便短赤者，加滑石；高热者，加寒水石、知母；心烦不宁者，加灯心、赤茯苓；滞头，乳蛾，加板蓝根，连翘；鹅口疮，另用冰硼散，中白散外涂局部。

【附记】引自宋代钱乙《小儿药证直诀》。屡用有效。若脾胃阴虚有热者，大脑发育不全，舌淡弄舌者禁用。

75. 月石散

【组成】硼砂9克，玄明粉9克，珍珠2克，冰片2克，川黄连2克。

【制法】散剂。上药共研极细末，和匀，贮瓶备用，勿令泄气。

【用法】外用。先用淡盐水漱口，再取本散少许涂擦患处，每日涂3～4次。

【功能】清热解毒、防腐敛疮。

【主治】口腔溃疡。

【附记】引自程爵棠《百病中医熏洗熨擦疗法》。临床验证有良效。

76. 三黄散

【组成】生大黄6克，川黄柏6克，胡黄连6克，小麦粉6

克，石榴皮 6 克，龙脑冰片 3 克。

【制法】散剂。先将前 5 味药共研粗末，并炒成炭待冷后，与冰片共研成极细末，和匀，贮瓶备用，勿令泄气。

【用法】外用。每日早、中、晚饭后，用温开水漱口，再取本散少许涂擦口腔患处，直至治愈为度。

【功能】清热泻火、收湿敛疮。

【主治】口舌溃疡。

【附记】引自查少农《中草药外治验方选》。屡用效佳。通常连续用药 3～5 日可愈。

77. 麻附散

【组成】附子 15 克，蓖麻 30 枚，吴茱萸 15 克，川椒 50 个。

【制法】散剂。上药共研细末，和匀，贮瓶备用。

【用法】外用。用时取本散适量（约 15 克），用陈醋调和成糊状，外贴敷两足心涌泉穴，外用布裹之，每日换药 1 次。

【功能】引火归原、导热下行。

【主治】口疮日久不愈。

【附记】引自陕西省卫生厅《陕西中医验方选编》。凤翔县卫生局方。屡用效佳。

78. 青黄散

【组成】青黛 4.5 克，黄连 3 克，黄柏 3 克，薄荷 6 克，冰片 3 克，黄芩 3 克，滑石 18 克，甘草 3 克。

【制法】散剂。上药共研极细末，和匀，贮瓶备用，勿令泄气。

【用法】外用。每用少许，涂擦口腔患处，每日涂 2～3 次。

【功能】清热泻火、利湿敛疮。

【主治】红、白口疮。

【附记】引自陕西省卫生厅《陕西中医验方选编》。赵堉堃方。屡用效佳，一般用药一二日即愈。

79. 白霜散

【组成】人中白 6 克（煅），白果炭 3 克，柿霜 6 克，上冰片 1.5 克，银朱 0.3 克，百草霜 1.5 克，硼砂 1.5 克，枯矾 0.3 克。

【制法】散剂。上药共研极细末，和匀，贮瓶备用，勿令泄气。

【用法】外用。每用少许，吹撒口腔患处，日吹 3 次。

【功能】消炎敛疮、化腐生肌。

【主治】白口疮。

【附记】引自陕西省卫生厅《陕西中医验方选编》。屠树林方。屡用效佳。

80. 硝月散

【组成】西瓜硝 120 克，硼砂 120 克，朱砂 3.3 克，龙脑冰片 0.3 克。

【制法】散剂。西瓜硝制法：夏季收西瓜适量，放置阴凉透风处，大寒季节取西瓜（完好无损者）30 斤（15000 克），连皮切块；另取含水分较多的白萝卜 30 斤（15000 克），切皮同上。先取西瓜加水 60 毫升，煎煮 1 小时后，加入萝卜同煮继 1 小时，过滤去渣，加入朴硝 10 斤（5000 克），搅拌溶尽，移至阴暗处，液面上，用干净麦秆纵横覆盖，俟溶液冷却，麦秆上即出现白色条状结晶附着，取下平摊在竹匾上，风干即成。先将西瓜硝、西硼砂共研极细末，过 120 目筛，加入朱砂同研细和匀，最后加入冰片，再次同研和匀，贮瓶密封，放阴凉处保存。

【用法】外用。每取本散少许涂擦口腔患处，或喷布之，每日 3～4 次，重症 2 小时 1 次。

【功能】消炎、防腐、生肌。

【主治】口腔炎腐烂日久不愈。

【附记】引自程爵棠《百病中医熏洗熨擦疗法》。祖传秘方。屡用特效。

81. 口疮散（十）

【组成】生硼砂 30 克，朱砂 3 克，飞滑石 30 克，龙胆 30 克，青黛 10 克，琥珀 6 克，冰片 4 克，黄芩 15 克，生甘草 20 克。

【制法】散剂。上药共研极细末，和匀，贮瓶备用，勿令泄气。

【用法】外用。每取本散少许，涂擦口腔患处，每日涂 3 次。

【功能】清热利湿、化腐生肌。

【主治】口腔溃疡。

【附记】引自《临床验方集》。程爵棠师传秘方。屡用效佳。一般用药 3～7 天即愈。

82. 导赤片

【组成】茯苓 12 公斤（去皮），生地黄 24 公斤，木通 12 公斤，生栀子 36 公斤，滑石 12 公斤，大黄 45 公斤。

【制法】片剂。将茯苓用 25％乙醇，按浸渍法制成浸膏；再将生地黄、木通、生栀子三味按水煮法制成浸膏；滑石、大黄二味共轧为细粉，作赋形剂用。然后将浸膏、赋形剂，用淀粉混匀后，按水制颗粒法制成颗粒，干燥，整粒，压制成片，每片重0.3克。贮瓶备用。

【用法】口服。每次服4片，每日服2次（周岁内酌减），温开水送下。

【功能】清热利便。

【主治】由胃肠积热，口舌生疮，咽喉肿痛，牙龈出血，腮颊肿痛，暴发火眼，大便不通，小便赤黄。

【附记】引自《天津市中成药规范》（附本）。屡用效佳。

83. 凉膈片

【组成】大黄6克，芒硝6克，黄芩3克，栀子3克，薄荷3克，连翘12克，甘草6克，淡竹叶0.9克。

【制法】片剂。薄荷蒸馏提取挥发油，留取余渣及母液。大黄、黄芩以50%乙醇为溶媒渗漉（以蒸馏薄荷油后留取的母液，调兑乙醇作溶媒），取液，回收乙醇，减压低温浓缩成流膏。芒硝炒去结晶水，研细粉，过120目筛，全部留用。甘草研细粉，过120目筛，留取细粉3克，剩余粗粉和栀子、连翘、淡竹叶及薄荷余渣混合，沸水保温渗漉或煎煮取液，浓缩至稠膏状，加入大黄、黄芩流膏拌匀继续浓缩成稠膏，与甘草、芒硝细粉串研，低温干燥，再研细粉，过80目筛，混合均匀，用适量乙醇作成颗粒，低温干燥，最后喷入挥发油，拌匀，压片。每片重0.4克，贮瓶备用。

【用法】口服。每次服3～5片，每日服3次，温开水送下。

【功能】清热、解毒、通便。

【主治】身体烦渴，头昏目眩，口舌生疮，大便秘结。

【附记】引自《重庆市中药成方制剂标准》。

84. 中白散

【组成】冰片25克，薄荷10克，人中白100克（煅），黄柏15克，儿茶50克，青黛15克。

【制法】散剂。上药各研细末，混合同研极细，和匀，贮瓶备用，勿令泄气。

【用法】外用。每取本散少许，涂敷于口腔患处，引涎流出，日涂1~2次。

【功能】清热解毒、消肿止痛、防腐烂。

【主治】口腔发炎，小儿牙疳，口舌生疮，口内溃烂，牙龈红肿等。

【附记】引自《全国中药成药处方集》。屡用效佳。

85. 牛黄清胃丸

【组成】大黄20克，玄参20克（去芦），黄芩20克，桔梗20克，连翘20克，枳实20克（砂烫），黄柏20克，甘草20克，生栀子20克，麦冬10克，薄荷10克，黑白牵牛子10克（炒），生石膏30克，菊花30克，番泻叶40克，牛黄0.08克，冰片1克。

【制法】蜜丸。上药共研细末，过筛和匀，炼蜜为丸，每丸重10克，分装备用。

【用法】口服。每次服2丸，每日服2次，温开水化服。

【功能】清热通便。

【主治】由肺胃实热所致的口舌生疮，牙龈肿痛，咽膈不利，大便秘结，小便短赤。

【附记】引自《集验中成药》。屡用效佳。孕妇忌服。本方泻下力猛，凡年老体弱，便溏者慎用。

86. 白清胃散

【组成】石膏 40 克，硼砂 10 克（煅），玄明粉 10 克，冰片 2 克。

【制法】散剂。上药共研极细末，和匀，贮瓶备用，勿令泄气。

【用法】外用。用玻璃棒蘸凉开水，再蘸药粉少许，涂于患处，也可内服。

【功能】清热消肿、解毒止痛。

【主治】由脾胃风火上升所致之口舌生疮，牙龈肿痛，牙缝出血，咽喉肿痛等症。

【附记】引自《清内廷法制丸散膏丹各药配本》。屡用效佳。

87. 栀子金花丸

【组成】黄芩 960 克，栀子 580 克，大黄 580 克，黄柏 300 克，天花粉 300 克，金银花 200 克，知母 200 克，黄连 24 克。

【制法】水丸。上药共研细末，和匀，水泛为丸，如梧桐子大，晒干，贮瓶备用。

【用法】口服。每次服 9 克，日服 1 次，温开水送服。

【功能】清热泻火、解毒、生津。

【主治】口舌生疮，牙龈肿痛，目赤咽痛，鼻衄，便秘。

【附记】引自《集验中成药》。屡用效佳。体弱便溏者勿用；孕妇忌服。本方尚可用于治疗疖，痈，丹毒，蜂窝组织炎，肛门直肠周围感染等症，效果效佳。

88. 高力清心丸

【组成】黄芩 300 克，大黄 200 克，石膏 200 克，滑石 200 克，甘草 200 克，北寒水石 100 克，黄连 100 克，朱砂 30 克，冰片 20 克，牛黄 10 克。

【制法】蜜丸。上药共研细末，过筛和匀，炼蜜为丸，每丸重 7 克。分装备用。

【用法】口服。每次服 1 丸，日服 2～3 次，温开水送服。

【功能】清热解毒、泻火通便。

【主治】头昏目眩，口舌生疮，齿龈肿痛，大便秘结。

【附记】引自《集验中成药》。屡用效佳。

89. 黄连清胃丸

【组成】栀子 100 克，连翘 100 克，大黄 100 克，知母 100 克，升麻 50 克，当归 50 克，石膏 100 克，白芷 50 克，薄荷 100 克，玄参 50 克，黄芩 100 克，牡丹皮 100 克，芒硝 50 克，防风 50 克，生地黄 50 克，甘草 50 克，荆芥 50 克，赤芍 50 克，黄连 50 克，天花粉 50 克。

【制法】水丸。上药共研细末，和匀，水泛为丸，如梧桐子大，晒干，贮瓶备用。

【用法】口服。每次服 10 克，每日服 2 次，温开水送服。

【功能】清胃通便。

【主治】口舌生疮，牙龈肿痛，胃热牙痛，暴发火眼，大便秘结，小便黄赤。

【附记】引自《集验中成药》。屡用效佳。

90. 参麦地黄膏

【组成】生地黄300克，熟地黄150克，麦冬350克，白芍150克，贝母100克，牡丹皮150克，女贞子200克，墨旱莲150克，生甘草30克，山慈菇100克，鱼腥草300克，川牛膝150克，玄参200克。

【制法】膏滋。上药加水煎煮3次，滤汁去渣，合并滤液，加热浓缩为清膏，再加蜂蜜300克收膏即成。贮瓶备用。

【用法】口服。每次服15～30克，每日服1次，白开水调服。

【功能】滋阴泻火、解毒消肿。

【主治】口疮。表现为口腔黏膜上有绿豆大小溃烂点，表面灰白，周围黏膜颜色淡红或不红，反复发作，此愈彼起，绵延不断，常伴有口干咽燥。

【加减】牙龈红肿者，加生石膏100克，知母100克，升麻90克；心烦难以入睡者，加黄连30克，丹参150克，连翘100克；大便干结者，加生大黄50克，火麻仁150克，桃仁150克；小便短赤者，加滑石150克，车前子300克。

【附记】引自汪文娟《中医膏方指南》。屡用效佳。同时还应做好自我调摄：一是加强锻炼身体，增强体质；二是注意口腔卫生，勤漱口勤刷牙；三是忌食辛辣、油腻、煎炸食品，预防疾病发生。

91. 黄术膏

【组成】炙甘草6克，黄柏4.5克（盐水炒），炒白术4.5克，党参4.5克。

【制法】药膏。以上各药均研为细末，混匀，用猪脂调和成膏状，贮瓶备用。

【用法】外用。每用少许，涂擦口腔患处，日涂2～3次。

【功能】健脾、消炎、燥湿。

【主治】口疮（口腔炎）。

【附记】引自王光清《中国膏药学》。屡用有效。

92. 黄 连 膏

【组成】黄连30克（去须），升麻30克，槐白皮30克，大青叶30克，竹叶30克。

【制法】药膏。上5味药细切，以水140毫升煎至35毫升，去渣，取汁入龙脑、蜂蜜搅匀成膏，贮瓶备用。

【用法】外用。每用少许，涂擦口腔患处，一日涂3次。

【功能】凉血清热、解毒消肿。

【主治】慢性口腔炎（久口疮）。

【附记】引自王光清《中国膏药学》。屡用效佳。

93. 养阴生肌散

【组成】牛黄30克，黄柏30克，龙胆30克，雄黄60克，甘草60克，冰片30克，硼砂30克。

【制法】散剂。上药共研极细末，和匀，贮瓶备用，勿令泄气。

【用法】外用。先用双氧水棉球洗患处，再用0.1%雷夫奴尔棉球洗去泡沫，揩干，再取本散少许涂擦口腔患处，日涂3次。

【功能】清热解毒、祛腐生肌。

【主治】疱疹性口炎及感染性口炎。

【附记】引自《程氏医学笔记》。临床屡用，疗效满意。

94. 三石青黛散

【组成】炉甘石20克，山慈菇20克，川黄连20克，龙骨20克，儿茶20克，硼砂10克，青黛10克，生石膏10克，煅珍珠1克，猪胆汁5克(干品)，朱砂6克，冰片6克，雄黄6克。

【制法】散剂。上药共研极细末，和匀，贮瓶备用，勿令泄气。

【用法】外用。每取本散少许，含于口中，每日2～3次。

【功能】清热敛疮、祛腐生肌。

【主治】疱疹性口炎。

【附记】引自《程氏医学笔记》。临床屡用，疗效满意。

95. 白 蜘 散

【组成】人中白30克，白矾30克，活蜘蛛5只，冰片3克。

【制法】散剂。上药中的人中白用清水反复漂白，达到无特殊气味为度，晾干，研末，白矾放置锅内熔化后，将活蜘蛛、人中白放入矾液内，全部炼为枯为止。待冷后，与冰片共研为极细末，和匀，贮瓶备用，勿令泄气。

【用法】外用。每取本散适量，用新毛笔蘸药粉入口腔患处涂擦之，或用小竹筒吹入口腔患处。每日吹3次。

【功能】清热解毒、化腐生肌。

【主治】小儿口糜。患儿口内流涎，唇红而干，牙龈内颊，唇舌糜烂红肿，附着白色腐物及黄色膜状物，连及咽喉，苔黄腻。

【附记】引自程爵棠《百病中医熏洗熨擦疗法》。屡用效佳，通常连用药3～5日即愈。临证中若配用内服方（生地黄3克，木通6克，石膏15克，黄芩3克，竹叶芯10克，大黄6克，甘草3克，栀子6克），水煎服，每日1剂。内外并治，奏效尤捷。

96. 黄白散

【组成】大黄15克，白矾6克，五倍子6克，甘草9克。

【制法】散剂。上药共研极细末，和匀，贮瓶备用。

【用法】外用。每取本散少许，干擦口腔患处，每日擦数次。

【功能】清热泻火、敛腐生肌。

【主治】小儿口糜。

【附记】引自程爵棠《百病中医熏洗熨擦疗法》。笔者祖传秘方。验之临床，确有良效。通常连续用药数日即愈。笔者应用，若病情重者，常依本方加硼砂6克，冰片1.5克。如上法用之，效果颇佳。

97. 儿茶散

【组成】儿茶3克，人中白2.4克（煅），滴乳石2.4克（煅），冰片1.5克，硼砂1.8克，珍珠0.3克，牛黄0.09克，黄柏1.8克，薄荷1.8克，生甘草1.5克。

【制法】散剂。先将黄柏、薄荷、甘草，烘干后另研筛细，次用儿茶等药研细筛净，珍珠另研和，再入冰片、牛黄同研细不用筛，和匀，贮瓶备用，勿令泄气。

【用法】外用。每用少许，吹入口腔患处，日吹3次。

【功能】疏风消炎、化腐生肌。

【主治】小儿痧痘症后口疮。

【附记】引自清代叶天士《种福堂公选良方》。屡用神效。

98. 碧雪膏

【组成】碧雪500克，芒硝500克，马牙硝500克，朴硝500克，青黛180克，石膏180克，寒水石180克，滑石180克(水飞)。

【制法】膏滋块。上药除青黛外，余药共为细末，甘草500克，煎水和上诸药粉和匀；再入火煎，用柳木搅匀，入青黛又搅匀，倾出盆内，候冷结成块，研为细末，备用。

【用法】外用。每取少许置口中噙化，如喉闭，每用少许吹入喉中。

【功能】清热利湿、散结通窍。

【主治】一切积热，口舌生疮，心烦喉闭，燥渴肿痛。

【附记】引自明代龚廷贤《万病回春》。屡用神效。

（五）鹅口疮

鹅口疮是指小儿口舌满生白屑。又名雪口。本病好发于周岁内小儿及病后体弱者，尤以新生儿为多见。

病因

多因胎中伏热，蕴积心脾，出生后熏于口舌而成。此外，护养失宜，乳食不慎，口腔不洁，或病后未复，亦可诱发本病。

症　状

口腔内出现白屑，逐渐蔓涎，白屑相互融合，状如凝乳块，随擦随生，不易清除，甚则3～5天后蔓延全口及咽喉。伴有烦躁不安，啼哭不休，甚至妨碍饮食，吞咽困难，呼吸不利。

治疗方药

1. 青梅散

【组成】生石膏2.5克，硼砂2.5克，人中白1克，青黛1克，黄连1克，没药1克，乳香1克，冰片0.3克。

【制法】散剂。上药共研极细末，和匀，贮瓶备用，勿令泄气。

【用法】外用。每取本散少许，用手指卷青布沾药粉涂擦口腔患处，每日擦3次。

【功能】清热泻脾、解毒敛疮。

【主治】鹅口疮，口疮。

【附记】引自张奇文《幼科条辨》。蒯仰山家传秘方。屡用效佳。

2. 乌倍散

【组成】乌梅炭9克，五倍子9克，硼砂9克，儿茶6克，冰片1.5克，黄连9克。

【制法】散剂。先将入锅内，用烈火煅，使乌梅肉变成焦褐色即可（不要煅制过度，要存性），与其他药共研匀极细末，和匀，贮瓶备用，勿泄气。

【用法】外用。先用淡盐水将口腔患处清洗干净，再取本散少许干擦口腔患处疮面上。每日早、中、晚各擦1次。

【功能】消炎收敛、化腐生肌。

【主治】鹅口疮。

【附记】引自程爵棠《百病中医熏洗熨擦疗法》。笔者经验方。治疗100例，用药2～5日，全部治愈。

3. 倍明散

【组成】五倍子、明矾各等份，冰片少许。

【制法】散剂。上药先将五倍子、明矾分别捣碎为米粒，和匀，放入砂锅内用文火炙炒，并以竹筷不停地搅拌，煅为枯矾，共研极细末，入冰片同研细，和匀，贮瓶备用，勿令泄气。

【用法】外用。用手指卷青布，蘸冷开水，再蘸药粉少许，入口腔内涂擦患处，每日涂1～3次。

【功能】解毒、收敛生肌、疗疮。

【主治】鹅口疮。

【附记】引自程爵棠《百病中医熏洗熨擦疗法》。用此法治疗200余例，一般用药1～3次，全部治愈。本方具有收效快，痛苦少，药源广，易配制，易保存，疗效高，无副作用等特点。若用药1天，未见效者，再加用醋调细辛末敷脐，无不立验。

4. 意念白实散

【组成】人中白4克（煅），青黛5克，硼砂6克，儿茶4克，川黄连4克，梅片1.5克，雄黄1.5克，炉甘石4克，朱砂4克，生甘草3克。

【制法】散剂。上药共研极细末，和匀，贮瓶备用，勿令泄气。

【用法】外用。先将患儿口腔用淡盐水洗净，然后用药棉球蘸药粉涂擦口腔疮面上，每日涂1～3次。

【功能】清热解毒、化腐生肌。

【主治】小儿鹅口疮及口腔溃疡。

【附记】引自《中国当代中医名人志》。魏俊良方。屡用特效。

5. 倍冰散

【组成】五倍子12克，冰片3克。

【制法】散剂。上药共研极细末，和匀，贮瓶备用，勿令泄气。

【用法】外用。每用少许，吹入口腔患处，每日上、下午各吹1次。

【功能】解毒、消肿、止痛。

【主治】小儿鹅口疮。

【附记】引自程爵棠《百病中医诸窍疗法》。临床屡用，疗效满意。

6. 保命散

【组成】箭头砂、枯矾、明牙硝各15克。

【制法】散剂。上药共研极细末，和匀，贮瓶备用。

【用法】外用。每用少许，吹入口腔患处，一日吹3次。

【功能】消炎、消肿、敛疮。

【主治】小儿鹅口疮。

【附记】引自清代陈复正《幼幼集成》。屡用神效。

7. 蜘蛛消疮散

【组成】蜘蛛1只，明矾10克，明雄黄2克。

【制法】散剂。将明矾放入锅内，再把蜘蛛放在明矾上，用火烧炼，使明矾化稀液，蜘蛛干为度，凉后取出，加入雄黄共研细末，和匀，贮瓶备用。

【用法】外用。用时每取药粉少许，吹入口腔患处，一日吹2次。

【功能】清热解毒敛疮。

【主治】鹅口疮（心肺积热型）。

【附记】引自程爵棠《百病中医诸窍疗法》。卓千钟方。屡用效佳。

8. 橄榄百草霜

【组成】百草霜、青黛、橄榄各等分。

【制法】散剂。上药共研极细末，和匀，贮瓶备用。

【用法】外用。每取药粉少许，撒布口腔患处，每日3～4次。

【功能】清热解毒、止血收敛。

【主治】婴幼儿鹅口疮。

【附记】引自胡熙明《中国中医秘方大全》。卢其成方。一般用药后3天，患者啼哭难哺，低热烦躁等症状则除，5天内口腔黏膜症状全部消失。本方对口腔黏膜白色念球球菌病有良好疗效。据卢氏几十年临床经验，治小儿鹅口疮应内服外治同用，其效更佳。

9. 午制散

【组成】米棕箬100克，甘草10克，冰片2克。

【制法】散剂。先将米棕箬用早稻秆灰汤烧成炭，和甘草、冰片共研极细末，和匀，贮瓶备用，勿令泄气。

【用法】外用。用时取此散少许，吹入或擦于口腔患处。每日5～6次。

【功能】清热解毒、消肿止痛。

【主治】由心火上炎，热毒熏蒸之小儿鹅口疮。

【加减】若伴口臭便秘者，配服凉膈散加减；伴消化不良者配服七味白术散加减。新生儿和婴儿一般不用内服。

【附记】引自胡熙明《中国中医秘方大全》。夏岳云方。治疗78例，经治1～3日后，鹅口疮全部消失。12例隔数日复发，再次用药，又获痊愈。

10. 乌矾散

【组成】乌梅炭9克，枯矾9克，儿茶9克，硼砂1.5克，冰片1.5克，五倍子9克。

【制法】散剂。先将乌梅置于锅内，用火煅，使乌梅肉变成黑褐色即可（不可煅制过度，要存性）。再把枯矾研末，与乌梅炭、儿茶、五倍子、硼砂混合共研极细末，最后加入冰片同研细，和匀，贮瓶备用，勿令泄气。

【用法】外用。先将患处清洗干净后，再取本散少许，吹入口腔患处，每日吹3次。

【功能】清热解毒、祛腐生肌。

【主治】小儿鹅口疮。

【附记】引自程爵棠《百病中医诸窍疗法》。笔者师传秘方。屡用效佳。

11. 加味冰硼散

【组成】冰硼散2克（中成药），煅人中白10克，黄连1.5克。

【制法】散剂。上药3味，先将黄连研细，再与冰硼散、人中白共极细末，和匀，贮瓶备用。

【用法】外用。每取本散少许，以人乳汁调匀成糊状，涂擦口腔患处，日涂3次。

【功能】清热解毒、祛腐生肌。

【主治】鹅口疮。

【附记】引自《程氏医学笔记》。屡用效佳。

12. 乳白散

【组成】煅人中白1克，乳香1克，没药1克，黄连1.5克，硼砂3克，生石膏3克。

【制法】散剂。上药共研极细末，和匀，贮瓶备用。

【用法】外用。每取本散适量，以人乳汁调匀成糊状，涂擦口腔患处，一日涂3次。

【功能】清热解毒、活血生肌。

【主治】鹅口疮。

【附记】引自《程氏医学笔记》。屡用效佳。

13. 青冰散

【组成】青黛、黄连、冰片、五倍子各等分。

【制法】散剂。上药共研极细末，和匀，贮瓶备用，勿令泄气。

【用法】外用。每用少许吹入口腔患处。一日吹3次。

【功能】清热解毒、收湿敛疮。

【主治】小儿鹅口疮。

【附记】引自《集验中成药》。屡用效佳。

14. 枯矾散

【组成】①枯矾、侧柏叶炭各等份；②枯矾9克，血竭3克，冰片1.5克；③枯矾0.6克，百草霜1.5克，王不留行3克(炒焦)。④枯矾1克，硼砂0.6克，冰片0.6克，红枣1枚(去核)。

【制法】散剂。上列四方。各其研细末，和匀，贮瓶备用。

【用法】外用。随症选用。每用少许，吹入口腔患处，日吹3次。

【功能】①凉血敛疮。②消炎、活血、敛疮。③活血敛疮。④敛疮、祛腐、生肌。

【主治】鹅口疮。

【附记】引自《程氏医学笔记》。屡用屡验，效佳。

15. 解毒液

【组成】板蓝根30克，金银花30克，野菊花30克，蚤休30克，生甘草12克，黄芩9克。

【制法】浓缩液。上药加水煎煮2～3次，滤汁去渣，合并滤液，加热浓缩取浓汁，贮瓶备用。

【用法】外用。每取本液5毫升，用手指卷青布蘸药液涂擦口腔患处，每日涂5～6次。或同时加服此药液，每次服15毫升，日服2次。

【功能】清热解毒、消肿止痛。

【主治】鹅口疮，口腔炎及一切咽喉红肿疼痛。

【附记】引自程爵棠《百病中医熏洗熨擦疗法》。笔者祖传验方。本方治验甚多，疗效显著。凡口腔咽喉红肿疼痛或溃疡之症，用之无不立验。

16. 五矾散

【组成】五倍子18克，枯矾12克，白砂糖2克。

【制法】散剂。先将五倍子杵粗末，置锅内炒至黄脆时，再散入白糖同炒，待白糖熔化吸入五倍子内，不黏，结成团时，旋取出风干，与枯矾共研细末，和匀，贮瓶备用。

【用法】外用。每取本散适量，用麻油调匀为糊状，涂擦患儿口腔患处，每日涂2～3次。

【功能】消炎敛疮。

【主治】小儿鹅口疮。

【附记】引自查少农《中草药外治验方选》。本方用于炎症不重的鹅口疮，确有较好的疗效。通常于涂药后白屑即逐渐脱落而愈。

17. 葫芦散

【组成】陈葫芦瓢炭30克，净硼砂9克。

【制法】散剂。先将葫芦瓢，煅烧成炭，冷却后，研末，取30克，入硼砂9克，同研细末，和匀，贮瓶备用。

【用法】外用。每取本散适量，用麻油调和成糊状，涂擦患儿口腔患处（白屑上），每日早、中、晚各涂擦1次。

【功能】清热利湿、化腐生肌。

【主治】鹅口疮。

【附记】引自查少农《中草药外治验方选》。屡用效佳，通常连续涂擦数日即愈。

18. 鹅口散（一）

【组成】玄明粉 6 克，青黛 3 克，冰片 0.4 克，血竭 0.4 克，薄荷脑 0.1 克。

【制法】散剂。上药共研极细末，和匀，贮瓶备用，勿令泄气。

【用法】外用。每取药末适量，外涂患处，每日涂 3～5 次。

【功能】解毒生肌。

【主治】鹅口疮。

【附记】引自程爵棠《穴位贴敷治百病》。屡用效佳。

19. 冰硼蜜剂

【组成】冰片 1.8 克，硼砂 1.8 克，朱砂 1.5 克，玄明粉 1.5 克。

【制法】药膏。上药共研为细末，徐徐兑入蜂蜜适量，随兑随搅，成糊状后，贮瓶备用。

【用法】外用。用时先洗净口腔，然后以棉棒涂之，每日3～4 次。甚则日涂 5～6 次。

【功能】清热解毒消炎。

【主治】鹅口疮（心脾积热型）。

【附记】引自胡熙明《中国中医秘方大全》。刘韵远方。治疗 350 例，其中 2～6 天内治愈者 237 例；6～15 天内治愈者 92 例；

15 天以上治愈仅为 21 例。总有效率达 100%。

20. 砂蔻膏

【组成】豆蔻仁 3 克（去壳），硼砂 6 克，明矾 3 克，上梅片 3 克，蜂蜜 30 克。

【制法】药膏。先将豆蔻仁去壳，加入硼砂研成细末，明矾、上梅片另研末，将四药混匀后，与蜂蜜混匀放入勺（罐）内，武火熬开“三沸”即成。待温后，加上梅片，装瓶，封口备用。

【用法】外用。先将口腔用 3%硼酸生理盐水或淘米水洗净，然后用消毒棉球涂抹此膏。抹药后将患儿头部低斜，使口涎流出，每日 2～3 次或更多。直至治愈为止。

【功能】祛腐生肌。

【主治】鹅口疮。

【附记】引自《程氏医学笔记》。刘厚斋方。治疗 350 例，其中：1～2 日内治愈者 286 例；3～4 日内治愈者 26 例；5～7 日内治愈者 38 例。有 68 例配服中药。

21. 清火散

【组成】黄连 3 克，黄柏 3 克，青黛 3 克，黄芩 6 克，石膏 8 克，冰片 0.2 克，薄荷脑 0.1 克。

【制法】散剂。上药共研极细末，过 100 目筛，和匀，贮瓶备用，勿令泄气。

【用法】口服。每次服 3 克（1 岁内小儿剂量减半），每日服 2 次，早晚空腹服。

【功能】清火解毒。

【主治】鹅口疮。

【附记】引自《集验中成药》。邓和平方。屡用效佳。

22. 消疳散

【组成】玄明粉6克，煅石膏8克，青黛1克，冰片0.4克，血竭0.4克，薄荷脑0.1克。

【制法】散剂。上药共研极细末，和匀，贮瓶备用，勿令泄气。

【用法】外用。先用淡盐水拭洗患处，再取本散少许，涂擦口腔患处，日涂3～5次。

【功能】消炎活血、祛腐生肌。

【主治】鹅口疮。

【附记】引自《集验中成药》。邓和平方。用本方配合清火散内服共治疗小儿鹅口疮1000例，经内外合治后，结果：痊愈（口腔黏膜颜色正常，溃疡消失）457例；显效（溃疡面缩小，内膜减少）531例，无效12例。总有效率为98.8%。

23. 鹅口散（二）

【组成】天然硼砂50克，明雄黄20克，牛黄3克，儿茶3克，人中白10克。

【制法】散剂。上药共研极细末，和匀，贮瓶备用。

【用法】外用。用清洁的竹片或明亮光滑的纸片蘸黄豆大小的药末于婴儿舌上即可。每日1～2次。

【功能】清热解毒、祛腐生肌。

【主治】婴儿鹅口疮。

【加减】同时配用内服生地藜钩汤（生地黄3克，蒺藜2克，钩藤2克，木通4克，淡竹叶3克，蝉蜕1克，甘草1克）。大便不通，加大黄 2 克，口干加石斛 3 克。每日 1 剂，浓煎，分数次频频喂服。此为 15 天内婴儿分量，可按年龄大小增减。

【附记】引自《程氏医学笔记》。张恒泉家传六世秘方。上文经 50 年的临床验证，治愈此病颇多，疗效满意。

24. 青石散

【组成】青黛 15 克，黄连 15 克，乳香 15 克，石膏 15 克，寒水石 9 克，冰片 6 克，硼砂 6 克。

【制法】散剂。上药共研极细末，和匀，贮瓶备用，勿令泄气。

【用法】外用。每用少许，吹入口腔患处。日吹 1～3 次。

【功能】清热解毒、祛腐生肌。

【主治】小儿鹅口疮。

【附记】引自《集验中成药》。治疗 85 例，均在 1～5 日痊愈。尤以 1～2 日治愈者居多。

25. 青黛五倍散

【组成】青黛 20 克，五倍子 20 克，川黄连 20 克，煅石膏 15 克，硼砂 10 克，玄明粉 2 克，朱砂 2 克，枯矾 5 克，冰片 4 克，黄柏 9 克。

【制法】散剂。上药共研极细末，过 120 目筛，和匀，贮瓶备用，勿令泄气。

【用法】外用。每用少许，吹布口腔患处，每日吹 2 次。

【功能】清热敛疮、祛腐生肌。

【主治】小儿鹅口疮。

【附记】引自《集验中成药》。治疗 150 例，经用药 2～5 天后，结果治愈者147例，显效3例。治愈显效率达100%。

26. 三黄青黛散

【组成】川黄连30克，黄芩30克，川黄柏30克，青黛25克，儿茶25克，五倍子15克，冰片15克，枯矾10克，地榆25克。

【制法】散剂。上药共研极细末，和匀，贮瓶备用，勿令泄气。

【用法】外用。每用少许，吹入口腔患处，每日吹3次。

【功能】清热燥湿、解毒敛疮。

【主治】小儿鹅口疮。

【附记】引自《集验中成药》。临床屡用，疗效满意。

27. 青黛细辛散

【组成】青黛15克，细辛15克，儿茶15克，上梅片15克，川黄连15克，延胡索6克，硼砂10克，川芎6克，生甘草5克，血竭5克。

【制法】散剂。上药共研极细末，过120目筛，和匀，贮瓶备用，勿令泄气。

【用法】外用。每用少许，含于口中，或吹布口腔患处，每日3次。含药时，约含10分钟后吐出不要漱口，以保持药效的持久性。

【功能】清热解毒、理气活血、祛腐生肌。

【主治】鹅口疮。

【附记】引自《临床验方集》。程爵棠师传秘方。屡用屡验，效佳。

28. 冰石散

【组成】冰片3克，黄连6克，寒水石6克，煅人中白12克。

【制法】散剂。上药共研极细末，和匀，贮瓶备用，勿令泄气。

【用法】外用。先用2%～4%碳酸氢钠溶液清洁患面，然后再取本散药粉适量，吹布口腔患处，每日吹3～4次。

【功能】清热解毒。

【主治】鹅口疮。

【附记】引自《程氏医学笔记》。临床屡用，效果满意。

29. 硼玄散

【组成】硼砂156克，玄明粉156克，青黛30克，川黄连30克，五倍子30克，朱砂3克，冰片3克。

【制法】散剂。上药共研极细末，和匀，贮瓶备用，勿令泄气。

【用法】外用。用手指卷青布蘸水蘸药粉少许，涂擦口腔患处，日涂3～4次。

【功能】解毒敛疮、祛腐生肌。

【主治】小儿鹅口疮。

【附记】引自《程氏医学笔记》。程功文方。多年应用，效果颇佳。

（六）口　臭

口臭，是指由多种口腔疾病长期不愈，遂发口臭，但亦可单独出现口臭。本病在临床上并不少见。

病　因

多因嗜食肥甘厚味，或暴饮暴食，食积内停，损伤脾胃，胃失和降，气机不畅，郁而化热，热灼津液，熟腐过久，浊气上逆而致口臭。或心火亢盛，邪热循经上炎，灼伤舌体；或素体阴虚，津液亏损，阴亏于上而形成口臭所致，或口腔牙缝不洁，残食腐败酸臭所致。

症　状

口臭。口气秽浊腐臭。

治疗方药

1. 口臭散

【组成】生石膏 30 克，栀子 30 克，藿香 20 克，知母 15 克，甘草 10 克。

【制法】散剂。上药共研细末，和匀，贮瓶备用，用时用蜜酒拌炒。

【用法】口服。每次服 6 克，日服 2 次，以白开水冲服。

【功能】清胃泻火、芳香化浊。

【主治】口臭（实热型）。

【附记】引自程爵棠《单方验方治百病》。屡用效佳。

2. 嚼漱散

【组成】香薷 10 克，射干 10 克，草豆蔻 10 克，桂花 5 克，细辛 5 克。

【制法】散剂。上药共研细末，和匀，贮瓶备用。

【用法】外用。每次服 3 克，放口中反复嚼漱，每日 2 次。

【功能】消炎化浊、除口臭。

【主治】口臭。

【附记】引自程爵棠《单方验方治百病》。屡用效佳。

3. 沉醉香散

【组成】沉香 5 克，麝香 5 克，细辛 25 克，升麻 5 克，藁本 5 克，藿香叶 5 克，甘松 5 克，白芷 5 克，石膏 200 克，寒水石 100 克。

【制法】散剂。上药共研细末，和匀，贮瓶备用。

【用法】外用。每日早、晚用牙刷蘸药粉刷牙各 1 次，刷牙后用温水漱口。

【功能】清胃热、升清降浊、除口臭、洁齿白。

【主治】干揩齿壁令齿白，以及治口臭。

【附记】引自明代朱棣《普济方》。屡用效佳。

4. 清胃消食膏

【组成】黄连 30 克，石膏 150 克，升麻 100 克，秦皮 150 克，生地黄 150 克，佩兰 200 克，牡丹皮 150 克，川牛膝 100 克，生山楂 150 克，鸡内金 100 克，陈皮 60 克，枳实 100 克，槟榔 150 克，川厚朴 60 克，绿萼梅 30 克，生甘草 30 克。

【制法】膏滋。上药加水煎煮 3 次，滤汁去渣，合并滤液，加热浓缩为清膏，再加蜂蜜 300 克收膏即成。贮瓶备用。

【用法】口服。每次服 15～30 克，每日服 2 次，温开水调服。

【功能】清胃消食、理气消胀、升清降浊、凉血除臭。

【主治】口臭（胃热食积型）。症见口气秽浊腐臭，常伴有胃脘胀满，不思饮食，大便干燥。

【加减】大便数日1次，矢气很臭者，加生大黄50克，火麻仁150克；口干喜冷饮者，加西沙参150克，芦根150克，天花粉150克。

【附记】引自汪文娟《中医膏方指南》。屡用效佳。

5. 清热泻肺膏

【组成】地骨皮300克，桑白皮300克，黄芩150克，焦栀子100克，浙贝母100克，薏苡仁300克，牛蒡子150克，射干150克，山豆根150克，南沙参150克，麦冬150克，生甘草50克。

【制法】膏滋。上药加水煎煮3次，滤汁去渣，合并滤液，加热浓缩为清膏，再加蜂蜜300克收膏即成。贮瓶备用。

【用法】口服。每次服15～30克，每日服2次，开水调服。

【功能】清热泻肺、化痰除臭。

【主治】口臭（邪热客肺型）。除口臭外，常伴有咳嗽痰多，痰黄而多。

【加减】身热口干明显者，加生石膏300克，知母150克；咳嗽痰黄者，加知母100克，竹茹100克，瓜蒌皮150克。

【附记】引自汪文娟《中医膏方指南》。屡用效佳。

6. 枯香散

【组成】枯矾3克，麝香少许（约0.15克）。

【制法】散剂。上药共研细末，和匀，贮瓶备用，勿令泄气。

【用法】外用。每取药粉少许搽牙，每日早、晚各1次，其臭立止。

【功能】收湿止臭。

【主治】口臭。

【附记】引自陕西省卫生厅《陕西中医验方选编》。童邦贤方。屡用效佳。

7. 藿香山栀散

【组成】藿香叶21克，栀子30克，甘草60克，石膏15克，防风120克。

【制法】散剂。上药共研细末，蜜酒拌炒至香，和匀，贮瓶备用。

【用法】口服。每次服6克，每日服2次，开水冲服。

【功能】清泻胃火、祛风化浊。

【主治】脾胃实热，口臭，口疮，烦渴身黄。

【附记】引自陕西省卫生厅《陕西中医验方选编》。李柴莹方。屡用效佳。

8. 大黄散

【组成】大黄炭100克，冰片10克。

【制法】散剂。上药共研细末，和匀，贮瓶备用，勿令泄气。

【用法】外用。每取此药粉刷牙漱口，每日早、晚各1次。

【功能】清胃热、除口臭。

【主治】口臭。

【附记】引自程爵棠《单方验方治百病》。屡用效佳。一般用药 3～7 天后，口臭症状即可消失。

9. 除臭散

【组成】藿香 10 克，佩兰 10 克，紫苏梗 10 克，砂仁 5 克，细辛 5 克，冰片 0.5 克。

【制法】散剂。上药共研细末，和匀，贮瓶备用。

【用法】外用。每取药粉 9 克，沸水冲泡（加盖 5 分钟），先含漱，后缓吐，反复含漱，每次 5 或 6 口，日含漱 3 次。

【功能】芳香化浊，理气除臭。

【主治】口臭。

【附记】引自《程氏医学笔记》。屡用效佳。

10. 牵牛散

【组成】①白牵牛子 30 克；②益智 3 克，甘草 6 克。

【制法】散剂。上列二方，各共研细末，贮瓶备用。

【用法】方①为外用。用此药粉刷牙漱口，每日 3 次。方②为口服：每次服 3～6 克，日服 2 次，干吞服。先漱口，后服药，日久自愈。

【功能】除口臭。

【主治】口臭。

【附记】引自《程氏医学笔记》。多年应用，内外并治，效果颇佳。

11. 白香散

【组成】白牵牛子 30 克，藿香 30 克，稻糠灰 30 克，冰片

3克。

【制法】散剂。上药共研极细末，和匀，贮瓶备用，勿令泄气。

【用法】外用。每日早、中、晚各取药粉适量刷牙，连刷数日，口臭可除。

【功能】除口臭。

【主治】口臭。

【附记】引自查少农《中草药外治验方选》。屡用特效。

12. 五香丸

【组成】豆蔻30克，丁香30克，藿香30克，零陵香30克，白芷30克，桂心30克，当归15克，青木香30克，香附60克，甘松15克，槟榔2枚。

【制法】蜜丸。上药共研细末，和匀，炼蜜为丸，如黑豆大，阴干，贮瓶备用。

【用法】含服。常含1丸，日3、夜1次。常含咽汁。

【功能】理气化温、活血通络、芳香除臭。

【主治】口臭及身臭。

【附记】引自唐代孙思邈《备急千金要方》。屡用神效。

13. 神功丸

【组成】黄连15克，缩砂仁15克，甘草10克，藿香叶3克，生地黄9克，木香3克。

【制法】蜜丸。上药共研细末，和匀汤浸蒸饼，炼蜜和丸，如绿豆大，贮瓶备用。

【用法】口服。每次服百丸，白汤下。日服1～2次。

【功能】清热化浊、行气和胃、凉血活血。

【主治】口臭。用于多食肉之人，口臭不可近。亦治牙齿腐蚀，牙龈肉将脱，齿脱血不止者。

【附记】引自金代《东垣试效方》。屡用效佳。

14. 硼砂丸

【组成】硼砂60克，冰片3克，麝香3克，芒硝120克，寒水石300克（煅）。

【制法】膏丸。上药共研为细末，和匀，甘草膏为丸，如麻子大，贮瓶备用。

【用法】含服。不拘时含1丸咽汁，日含2～3次。

【功能】清热解毒、香口除臭。

【主治】口臭，口干，口舌生疮。

【附记】引自清代《奇效良方》。屡用效佳。

15. 含香丸（一）

【组成】鸭舌草30克，川芎30克，藿香30克，甘松30克，当归30克，桂花30克，桂心30克，白芷30克，零陵香1克，木香1克，肉豆蔻5枚，白槟榔5枚，丁香0.3克，麝香0.3克。

【制法】蜜丸。上药共研细末，和匀，炼蜜为丸，如芡实大，贮瓶备用。

【用法】含服。常含化1丸，咽津。

【功能】除风化湿、香口除臭。

【主治】口臭。

【附记】引自清代《奇效良方》。屡用效佳。

16. 儿茶膏

【组成】儿茶20克，桂花15克，硼砂15克，薄荷叶15克。

【制法】膏丸。上药共研细末，和匀，用甘草膏和饼，收贮备用。

【用法】口服。取饼含化，咽下。

【功能】疏风清热、祛湿香口。

【主治】口臭。

【附记】引自《中医验方秘方汇集》第5辑。屡用效佳。

17. 豆蔻丸

【组成】肉豆蔻15克，红豆蔻15克，白豆蔻15克，草豆蔻15克，赤茯苓15克，丁香15克，人参15克，甘草15克，细辛0.3克，官桂30克。

【制法】蜜丸。上药共研细末，和匀，炼蜜为丸，如芡实大，分装备用。

【用法】口服。每服1丸，含化咽津。

【功能】益气健脾、化浊香口。

【主治】口臭。

【附记】引自清代《奇效良方》。屡用效佳。

18. 丁沉丸

【组成】沉香30克，丁香30克，炙甘草15克，白瓜子仁30克，藁本1克，当归15克，川芎15克，麝香1.5克。

【制法】蜜丸。上药共研细末，和匀，炼蜜为丸，如绿豆大，贮瓶备用。

【用法】口服。每次服 20 丸，每日服 3 次，温酒送下。

【功能】活血通络、祛腐香口。

【主治】上窍臭气。

【附记】引自明代《圣济总录》。屡用神效。

19. 芎芷丸

【组成】川芎 150 克，白芷 120 克，橘皮 120 克，桂枝 120 克，红枣肉 240 克。

【制法】枣丸。上药共研细末，和匀，次纳枣肉，捣烂，干则加蜜，调和为丸，如黑豆大，阴干，贮瓶备用。

【用法】口服。每次服 10～15 丸，食前食后常含之。

【功能】行气化湿、香口除臭。

【主治】口臭。

【附记】引自唐代孙思邈《备急千金要方》。连服 7 日，口大香。

20. 桂甘散

【组成】桂枝、甘草、细辛、橘皮各等份。一方除细辛、橘皮。

【制法】散剂。上药共研极细末，和匀，贮瓶备用。

【用法】口服。每次服 3 克，日服 1～2 次，温酒下，瘥即止。

【功能】行气健脾、香口除臭。

【主治】口臭。

【附记】引自唐代孙思邈《备急千金要方》。屡用神效。

21. 桂枝香口散

【组成】桂枝 54 克，橘皮 60 克，红枣 20 枚，木兰花 30 克。

【制法】散剂。上药共研极细末，和匀，贮瓶备用。

【用法】口服。每次服 3 克，每日服 3 次，酒下。

【功能】理气化温、香口除臭。

【主治】口臭。

【附记】引自唐代孙思邈《备急千金要方》。屡用神效。

22. 甘草芎芷散

【组成】甘草 90 克，川芎 72 克，白芷 54 克。

【制法】散剂。上药共研极细末，和匀，贮瓶备用。

【用法】口服。每次服 3 克，每日服 3 次，温酒下。

【功能】祛湿解毒、香口除臭。

【主治】口臭。

【附记】引自唐代孙思邈《备急千金要方》。屡用神效。

23. 含香丸（二）

【组成】零陵香 30 克，甘松 60 克，沉香 90 克，乳香 120 克，木香 150 克，肉桂 240 克（去粗皮），赤茯苓 270 克，甘草 300 克。

【制法】蜜丸。上药共研细末，和匀，炼蜜为丸，如梧桐子大，贮瓶备用。

【用法】含服。每日临卧及三更初各含化 3～5 丸，下注丹田。

【功能】化浊除痰、香口除臭。

【主治】口臭，亦可悦色面容。

【附记】引自明代《圣济总录》。药后能生津液，语言清爽，颜色悦泽，鬓发乌黑，止小便，明目益智，补疲劳，除冷气，口臭，久服一生无患。

24. 沉香散

【组成】沉香 3 克，麝香 3 克，细辛 15 克，升麻 60 克，藁本 60 克，甘松 7.5 克，白芷 7.5 克，石膏 120 克，寒水石 60 克，藿香叶 60 克。

【制法】散剂。上药共研细末，和匀，贮瓶备用。

【用法】外用。每日早、晚揩牙。

【功能】散风祛湿、洁齿香口。

【主治】洁齿莹净而白，并治口臭。

【附记】引自清代《御药院方》。屡用效佳。

25. 丁香丸

【组成】丁香 15 克，甘草 90 克，细辛 45 克，桂枝 45 克。

【制法】蜜丸。上药共研细末，和匀，炼蜜为丸，如弹子大，备用。

【用法】含服。每服 2 丸，临卧含化，咽津。

【功能】祛风散寒、香口除臭。

【主治】口气臭秽。

【附记】引自明代《圣济总录》。屡用效佳。

26. 椒桂散

【组成】蜀椒、桂枝各等份。

【制法】散剂。上药共研细末，和匀，贮瓶备用。

【用法】 口服。酒服3指摄。

【功能】 除黑散塞、清香除臭。

【主治】 口臭。

【附记】 引自唐代孙思邈《备急千金要方》。屡用神效。

（七）唇炎，舌炎

唇炎，又名“唇风”。大多发生在下唇部，尤以秋冬季为多见。舌炎，又名“舌肿”，多发生在舌尖部，为临床所常见。

病　因

唇炎、舌炎，病为二症，其因则一，多由心脾积热所致。唇者脾之所主，故心脾积热，脾胃受邪，则唇病。舌者，心气通乎舌，为心气之所主，心火亢盛，灼伤舌体，则发炎，风寒中之，则舌强，壅热攻之，则舌肿。更有重舌，木舌，舌脂出血，皆由心脾虚，风热所乘而然耳。

症　状

唇炎，初起色红肿胀发痒，继则干绷及灼热感，久之则裂，痂皮，脱屑，且常反复剥脱。舌炎初起色红肿胀，继则出现溃疡点，且多与口腔并作，则称口舌溃疡，仅在舌部者为舌炎。

治疗方药

1. 三黄软膏

【组成】 生大黄15克，川黄柏15克，胡黄连9克，龙脑冰片3克。

【制法】散剂。上药共研极细末，和匀，用麻油调和成软膏状，贮瓶备用，勿令泄气。

【用法】外用。每取此药膏适量涂擦患处，每日早、中、晚各1次。

【功能】清热燥湿、消肿止痛。

【主治】口唇发炎肿痛。

【附记】引自程爵棠《百病中医熏洗熨擦疗法》。屡用效佳。通常涂药后患处即逐渐消肿而愈。

2. 黄豆散

【组成】生大黄9克，绿豆粉6克（炒研），丁香1粒（研末）。

【制法】散剂。上药共研极细末，和匀，贮瓶备用。

【用法】外用。用时取药粉适量，用开水调和成糊状，涂敷双侧足心，上盖敷料，胶布固定。每日换药1次。

【功能】清热凉血、消肿止痛。

【主治】大人、小儿嘴烂（唇疮）及牙疳。

【附记】引自陕西省卫生厅《陕西中医验方选编》。刘仁哉方。屡用效佳。

3. 唇炎散

【组成】五倍子30克，川黄连30克，青黛30克，败酱草30克，生大黄30克，枯矾6克，地塞米松300毫克，冰片5克，蜂蜜适量。

【制法】散剂。先将前8味药共研极细末，和匀，贮瓶备用，勿令泄气。

【用法】外用。用时取药粉适量，用蜂蜜调和成糊状，外涂患处。每日早、晚各1次。3天为1疗程。

【功能】清热敛疮、解毒消肿。

【主治】慢性唇炎。

【附记】引自《集验中成药》。治疗45例，治愈者43例，显效2例。一般用药1～2个疗程，即获痊愈或显效。用药中未见不良反应。

4. 儿茶散

【组成】儿茶10克。

【制法】散剂。上药研成细末，贮瓶备用。

【用法】外用。如皮肤燥裂剥脱者，可用麻油（适量）调匀外涂敷患处；如有糜烂渗出者，可用药末撒敷创面上。每日用药2或3次。

【功能】活血消炎、生肌润燥。

【主治】唇炎。

【附记】引自程爵棠《民间秘方治百病》。屡用效佳。

5. 冰黄散

【组成】冰片1克，牛黄0.9克，朱砂3克，青盐1.5克。

【制法】散剂。上药共研极细末，和匀，贮瓶备用，勿令泄气。

【用法】外用。先用苏打水将溃疡面洗净，拭干，再取此药粉少许，吹布患处，每日吹3次。

【功能】清热解毒。

【主治】重症舌炎（心脾积热所致者）。

【附记】引自李文亮《千家妙方》。李少林方。屡用效佳。一般用药3～5日即可治愈。

6. 石冰散

【组成】生石膏3克，冰片0.3克，青黛0.6克，龙胆0.6克，蒲黄0.6克，血竭0.1克。

【制法】散剂。上药共研极细末，和匀，贮瓶备用，勿令泄气。

【用法】外用。先用银花2.4克，生甘草1.5克，煎水，取汁待冷，用消毒棉球蘸药水清洗舌面后，再取药粉少许，撒布患处，每日3～4次。

【功能】清热解毒、活血生肌。

【主治】小儿舌疮，或呈伞形腐破，大小不等，或呈鲜状破溃，弥漫成片，或如烫伤，或如剥蚀，舌色鲜红，或如常色，口角流涎，痛不吮乳。

【附记】引自程爵棠《百病中医诸窍疗法》。屡用屡验，效佳。

7. 北庭丹

【组成】人中白1.5克，番硇砂1.5克，溏鸭粪3克，瓦上青苔3克，瓦松3克。

【制法】丹剂。用倾银罐子2只，将上药装入罐内，将罐口用盐泥封固，置炭火上烧2炷香为度，候冷，将罐取出，刮下药，入冰片、麝香各0.3克。共研极细末，和匀，贮瓶备用。

【用法】外用。用针破舌菌，以丹药少许点上，用蒲黄末盖之。每日1次。

【功能】解毒攻坚。

【主治】舌菌。

【附记】引自清代马培之《外科传薪集》。屡用有效。

8. 龙石散

【组成】朱砂 80 克（研飞），寒水石 640 克（煅），龙脑冰片 8 克（另研）。

【制法】散剂。上药共研极细末，和匀，贮瓶备用，勿令泄气。

【用法】外用。每取药粉少许，涂敷患处，每日涂 5～6 次。

【功能】解毒、消肿、止痛。

【主治】成人、儿童膈上之壅毒，口舌生疮。

【附记】引自宋代陈师文《太平惠民和剂局方》。屡用效佳。本方为治咽喉口齿之药，对于小儿口舌生疮、咽喉肿塞、疮痛闷胀等症疗效甚佳。

9. 白蛇煎液

【组成】白鲜皮 15 克，蛇床子 10 克，川槿皮 10 克，地肤子 30 克，苦参 30 克。

【制法】浓缩液。上药加水煎煮 2 次，首次煮沸 30 分钟，二次 15 分钟，合并滤液，用文火浓沸至 150 毫升，分作 2 份，备用。

【用法】外用。一份药液，将患唇浸泡于药液内，每次浸泡 15 分钟。一份药液用消毒纱布浸泡于内，浸透药液，温敷患唇。戴上口罩，可以自由活动。这两种方法轮流使用。每天用药时间宜长，如果仅用 1 次则效差。

【功能】祛风燥湿、消炎杀虫。

【主治】慢性唇炎。

【附记】引自程爵棠《百病中医诸窍疗法》。许姜泽方。治疗24例，其中慢性唇炎20例中，痊愈17例，显效3例；剥脱性唇炎3例中，显效2例，进步1例；黏膜良性淋巴组织增生症1例，获显效。

10. 羊须散

【组成】公山羊胡须适量。

【制法】散剂。将胡须烧存性，研为细末，贮瓶备用。

【用法】外用。用时取此散适量，以麻油适量调和为糊状，涂擦患处，日涂3～4次。

【功能】收敛止痒。

【主治】口唇周围疱疹。

【附记】引自程爵棠《百病中医诸窍疗法》。民间方。屡用屡验，效佳，患病期间勿吃鲜带鱼及鸡肉。

11. 陀僧膏

【组成】密佗僧640克（研末），赤芍64克，全当归64克，乳香15克（去油，研末），没药15克（去油，研末），赤石脂64克（研末），苦参128克，百草霜64克（研末），银黝32克，桐油640克，香油320毫升，血竭15克（研末），儿茶15克，川大黄160克。

【制法】药膏。先将赤芍、当归、苦参、大黄入油内炸枯，熬至滴水成珠不散，再下密佗僧细粉，用槐柳枝搅至滴水成珠，次将百草霜细粉筛入搅匀，然后将已研群药，银黝筛入，搅匀收膏，倾入冷水盆中，众手扯千余下，再收入瓷盆内，常以水浸之备用。

【用法】 外用。视患处大小取膏贴敷之。

【功能】 清热散瘀、散结止痛。

【主治】 茧唇。及诸般恶疮，流注瘰疬，跌仆损伤，金刃损伤等症。

【附记】 引自清代吴谦《医宗金鉴》。此症（唇茧）由脾、胃积火结聚而成。初起似豆类，渐长者蚕茧，坚硬疼痛，妨碍饮食。初起或无内症者，用蟾酥饼贴之、陀僧膏盖之，效佳。